Versuch
einer Abhandlung
über
die Apoplexie,
ihre
Natur, Pathologie und Higyene.

Aus dem Französischen
des
Dr. Richelmy

frei übersetzt, mit Anmerkungen und Literatur vermehrt,
von

Eduard Adolph Graefe,
Doctor der Medicin und Chirurgie, practicirendem Arzte und Wundarzte, und Mitgliede der medicinisch-chirurgischen Gesellschaft zu Berlin.

Berlin, 1821.
Gedruckt und verlegt
bei G. Reimer.

Sr. Excellenz

dem Königl. Preufsischen wirklichen Geheimen Staatsminister, Minister der Geistlichen, Unterrichts- und Medizinal-Angelegenheiten, Ritter des rothen Adlerordens erster Klasse, des eisernen Kreuzes u. s. w.

Herrn

Freiherrn von Altenstein,

unterthänigst überreicht

von

Dr. Ed. Graefe.

Vorrede des Uebersetzers.

Unter denjenigen Krankheiten, die ihrem Ursprunge und ganzem Wesen nach höchst räthselhaft, rücksichtlich ihrer Folgen aber namenlos verderblich sind, behauptet der Schlagflufs leider eine vorzügliche Stelle; ungeachtet der mannigfachen Darstellungen, welche er veranlafst, erscheint er noch immer, wenn nicht als unergründlich, doch als unergründet. Ein dankbares Anerkenntnifs verdient daher jeder Beitrag zur Kenntnifs und Kur dieser Krankheit. Zwiefach willkommen aber mufs eine Monographie dieser Krankheit sein welche überall auf einen hervorstechenden Scharfsinn, auf eine gediegene langjährige Erfahrung, auf ein hinlänglich gereiftes Urtheil, unwidersprechlich fust. Aus diesen Betrachtungen rechtfertigt sich befriedigend mein Plan, das treffliche noch nicht allgemein bekannte Werk von Richelmy *) dem deutschen ärztlichen Publiko in einer Uebersetzung zu überliefern.

Als Assistent meines ältesten Bruders, des Geheime Raths Dr. Graefe, dem ich bei meiner wissenschaftlichen Ausbildung als Arzt so unaussprechlich viel zu verdanken habe, daſs ich gedrungen bin demselben hiermit öffentlich meinen wärmsten Dank zu sagen, hatte ich schon häufig Gelegenheit die Gefahren der Apoplexie wahrzunehmen, und selbst als angehender Praktiker alle die Hin-

---

*) Der vollständige Titel seines Werkes ist:
Essai sur l'Apoplexie ou Pathologie, Sémiotique, Hygiéne et Thérapeutique de cette maladie, considerée dans ses differentes espêces, par Pierre Richelmy, Docteur en medécine, Membre associé de la societé de médecine de Marseille, Membre du comité de vaccine du Département des Alpes Maritimes, Correspondent de la societé de médecine pratique de Montpellier, ci-devant Medecin de la Marine du Roi de Sardaigne à Ville franche ex Medecin des Armées françaises en Italie, et Medecin stipendié de l'Hospice civil et de la ville de Meuson et de la Commune du Castelar. à Marseille.

dernisse kennen zu lernen, welche sich bei ihrer Behandlung fast unbezwinglich entgegenstellen. Als ich zuerst Richelmy's Werk kennen lernte, erprobte ich leider auf eine grenzenlos harte Weise die Fülle und die Wahrheit seiner Erfahrungen. Angespornt durch das beifällige Urtheil eines ausgezeichneten Arztes über jenes Werk, erwachte in mir der Entschluſs, einen Theil meiner Muſse auf die Verdeutschung desselben zu verwenden, und dadurch den treffenden Ansichten dieses Mannes einen umfassenderen Wirkungskreis zu verschaffen. — Eine wissenschaftliche Reise nach Süd-Teutschland und Italien verspätete die Erscheinung derselben.

Ich habe diese Uebersetzung mit Anmerkungen bereichert, die mir theils zum Verständniſs, theils zur Berichtigung unerläſslich schienen; eben so schmeichle ich mir dadurch, daſs ich eine möglichst vollständige Chronologisch geordnete Literatur zugab, das ganze Werk in Paragraphen abtheilte, die unerheblichen Krankheitsgeschichten überging, die erheblichen als Anlagen beifügte, und durch fortlaufende Zahlen mit den Lehren, welche sie erläutern, verkettete, nicht unvortheilhaft auf die äufsere Form sowohl als auf den innern Gehalt, eingewirkt zu haben. — Ich habe mich so weit es thunlich war einer angemessenen richtigen und prunklosen Schreibart befleifsigt, und bitte den Leser gegen Fehler derselben nachsichtig zu sein.

Berlin, den 8ten März 1821.

E. Graefe.

Vorrede des Verfassers.

Zu dem vorliegenden Versuch einer Abhandlung über die Apoplexie hat mich nur der Wunsch verleitet, dadurch in den Stand gesetzt zu werden, unbefangen und Vorurtheilsfrei einen Ueberblick über die verschiedenen Behandlungsarten dieser Krankheit, in denjenigen gefahrvollen Momenten zu haben, in welchen der Arzt durch dieselbe versetzt werden kann.

Bei dieser Arbeit habe ich nicht allein meine eigenen Beobachtungen am Krankenbette mit reiflicher Ueberlegung benutzt, sondern ich habe über diese Krankheit seit langer Zeit, auch eine grofse Zahl Beobachtungen anderer Aerzte mit der gröfsten Sorgfalt gesammelt, um daraus für ihre Therapie nützliche und praktische Folgerungen zu ziehen. — Wiewohl nun dieser Gegenstand bereits von den berühmtesten Aerzten bearbeitet worden ist, unter denen ich den Dr. Foderé nenne, von welchem erst vor Kurzem eine Abhandlung erschienen ist *); so glaubte ich doch, daſs meine Arbeit, ob sie gleich unvollkommen sein mag, und manches zu wünschen übrig läſst, dennoch dazu dienen könnte den Jüngern der Kunst einen geordneten Ueberblick über diesen, eben so schwierigen als dunkeln Gegenstand zu geben, und auf diese Weise zum Heil der leidenden Menschheit, welche unter allen civilisirten Nationen nur zu oft das Opfer dieser fürchterlichsten Krankheit wird, mitzuwirken; daher entschloſs ich mich die vorliegende Abhandlung dem Druck zu übergeben.

Ich habe das ganze Werk in drei Abschnitte getheilt; der erste behandelt die Pathologie, der zweite die Semiotik und der dritte die Therapie und Hygiene der Apoplexie.

In dem ersten Abschnitt bin ich besonders bemüht gewesen, die verschiedenen Gattungen des Schlagflusses zu bestimmen, und seine Eigenthümlichkeiten durch Beobachtungen darzuthun; bei dieser Eintheilung bin ich den

*) Mein Manuscript war bereits dem Druck übergeben als ich aus medizinischen Zeitschriften erfuhr, daſs Hr. Portal und Hr. Montains zu Lyon so eben ein Werk über diesen Gegenstand herausgegeben hatten.

Ansichten des berühmten Baglivi gefolgt, welcher von dieser Krankheit sagt: adeoque tot in species divisibiles, quot sunt morbi principes, et causae constantiores quae illos produxerunt *).

Die berühmtesten Nosologen haben ihre allgemeine Uebersicht über die genannte Krankheit selten auf obige Grundsätze gestützt. Sie sehen, und dies mit Recht, in den ursächlichen Momenten des Schlagflusses nur ein unergründetes Chaos aller der Gebrechen, denen das menschliche Geschlecht ausgesetzt ist, und ordnen den gröſsten Theil derselben, nach den Erscheinungen, welche sie unter einander gemein haben; allein dieses Verfahren entspricht selten den nützlichen Grundsätzen nach welchen der genannte Schriftsteller diesen Gegenstand behandelt wissen wollte. Ueberdies haben sie bei der Gründung eines Systems ihr Augenmerk nur auf die Abfassung einer Classification gerichtet, was sie bloſs bei einzelnen Abtheilungen hätten thun sollen. Daher muſs man sehr oft von den angegebenen Grundsätzen beim Entwurf einer Nosographie abweichen, und die Eintheilung des in Rede stehenden Gegenstandes lieber durch Einanderstellung der natür-

*) Baglivi, oper. omn. p, 101.

lichen Arten desselben bewerkstelligen, wobei man, so weit es die Fortschritte der Wissenschaft erlauben, zwar einigermaafsen mit Rücksicht auf die Symptome nehmen kann, jedoch mit Berücksichtigung der ursächlichen Momente, ihrer Natur und ihres Sitzes; das ganze mufs frei von allgemeinen Grundsätzen, mit steter Berücksichtigung der Ursachen, durch alle Kapitel hindurch entworfen werden.

In dem zweiten Abschnitt habe ich der Zeichenlehre dieser Krankheit eine gröfsere Ausdehnung gegeben als es meine Vorgänger gethan haben, um eine so gefährliche als schwierige Krankheit richtig zu schildern, um die verschiedenen Species derselben von einander zu trennen, um die Krankheit selbst von andern ihr ähnlichen zu unterscheiden, glaubte ich kann man nicht zu viel gethan haben.

Was den dritten Abschnitt betrifft, so bemerke ich, dafs man bei der Behandlung dieser Krankheit darum oft unglücklich ist, weil man gewöhnlich die Heilmittel zu unbestimmt und zu allgemein angiebt; daher kommt es, dafs angehende Aerzte oft Mittel bei einer Art von Apoplexie anwenden, bei welcher ganz andere indicirt sind; ich bin dagegen bemüht gewesen, die Behandlungsarten nach den Ab-

und Unterabtheilungen dieser Krankheit, d. h. nach den Erscheinungen wie sie die Natur giebt, sorgfältig auseinander zu setzen und zu ordnen.

Der prophylactische Theil ergiebt sich aus dem, was in der Pathologie, Semiotik und Therapie, aus welchen er hervorgeht, gesagt ist. Dennoch habe ich, nachdem die Therapie angegeben war, auch ihn selbstständig dargestellt. Nur da wo die Apoplexie von einer besonderen Krankheit abhängt, welche direct behandelt werden mufs, habe ich die Prophylaxis übergangen, denn hier sind wir aufser Stand der Apoplexie vorzubeugen, oder sie vorauszusehen, wie z. B. bei der traumatischen Apoplexie, oder bei derjenigen welche die Folge ist von Zusammenschnürung des Halses und vom Ertrinken.

Anfangs hatte ich, wie es heutigen Tages Sitte ist, alle meine Beobachtungen dem Werke vorausgeschickt; ich sah jedoch ein, dafs sie hier sowohl als in der Mitte des Buches dem Leser trocken und langwierig werden, wenn sie nämlich von dem Orte wohin sie gehören, entfernt würden. Daher glaubte ich sie interessanter zu machen, wenn ich sie an dem Orte ihrer Bestimmung einschalte. Die Analyse dieser Beobachtungen ist darum gemacht um sie sorgfältiger zu erörtern, ein Gedanke der mir bei der Abfassung dieses Werkes stets vorschwebte; um aber die Resultate die wir davon ausgezogen haben, gehörig zu benutzen, ist es nothwendig dafs wir den Weg der Synthesis einschlagen, welchen unsere Vorfahren immer gefolgt waren. Den pathologischen Grundsätzen und den Eintheilungen dieser Krankheit liefs ich daher Beobachtungen folgen, durch welche sie begründet werden.

Dies ist nun mein Plan. Ist er fehlerfrei? — Habe ich ihn gelungen ausgeführt? — Da mein Zweck nur der war meinem Nächsten, den diese fürchterliche Krankheit bedroht, eine hülfreiche Hand darzubieten, so wird meine Belohnung nur aus dem Guten, was ich davon erwarte, folgen. Ist mein Plan tadelswerth? — der strenge Richter wird zu Gunsten jener Absichten die Stirn runzeln, und selbst in diesem Falle wird meine Arbeit nicht unnütz sein. Sie wird ausgezeichnetere Talente anspornen, einen so wichtigen Gegenstand zu bearbeiten, und so werde ich das Vergnügen geniefsen zu dem allgemeinen Besten etwas beigetragen zu haben.

Inhaltsanzeige.

Viertes Kapitel.

Fünftes Kapitel.

Zweiter Abschnitt.

Erstes Kapitel.

Zweites Kapitel.

Drittes Kapitel.

Dritter Abschnitt.

Erstes Kapitel.

Zweites Kapitel.

Drittes Kapitel.

Viertes Kapitel.

Fünftes Kapitel.

Erster Abschnitt.

§. 1.

Definition, Eintheilung und Beschreibung der Apoplexie.

Die Alten betrachteten die Apoplexie als einen gänzlichen Verlust der Sensibilität und der willkührlichen Bewegung, Aretaeus sagt: Est totius quidem corporis et sensus et motionis resolutio *), und Galen: Apoplexia est detentio mentis cum abolitione sensuum et corporis resolutione **). — Wollten wir dieser Erklärung beitreten, so würde daraus folgen, daſs die Apoplexie die höchste Stufe einer und derselben Krankheit wäre, welche bei ihrem Erscheinen in einem leichten Grade, oder wenn sie im Abnehmen begriffen sei, wenn der Kranke noch einige Worte aussprechen, einige Glieder bewegen könnte, nicht Apoplexie genannt werden

*) Aretaeus de signis et causis morbor. L. I. C. 7.
**) Definitio de medicina. p. 244.

dürfte; dies wäre aber der allgemeinen Ansicht, welche wir von dieser Krankheit haben, widersprechend. Es ist zwar wahr, daſs eine ausgedehntere Definition den Begriff mehrerer Krankheiten, welche ganz andere Benennungen haben, und unter ganz eigenthümlichen Formen erscheinen, als Coma, Carus, Lethargus u. s. w., in sich fassen würde; da aber diese krankhafte Erscheinungen, wenn sie bedeutend werden, gewöhnlich in Apoplexie übergehen *), da sie aus denselben Ursachen entspringen und dieselbe Behandlungsweise erfordern, so sehe ich nicht ein, warum sie nicht aus demselben Gesichtspunkte betrachtet, und bei der Bearbeitung der Apoplexie mit abgehandelt werden können.

Dies haben die verdienstvollesten Praktiker gethan, denn van Swieten und Boerhave **) haben die soporösen Krankheiten wie leichte Schlagflüsse angesehen, und nach ihnen haben Cullen ***), Kortum †) und Professor Pinel ††) Asphyxien, den Carus, die Cataphora und den Lethargus zu den Apoplexien gezählt. Stoll rechnet hierzu selbst noch mehrere Symptome anderer Krankheiten, als dasjenige Coma,

*) Sennet sagt, die Apoplexie sei dann nicht mehr fern, wenn der Carus so sehr zunimmt, daſs die Respiration leidet. (Comment. §. 1045.)

**) Comment. §. 1045.

***) Synopsis nosol. method. p. 137.

†) Delect. opuscul. Frank. V. 6. p. 4.

††) Pinel Nosograph. philosoph. V. 2. p. 112.

welches aus der Säuerung der ersten Wege, aus dem Colostrum und der Dentition *) entsteht, und Bursieri, wie auch Tissot, selbst dasjenige Coma, welches mehreren Nervenkrankheiten und der Gastricität eigen ist. **)

Eine der bestimmtesten Definitionen der Apoplexie, die aus der Feder der Alten geflossen sein mag, ist die des Paul von Aegina, indem er sagt: Communi nervorum principio affecto ex omnibus corporis partibus perdentibus simul motum et sensum, Apoplexia morbus vocatur. ***)

Wirklich entsteht die Apoplexie immer von einer Störung (lésion) des Gehirns, sie mag idiopatisch oder symptomatisch seyn. Ich will versuchen, in meiner Definition dem oben erwähnten Schriftsteller näher zu treten, wenn ich diese Krankheit erkläre „für eine solche Umstimmung „des Gehirns †), wo die Sensibilität der innern „und äufsern Sinne fortdauernd fehlerhaft be„schaffen, und die willkührliche Bewegung mehr „oder weniger geschwächt oder ganz unterdrückt

---

*) Morb. chron. p. 277.

**) Bursieri Institut. medic. practic. V. 5. p. 149. — Tissot Lettres. Cap. 18. p. 31.

***) Lib. 3. C. 18. p. 31.

†) Bei jeder Apoplexie ist mehr oder weniger eine Umstimmung des Sensoriums gegeben, welche die thierische Function lähmt. Doch ist es nicht nothwendig, dafs dabei eine organische Krankheit der Cerebral-Substanz zugegen ist, denn es ist häufig der Fall, wo Schlagflüsse ohne die mindeste Veränderung dieses Organs vorkommen.

„ist, während die organischen Functionen, ob-
„gleich manchmal verändert, ihren Gang fort-
„gehen." *)

Wenn diese Krankheit erscheint, so fällt der Kranke öfters plötzlich besinnungslos und mit Verlust der willkührlichen Bewegung zu Boden, oder er fällt um, unter den Erscheinungen des Verlustes der innern Sinne, während der äufsere Sinn und die Bewegung oft nur einigen Theilen, oder einer Hälfte des Körpers fehlen; oft verschwindet selbst das ganze thierische Leben; in andern Fällen ist die eine Seite gelähmt, während die andre von Convulsionen ergriffen ist, oder der Kranke scheint wohl nur von einem tiefen Schlaf befallen zu sein; Stiche, Geräusch, Ausreissen einzelner Haare, heftiger Lichtreiz wirken auf ihn gar nicht, oder sehr unvollkommen ein. Oft sind die Augen vollkommen, oft nur halb geschlossen, so dafs man nur die tunica albuginea sieht; man findet sie auch öfters aus

*) Schnelle Unterdrückung der Functionen des Nervensystems, die sich unter der Form plötzlicher Cessation des Bewufstseins, des Mangels der Empfindung, und der willkührlichen Muskularbewegung darstellt, wobei aber der Blutumlauf und die Respiration noch fortdauern, belegt man mit den Namen des Schlagflusses oder Apoplexie. Haase l. c.

Wir verstehen unter dem Schlagflufs eine Krankheit, die in völliger Unterdrückung aller Empfindungen und willkührlichen Bewegungen, mit Fortdauer des Lebens und natürlichen Verrichtungen besteht. Sprengel l. c. A. d. U.

der Orbita hervorgetreten, findet sie roth, thränend; das Gesicht ist geröthet, gleichsam blühend, oder wohl gar im natürlichen Zustand, ein ander Mal wieder mager, blaſs, bleifarben. Die Functionen der Eingeweide sind dabei öfters ganz frei; doch ist zuweilen eine febrilische Bewegung vorhanden. In schweren Fällen ist die Respiration röchelnd, das Gesicht verlängert, der Mund offen und schäumend; oder die Augen sind gläsern, unbeweglich, halb geöffnet; die Sphincteren sind gelähmt, der Puls ist beschleunigt, intermittirend, die Extremitäten kalt, die Gesichtszüge entstellt, eine Todesbleiche überdeckt sie, und der Tod zeigt sich unter einem Röcheln und unter einem eiskalten Schweiſse, der das Gesicht überströmt.

Indem ich in einer methodischen Ordnung die mir vorgekommenen Beobachtungen der Apoplexie betrachte, so scheint es mir, daſs ihre Ursachen von drei verschiedenen Arten sind, welche in einem Druck, in einer fehlerhaften Beschaffenheit des sensibeln Systems und in beiden zugleich bestehen, und daſs es keine bessere Eintheilung dieser Krankheit geben könne, als diejenige, bei welcher diese ursächlichen Momente zum Grunde liegen. So könnte man wirklich recht gut die sanguinischen, serösen, organischen Schlagflüsse unter diejenigen der Compression, die nervösen mit und ohne Materie unter die der Erregung (irritation), und die endlich, welche aus beiden zusammengesetzt sind, unter die gemischten bringen; da aber das Wort Erregung (irritation) bei der Cerebral - Substanz denen mifsfallen könnte, welche glauben, dafs sie derselben nicht fähig sei *), so wie vielleicht andere es mifsbilligen würden, wenn ich dies Wort, bei den nervösen Apoplexien ohne Materie ge-

*) Es geht aus Leichenöffnungen deutlich hervor, dafs das Gehirn der Entzündung und Suppuration unterworfen ist; eben so sind die Gehirngefäfse der Erregbarkeit und dem Krampfe ausgesetzt, und es ist auch gewifs, dafs die Medullar - Substanz für die Erregbarkeit gestimmt ist; dies beweist jener Schmerz, der durch direct oder indirect einwirkende Reizmittel hervorgebracht wird, oder diejenigen Erscheinungen, wo in entfernten muskulösen Theilen Krämpfe entstehen, z. B. der Tetanus, der Gesichtsschmerz, die Epilepsie. Noch mehr wird diese Behauptung durch Dorigny's Beobachtungen und Erfahrungen bekräftigt (Journal de médéc. V. 7. p. 444.), die er über die Erscheinungen der unmittelbaren Erregbarkeit dieses Eingeweides gemacht hat, so wie über die ihm eigenthümliche Bewegung und über die Erregung durch entfernte Reize. Der Verfasser verweist auf die Physiologie des H. Dumas, V. 3. p. 312. — So scheint auch Home hinlänglich bewiesen zu haben, dafs die Nervensubstanz im lebenden Menschen für die Contractibilität empfänglich ist. (Journ. de médéc. et chirurg. V. 18. p. 117.) Noch mehr Glauben findet diese Behauptung, wenn man die Wirkung der Antispasmodica bei Krämpfen in Erwägung zieht, so wie die tonische Wirkung eines bestimmten Grades der Kälte auf das Nervensystem, die sich dadurch äufsert, dafs sie die Nervenfieber zusammenzieht, dafs sie den Theilen den Wärmestoff raubt, und alle Grundstoffe des Körpers concentrirt. Wäre die Gehirnmasse nur eine Marksubstanz, eine un-

brauchte, und vorzüglich da, wo Atonie mitgegeben ist, so will ich mich der alten Eintheilung nähern, und eine sanguinische und pituitöse Apoplexie annehmen; da diese aber nicht für alle Fälle passen, so stelle ich noch eine nervöse, traumatische und organische Apoplexie auf. Die

---

thätige reizlose Masse, wie Portal glaubt (Mémoires sur plusieures maladies, pag. 83. V. 2.), wären die Nerven, nicht erregbar, (Bichat. anat. gener. T. 1. p. 147.) so könnte man die Gegenwart der Cerebralfunctionen, welche man doch in der nervösen Apoplexie wahrnimmt, ganz läugnen; auch dürfte alsdann der Ausdruck apoplectische Modification des Gehirns nicht gebraucht werden, so wenig als Krampf und apoplectische Atonie des Gehirns. — Ich ziehe letztere Ausdrücke dem erstern vor, weil sie den Zustand des Gehirns bezeichnen, welcher den Ursachen der nervösen Apoplexie entspricht und der gewöhnlich Folge des Krampfes oder der Atonie anderer Theile ist; aber auch darum sind sie mir lieber, weil sie zugleich die Heilart bestimmen, welche die Erfahrung und Beobachtungen für nützlich gefunden haben.

Lulliers-Winslow (Dict. des sciences medic. Artic. Apoplexie) hat die Apoplexie eingetheilt;

1) in eine idiopathische Apopl., durch blutige oder seröse Ergiefsungen in die Gehirn-Ventrikeln;
2) in idiopath. Apopl. durch blutige, seröse oder purulente Ergiefsungen im Gehirne selbst;
3) in idiopath. Apopl. durch Geschwülste;
4) in idiopath. Apopl. durch Ueberfüllung der Arterien;
5) in idiopath. Apopl. durch Ueberfüllung der Venen;
6) in idiopath. Apopl. durch Ueberfüllung des Blutes in den Hölen;

letztere läfst sich noch in eine active und passive zerfällen; die dritte bildet eine abhängige Gattung, die aus mehreren andern zusammengesetzt ist, welche endlich in andern Abarten übergehen, wie nachstehende Tabelle es zeigt.

---

7) in idiopathisch-nervöse Apopl.
8) in sympathisch-nervöse Apopl.

Stark (Handbuch etc.) nimmt verschiedene Formen an, wobei er vorzüglich die entfernten Ursachen berücksichtigt; nämlich: eine Apopl. sanguinea ab acrimonia, a transpiratione oppressa, metastatica, nervosa und consensualis.

Von Hoven (l. c.), Consbruch, Hecker theilen sie in eine sanguinea, serosa und nervosa ein.

Sprengel (l. c.) nimmt einen Nervenschlag, eine Apoplexie von Anhäufung der Säfte im Kopfe, und einen consensuellen Schlagflufs an.

Henke theilt sie ein:

1) in eine Apopl. von örtlichen Ursachen, welche wahrnehmbare Veränderungen der Organisation hervorbringen;
2) in eine Apopl. von allgemein wirkenden Schädlichkeiten, die von einer dynamischen Störung des gesammten Organismus und des Gehirns insbesondere entstanden sind; diese zerfällt;
   a) in eine Apopl. hypersthenica, und
   b) in eine Apopl. asthenica;
3) in eine Apopl. von gemischter Form.

Haase (l. c.) führt die Apopl. auf zwei Formen zurück;

a) auf eine Apopl. sanguinea s. plethorica;
b) auf eine Apopl. nervosa s. immaterialis.

A. d. U.

Tabelle der Abtheilungen und Unterabtheilungen der Apoplexie.

I. Sanguinische.

1. Aus übermäſsigem Zufluſs des Blutes nach dem Gehirn.
2. Aus gestörtem Rückfluſs des Blutes aus dem Gehirn.
3. Aus beiden Ursachen zugleich.

II. Pituitöse.

1. Schleichend, vermöge allgemeiner Cachexien.
2. Acut, durch Absatz von Lymphe im Gehirn.

III. Nervöse.

1. Idiopathische.

A. Mit Materie.

a) mit rheumatischer Materie.
b) — arthritischer —
c) durch Einwirkung der Gasarten.
d) durch Ueberfüllung der Venen.
e) wo die Ursache in einer fehlerhaften Beschaffenheit der Milch-Absonderung gegeben ist.
f) wo die Ursache im Urin gegeben ist.
g) wo die Ursache in den Ausschlägen gegeben ist.

B. Ohne Materie.

a) sthenische.
b) asthenische.

2. Sympathische.

A. Mit Materie.

a) in den Abdominal-Organen.
b) - — Brust-Organen.
c) - der Peripherie.
d) - den Gefäſsen.

B. Ohne Materie.

a) mit Ursachen im Unterleibe etc.

IV. Traumatische.

V. Organische.

Erstes Capitel.

§. 2.

Ueber die sanguinische Apoplexie.

Wie grofs auch die Täuschung seyn mag, welche aus einer falschen Diagnostik der innern Ursachen hervorgeht, welche Schwierigkeiten auch entgegentreten, hierüber eine richtige Diagnose aufzustellen, so ist doch nicht zu läugnen, dafs, da alle Krankheiten durch die innern Ursachen veranlafst werden, man sie nie übergehen darf, weil man nur dann glücklich in der Heilung sein kann, wenn man sie richtig zu erkennen und anzugreifen weifs. Ist man gleich bei Behandlung der Apoplexie wegen der Schwierigkeiten, sich gerade der veranlassenden Ursachen zu bemächtigen, unglücklich; so kann das noch keinen Grund abgeben, sie gänzlich zu vernachläfsigen. Man mufs sich im Gegentheil bemühen, die Zeichen die ihr Dasein andeuten, auszuforschen; man mufs dieselben genau verfolgen, und der Eintheilung einer Krankheit, die man zu behandeln hat, eben eine solche Nomenclatur geben, die ihre Natur bezeichnet, indem nur dadurch eine methodische, vernünftige und nützliche Behandlung zu Stande gebracht werden kann *). Bei den

*) Thöricht wäre es, hier eine Eintheilung der Krankheiten zu erwarten, wie es die Naturforscher bei der Classification der Naturproducte zu thun pflegen. Diese

meisten Fällen von Schlagflüssen wird das Dasein einer grofsen Menge Blutes im Gehirn, durch die sie begleitenden Erscheinungen, durch die Ursachen die sie hervorbringen, durch die deutlichen Resultate der pathologischen Anatomie, und endlich, wenn die Krankheit für die Heilung empfänglich ist, durch die Heilart, die man ihr mit günstigem Erfolg entgegensetzt, deutlich bekundet. Die Umstände die sie begleiten, ihre Zeichen werden im zweiten Abschnitt abgehandelt.

---

haben lediglich den Zweck, jene Producte zu ordnen, ohne auf irgend etwas anderes Rücksicht zu nehmen, als auf ihren ursprünglichen Charakter. Die Aerzte dagegen gehen von einem durchaus verschiedenen Gesichtspunkte aus. Da die Krankheiten nämlich allein Folgen der Wirkung einer gröfseren oder geringeren Anzahl von Ursachen sind, die auf den Organismus wirken, und da sie aus der Reaction des letzteren, die, zumal in der Apoplexie, nicht immer scharfe Verschiedenheiten darbietet, entspringen, so können also die Aerzte bei der Eintheilung einer Gattung von Krankheiten nicht jene bestimmte Scheidung beobachten, ohne die Ursachen zu berücksichtigen. Bei dem Umstande, dafs der Verein, die Stärke und die Wirkung der letztern, und die Reaction der Organe in unendliche, oft nicht zu verfolgende Nuancen differiren, ist es ihnen schwer und nicht selten selbst unmöglich, die Unterscheidungen zu ergreifen, die bei den natürlichen Arten und ihren Abarten vorkommen. Uebrigens soll, aus sehr vielen Gründen, der Zweck nicht der sein, sie nach Art der Naturforscher zu ordnen, sondern die Aerzte sollen sie medicinisch eintheilen, dergestalt dafs man aus der Eintheilung schon die erforderliche Behandlung ersehen kann. — Wir wollen z. B. die intermittirenden Fieber annehmen. Ihre Eintheilung in alltä-

Hier will ich nur anführen, dafs wenn die sanguinische Apoplexie heftig ist, sich öfters die Zeichen, nehmen wir blofs auf die Phänomene des gegenwärtigen Zustandes Rücksicht, dadurch verläugnen, dafs die Lebenskräfte unterdrückt werden, oder dafs ein krampfhafter Zustand verschiedener Theile, besonders der Arterien und Capillar-Gefäfse des Gesichts Statt findet. Blicken wir aber auf die Anamnese hin, so werden wir finden, dafs diese Apoplexie von Zeichen begleitet

---

gige, dreitägige, viertägige, einfache, zusammengesetzte wird dem Naturforscher, wegen des Einfalls des Typus, sogleich sehr gefallen, nicht so dem beobachtenden Arzte. Der weifs aus Erfahrung, dafs die Kenntnifs jenes Typus ihn in der Behandlung nicht vorwärts bringt, und dafs er ohne Berücksichtigung desselben, einzig durch die Erwägung der Ursachen, gedachte Fieber, theils durch antifebrilia, antispasmodica, antiphlogistica, emetica u. s. w. rühmlichst besiegt. Er wird darnach nur mit stetem Hinblick auf die Ursachen, ohne welches die Arzeneikunde eine blofse Empirie ist, eine zweckmäfsige Eintheilung bilden, die sich in diesen Fiebern auf die Wirkungen ihrer verschiedenen, durch die Erfahrung begründeten Heilarten, stützt. Man sagt, eine solche Eintheilung würde unzählige Wiederholungen in einer nosologischen Tabelle verursachen. Aber gäbe es nur Mittel, wodurch in einer allgemeinen Abhandlung alles vereint werden könnte, wenn ein solches Verfahren anders als möglich erschiene, so dürften die einem solchen nosologischen Plan im Wege stehenden Schwierigkeiten uns nicht abhalten, eine für sich da stehende Krankheitsart so hinzustellen uud zu unterscheiden, dafs man dadurch mehr zur directen Behandlung derselben hingeführt werde.

war, welche die sanguinische Krankheit offenbar zu erkennen gaben.

Die Ursachen sind nun:

1) Solche, die dem Gehirn zu viel Blut zuführen.

2) Solche, wo das Verhältnifs des ausströmenmenden Blutes zu dem hinzuströmenden in keinem Gleichgewicht steht.

3) Jene, welche beide obige Wirkungen zugleich herbeiführen.

Zu den ersteren zählen wir alles, wodurch die Circulation beschleunigt wird, als: heftige Leibesübungen, ein hoher Grad des Gefäfsfiebers und eine zu grofse Thätigkeit des Herzens *). Van Swieten beobachtete, dafs ein Mann beim Jagen vom Schlage gerührt wurde **). Alle Tage sehen wir comatöse Affecte durch die Heftigkeit jenes Fiebers hervorgebracht, und öfters bemerkt man sanguinische Apoplexien bei Personen, deren Herz sehr dick war. So fand man in dem Körper des berühmten Cabanis, der am Schlage gestorben war, den linken Ventrikel des Herzens Hinsichts des Volumens und der Stärke um das Dreifache gröfser als gewöhnlich. Die Scheidewand dieser Höhle war über einen Zoll dick, so dafs, wie das Bulletin de l'école erwähnt, ein sehr merkliches Mifsverhältnifs zwischen diesem

---

*) Kreyfsig Krankheiten des Herzens. T. 1. p. 349. Berlin 1814. A. d. U.

**) Commentar. §. 1010. N. 3.

und dem übrigen Körper gleich beim ersten Anblick wahrzunehmen war. Die Ventrikel des Herzens enthielten 8 Unzen geronnenen Blutes. Der Anfall war so heftig, daſs das Septum pellucidum cerebri gesprengt, und die Hervorragungen des Gehirns, so wie die Thalami optici, die Corpora striata in ihrer Substanz desorganisirt waren. Herr Lullier erwähnt eines Falles, wo bei einem Subjecte, dessen Herz sehr voluminös und an der Oeffnung des linken Ventrikels aneurysmatisch erweitert war, eine Ergieſsung ins Gehirn statt fand. Die Wände dieses Ventrikels waren über einen Fingerbreit stark *). Stoll spricht von einer sanguinischen Apoplexie bei einem Koch, dessen Herz um das Dreifache gröſser war **). Herr Legallois trug der Société de l'école de médécine zu Paris eine Beobachtung über die Apoplexie bei einem Individuo vor, wo die Section einen auffallend veränderten Zustand der Stärke des Herzens zeigte ***).

Man zählt zu den Ursachen, welche die Congestion nach dem Kopfe veranlassen, den Wärmestoff, der auf diesen Theil wirkt, und Duret versichert, ein Quästor sei, da er sich der Sonnenhitze zu lange ausgesetzt hatte, und in Folge dessen eine Gehirn-Vene gesprengt war, an jener Krankheit gestorben †). So sah auch ich zu

*) Journ. de médic. et chir. V. 16. p. 16.

**) Rat, medend. V. 3. p. 196.

***) Siehe erste Beobachtung im Anhange.

†) Foderé disquisitio. p. 57.

Pigne im December 1785 einen gewissen Moro de Castelfranco, 55 Jahr alt, im Einschlafen sterben. Er hatte etwas mehr als gewöhnlich getrunken; der Kopf war gegen das Kaminfeuer geneigt. Morgagni hat zwei Leichenöffnungen bei Individuen vorgenommen, die, der Sonnenhitze zu lange bloſs gestellt, vom Schlage gerührt wurden. Pison erwähnt einen Fall, dem des Moro de Castelfranco ähnlich, und spricht von einem Individuum, das während der Apyrexie eines intermittirenden Fiebers sich der starken Sonneneinwirkung ausgesetzt hatte und den folgenden Tag an einem heftigen Schlagfluſs starb. Tissot gedenkt ähnlicher Fälle. Unter andern führt er an, daſs ein Mann, der an einem heiſsen Tage bei der Sonnenhitze arbeitete, plötzlich vom Schlage getödtet wurde *). Ferner thut er zweier Mäher Erwähnung, die, als sie mit bloſsen Köpfen in der Sonne auf einen Heuhaufen eingeschlafen waren und von ihrem Cameraden aufgeweckt wurden, hin und her taumelten, einige sinnlose Worte herlallten und sogleich starben. Er fügt, auf Grund der Erfahrung sich stützend, noch hinzu, daſs, wenn die Wirkungen des Weines und des Schlafes sich vereinigen, sie sehr schnell tödten, und daſs nicht ein Jahr vergienge, wo man nicht auf der Straſse Landleute todt fände, die betrunken sich in irgend einen Winkel hinwerfen, und an einer Apoplexie als Folge des

*) Avis au peuple §. 154.

Sonnenstiches und des Weines umkommen. Sehr häufig ist diese Apoplexie bei den Landleuten, vorzüglich zur Zeit der Ernte, bei Reisenden, Fuhrleuten und bei Handwerkern, die bei starkem Feuer arbeiten müssen, als bei Glas- und Hütten-Arbeitern. Ich habe irgendwo gelesen, dafs ein auf dem Kopfe angebrachtes Vesicatorium den Schlag nach sich zog. Der heftige Zorn, welcher Congestionen nach dem Kopfe hervorbringt, ist nicht selten Ursache vom Schlage. Eben so gehört hierher die Apoplexie der Gelehrten, die man zu allgemein der Schwäche des Gehirns, welche durch die allzugrofse Thätigkeit dieses Eingeweides entsteht, zuschreibt. Wiewohl die Organe sehr oft durch die Wirkung der Thätigkeit geschwächt werden; so stelle ich die Frage auf: werden die Arme eines Handarbeiters geschwächt, ungeachtet er sich ihrer doch so sehr bedient? Sind gerade diese Personen nicht robuster und stärker, als jene, die weniger körperlich arbeiten? —

Zufälliger Weise bekomme ich das Journal de médécine et chirurgie vom Juli 1809 in die Hände, und finde darin Seite 65 Bemerkungen über das Leben der Herrn Fouquet, Tandon, Bronchonet und Noël sehr ausgezeichneter und dem Studio sehr ergebener Aerzte, die fast alle zu derselben Zeit, Tandon eines plötzlichen Todes und die übrigen am Schlage, starben. — Das Nachsinnen ist nichts anderes als eine Aufregung, die öfters eine Blutcongestion nach dem

Kopfe

Kopfe erzeugt, so wie ein Stich, ein Blasenpflaster das Blut aus einem ganz entgegengesetzten Theile des Körpers herleiten.

Der Wein und der Branntwein, welche die Blutcirculation beschleunigen und Blutcongestionen nach dem Kopfe verursachen, sind, wie nicht minder der Taback *) und die warmen Bäder, nur allzu häufige Ursachen des Schlagflusses. So sah Hoffmann einen 50jährigen Mann von sanguinischem Temperamente, der an einer leichten Paralyse litt, bei dem Gebrauche eines heifsen Bades (des Karlsbader Wassers) apoplektisch werden. Der Zustand verschlimmerte sich nach einem Niesemittel, welches den Kranken selbst tödtete, nachdem es zuvor eine 24 Stunden lange andauernde Nasenblutung hervorgebracht hatte. **) Plethorische und sanguinische Personen sind dieser Krankheit nicht so oft ausgesetzt, wenn nicht ähnliche Ursachen hinzutreten. Bei denjenigen, wo der Schlagflufs nach einer Mahlzeit eintritt, geschieht dies nur allzuoft dadurch, dafs die Circulation, welche durch den hinzugetretenen übermäfsigen und stimulirenden Chylus vermehrt und beschleunigt wird, (eine Folge der Compression, die der angefüllte Magen auf die Gefäfse des Unterleibes, vorzüglich auf die Aorta descendens, verursacht,) ihren Gang gegen den Kopf zu genommen hat. Aus diesen Gründen ist sie so häu-

*) Tissot Lett. T. 2. p. 65.

**) Patholog. spec. p. 180.

fig bei den gewöhnlich sehr sanguinischen Lastträgern, bei Trinkern, starken Essern, wo der Reiz nach dem Kopfe zur Ursache der activen Haemorrhagien und des heftigen Fiebers wird *).

Eine der häufigsten Ursachen dieser Art des Schlagflusses, als Folge der Congestion nach dem Kopfe, ist der Zuflufs der Säfte des ganzen Blutgefäfssystems gegen das Gehirn zu und ihr Zusammentreffen in demselben. Denn diese Krankheit zeigt sich sehr oft zu einer Zeit, wo die Constitution und die geringste Ursache den Zuflufs der Säfte nach jenem Theile hinleiten, und wo man eine Menge Gehirnaffecte vorfindet; dies kann man in der Beschreibung der Constitutionen dargethan finden.

Was nun die Ursachen anbetrifft, die den Rückflufs des Blutes aus dem Gehirn verhindern, so bemerkt Bichat sehr richtig, dafs es eine Art von Absterben des Gehirns ist, welches davon abhängt, dafs der Ventrikel und das Herzohr, mit venösem Blute angefüllt, nicht im Stande sind, jenes Fluidum mehr aufzunehmen. Dies ist, sagt er, da der Fall, wo alle Jugularvenen unterbunden sind, das Blut daher nothwendiger Weise stockt, oder selbst nach dem Venensystem des Gehirns steigt.

Auf diese Weise hört die Wirksamkeit dieses Systems auf, indem es sowohl durch das zu-

*) Morgagni erwähnt sieben Apoplexien bei Lastträgern.

rückfliefsende rothe Blut, als auch durch das hinzuströmende schwarze Blut comprimirt wird. Derelincourt, welcher äufserst genaue Beobachtungen über die Unterbindungen der Gehirn-Venen gemacht hat, sagt: unterbindet man bei einem Hunde nur die eine Jugular-Vene, so leidet das Thier, unterbindet man sie beide, so ist es krank, die Respiration wird röchelnd, der Hund schwillt an, wird roth, hat Schaum vor dem Munde und erstickt *). Die Peripneumonie und das Asthma, welche in der Hohlvene den Ausflufs des schwarzen aus dem Gehirne fliefsenden Blutes hemmen, führen nicht selten soporöse Krankheiten, ja sogar Apoplexien herbei; wie auch Polypen, die den Rückflufs des Blutes aus dem Gehirn stören, diese Krankheiten ebenfalls erzeugen. So fand Salius Diversus bei einem 14jährigen, am Schlage gestorbenen Mädchen einen grofsen Polypen in der Hohlvene; Morgagni traf einen ähnlichen im Herzen und in den grofsen Gefäfsen eines Geistlichen. Dieser grofse Arzt erwähnt eines Mannes, der gerade, da er seine Nothdurft verrichtete, vom Schlage gerührt und getödtet wurde. Hier verhinderten wahrscheinlich die tiefen Inspirationen und die Compression der Unterleibsmuskeln den Rückflufs des Blutes aus dem Kopfe. Valsalva hat ähnliche Fälle beobachtet, und beweiset jene Ergiefsung ins Gehirn aus Leichenöffnungen. Man

*) Haller Analect. in instit. Vol. 5. p. 177.

weifs, dafs alsdann das Gesicht sich röthet, die Augen gleichsam aus den Höhlen treten, und die Gesichtszüge sich mehr ausdrücken. So sah auch Adolphe eine Frau im Gebähren, wobei sie sich, um die Geburt zu beschleunigen, äufserst anstrengte, am Schlage sterben, und fand bei ihr den plexus chorioideus gesprengt. Auch Portal giebt mehrere solcher Fälle an; unter andern spricht er von einer 19jährigen Frau, die ihr Leben nur den zahlreichen Blutausleerungen verdankte, die er und Haller ihr vorschrieben *). Ich sah einen dazu disponirten Sechziger in dem Augenblicke, da er sein Wasser abschlug, das Opfer einer zerstörenden sanguinischen Apoplexie werden **). Im Jahre 1791 erlebte ich einen Fall bei einem gewissen Marmo de Dolceaqua, einem jungen, robusten Mann, der, indem er bemüht war, einen festsitzenden Strauch auszureifsen, vom Schlage gerührt wurde. — Man macht die Wahrnehmung, dafs diese Krankheit mehr bei vollen, starken Personen sich einfindet, wo die zusammengedrückten Venen den Rückflufs des Blutes aus allen Höhlen und vorzüglich aus der Gehirnhöhle hemmen. Die Geschichte der Medicin ***) führt eine Menge solcher Beispiele an, und ich habe solches erst neuerdings bei dem Pfarrer Vitry zu Menton bestätigt gefunden,

*) Mémoires sur plus. maladies. Vol. 2. p. 225.

**) Nr. 28.

***) Delect. opuscul. Frank. V. 6. p. 20.

welcher als ein wohlbeleibter Mann vor kurzem zu Sestri im 50sten Jahre an einem heftigen Rückfall des Schlagflusses gestorben war. Schevenke und Hallen erwähnen gleichfalls eines ähnlichen Schlagflusses. — Eben so verhindern Verstümmelungen den Rückfluſs des Blutes aus den Höhlen. Ich selbst behandelte einen apoplectischen Mann, der an Atrophie des einen Schenkels darniederlag, und den ich durch oft wiederholte Aderlässe geheilt habe *). Nicht minder bringen auch Halsgeschwülste, die einen Druck auf die Jugularvenen verursachen, ähnliche Wirkungen hervor. Mir sind zwei Individuen daran gestorben, eine Frau von 31 Jahren im Civilhospital zu Villefranche und ein 8jähriges Kind zu Menton. Auch Kortum erwähnt eines solchen Falles **). — Fothergill bemerkt, daſs die Beugung des Kopfes nach der Seite und nach hinten, bei grader Körperhaltung, schon hinlänglichen Grund zur Apoplexie bei Kurzhälsigen giebt, indem der Hohlraum (Caliber) der Jugularvene kleiner und die Vene selbst gedrückt wird. Er belegt es mit einem Beispiel. Cullen behauptet, daſs ein Steatom des Unterleibs, an die herabsteigende Aorta gelehnt, vermöge des Drucks auf dieselbe, hinlänglichen Anlaſs zur Erzeugung eines künstlichen Schlagfluſs geben könnte ***).

---

*) Nr. 46.

**) Frank delect. opuscul. med. V. 6. p. 20.

***) Rossi notes sur le practiq. de Cullen. §. 1106. vers. ital.

Nicht weniger entstehen auch Schlagflüsse nach Aneurysmen der Aorta, und zwar oberhalb des Ortes, wo die Aeste, die nach dem Gehirn führen, entspringen; ferner nach Scirrhen und Leibesverstopfungen. Jener Hauptmann, der seinen Soldaten anbefiehlt, die Halsbinde recht fest zusammen zu schnüren, um ihnen ein kriegerisches, frisches Ansehen zu geben, verliert binnen kurzer Zeit die Hälfte seiner Mannschaft an Apoplexie *). So mufsten auch jener Chirurgus, dessen Kortum **) erwähnt, und jener Fleischer, von dem Louis spricht, dennoch am Strange sterben, obgleich sie sich vorher heimlich die Tracheotomie machen liefsen. Wir besitzen in der Bibliothèque médicale ein Beispiel, welches hinlänglich beweis't, dafs die Gehangenen an einer Hirnkrankheit sterben. Dort wird nämlich

*) Man blicke nur auf die heutige Tracht. — Jünglinge, ja selbst auch Männer gesetzten Alters wetteifern zusammen, sich eine schöne Taille gleichsam auszuschnüren, um jene, durch Ausschweifungen aller Art verloren gegangene frische, gesunde Gesichtsfarbe künstlich wieder hervorzurufen. Jene Schnürleibe für Mannspersonen, eine Eitelkeit, derer sich der Mann schämen sollte, jene Halsbinden, vermöge welcher der Kopf so eingezwängt ist, dafs jede freie Bewegung desselben dadurch gehindert wird, beide unnatürliche Moden hemmen an zwei wichtigen Theilen des Körpers die Circulation. Davon schreiben sich aber auch die jetzt so häufig vorkommenden sanguinischen Krankheiten, Apoplexien, Augenübel u. s. w. her. Eben so unzweckmäfsig sind die Uniformen, die Czakots, u. s. w.

A. d. U.

**) Rossi l. c.

erzählt, daſs einst mehrere Knaben einen Spielkameraden aus Scherz henkten, und, vom Schrekken ergriffen, davon liefen, ohne ihn abzuschneiden. Als ein Vorübergehender ihn endlich losknüpfte, bekam dieser Knabe hierauf eine heftige Cephalalgie, Schwindel und epileptische Anfälle, welche er früher nie gehabt hatte, die jedoch durch einen Aderlaſs und eine zweckmäſsige Behandlung gehoben wurden *). Wepfer beobachtet, daſs dieselbe Ursache bei einer Frau, welche glücklicher Weise noch davon kam, einen Schwindel zurückließs. Nach Pinel's Versicherung giebt es Umstände, wo man bei Erdrosselten im Gehirn Blutergieſsungen vorfindet **). Die hervorstechenden Gesichtszüge der Gehangenen, das Volumen und Hervortreten der Zunge, die aus der Orbita ausgetretenen Augen und die blaue Farbe der Lippen unterstützen jene Behauptung ***).

Alle diese Ursachen führen die sanguinische Apoplexie sehr oft herbei, und die Plethora, wel-

---

*) Bibl. med. V. 14. p. 137.

**) Vergl. Nosograph. philosoph. V. 2. p. 137.

***) Sobald die Respiration [siehe Metzger kurzgefaſstes System der ger. Arzeneiw. 3te Ausg. p. 194. Königsberg und Leipz. 1805.] durch irgend eine Ursache gehemmt wird, so äuſsert sich die erste Wirkung hiervon in den Lungen, welche dem, aus dem rechten Herzventrikel zuströmenden Blute ein unüberwindliches Hinderniſs entgegensetzen, auch selbst kein Blut in das linke Herzohr ergieſsen können. Die Folge davon ist Stockung des Blutes in der Hirnhöhle und der Schlagfluſs. A. d. U.

che das arterielle Blut aufregt, während sie den Rückflufs des venösen hindert, ist die häufigste Veranlassung dieser Krankheit. In den meisten Fällen erscheinen jene Affecte bei sanguinischen Personen, so wie bei allen solchen Einflüssen, die den Geschlechtstrieb vermehren, bei sitzender Lebensart und kräftiger Nahrung. Sie ist die Krankheit gerade der gesundesten und kräftigsten Personen. In dieser Beziehung sagt Stoll: Apoplexia subinde hominem corripit, eo recte tempore ubi primum bene valere dicitur. *) — Nach Aussage der meisten Praktiker liebt sie vorzüglich den sogenannten Habitus apoplecticus, welcher sich in einer vollen Leibesbeschaffenheit, einem kurzen Halse, einem rothen Gesichte und einem dicken Kopfe, als charakterischen Merkmalen, ausspricht **). So oft dieser Habitus fehlt, ist der Schlagflufs kein sanguinischer. Denn stirbt auch ein Trunkenbold, bei dem dieser Habitus nicht wahrgenommen wird, an Apoplexie, während ein anderer, bei dem er sich recht ausdrückt, nach Verlauf von 20 Jahren an einem Brustkatarrh endet; so ist sicher anzunehmen, dafs der erstere keine sanguinische Apoplexie hatte. Bei dem zweiten war aber alsdann die in-

---

*) Stoll Morb. chron. p. 280.

**) Aufserdem gehören noch breite Schultern, Empfindlichkeit der Nerven, Vollsaftigkeit, eine kleine, dicke, untersetzte Statur, und ein feuriges, sanguinisches, cholerisches Temperament zu dem habitus apoplecticus.

A. d. U.

nere Organisation von einer, der äufsern nicht entsprechenden Beschaffenheit, oder die Ursachen hatten sich nicht vereinigt, um die Krankheit zum Ausbruch zu bringen. Wie viele, sowohl wegen ihrer Organisation als auch äufserer Gestalt zur Phthisis disponirten Personen giebt es, die, obgleich sie den Gelegenheitsursachen ausgesetzt sind, sich dennoch eines gesunden Lebens erfreuen, und nur bei aufserordentlichen Fällen von dieser Krankheit befallen werden? *) — Der Vollblütigkeit **) ist die Apoplexie so häufig zuzuschreiben, dafs man, wie glaubenswürdige Aerzte versichern, alltäglich eine grofse Anzahl sanguinischer Subjecte als Opfer jener Krankheit fallen sah. Die Section zeigte hier nichts weiter, als Blutanhäufungen, so wie Blut- und Lymph-Ergiefsungen in den Ventrikeln des Gehirns.

Wenn gewohnte Aderlässe versäumt werden, oder wenn habituelle Blutungen ausbleiben, so entsteht daraus öfters die blutige Apoplexie. Bei

*) Procés verbal de la séance publique de la Société de Médécine de Marseille. p. 60.

**) Sie und nicht die Schwäche des Gehirns macht die Apoplexie in den volkreichsten und civilisirten Städten des nördlichen Europa's so häufig, weil dort die Einwohner der Kälte wegen einen gesunden Magen, energischere Digestions- und Sanguifications-Kraft haben, weniger schwitzen, und von dem Ueberflufs zu allen Excessen der Unthätigkeit und Unmäfsigkeit in der Nahrung sowohl, als auch in den geistigen Getränken verleitet werden, woraus dann nothwendiger Weise die Vollblütigkeit und ihre Folgen hervorgehen.

spiele hiervon sind zahlreich und kommen häufig vor; ich beschränke mich hier nur auf die Anführung derjenigen, die mir gerade jetzt einfallen. Dahin gehört z. B. die Beobachtung, welche Pinel aus einer Dissertation zu Strasburg 1770 *), und Tissot (in seinem Briefe an Haller) mittheilen. Sie betrifft eine Frau, die, da sie einen Aderlafs zu lang aufschob, auf dem ganzen Körper und vorzüglich auf dem Gesicht durch eine fürchterliche schwarze Ecchymose verunstaltet wurde. — In Ansehung derjenigen Schlagflüsse, die aus der Unterdrückung habitueller Blutflüsse entstehen, verweise ich hier auf die sechste Beobachtung. Bordeu erwähnt, dafs ein 30jähriges, unverheirathetes Frauenzimmer, welches schon 3 Monate lang an einer Amenorrhoe gelitten, heftige habituelle Kopfschmerzen empfand, nach einem dreimaligen starken Nasenbluten in Convulsionen und Delirien verfiel, und darauf apoplectisch starb **). Man sehe hierüber ein, von Royer Collard aus den éphémerides de la nature gezogenes, sehr schönes Beispiel †), so wie eins aus der Gazette de Santé ††). — Desgleichen führt Bordeu einen Fall an, wo ein Greis aus bloſser Unterdrückung der Hämorrhoiden vom Schlagfluſs getödtet wurde. Eben so erzählt Baglivi, dafs ein Mann, der

*) Nosograph. philosoph. V. 2. p. 127.
**) Recherches sur les malad. chroniq.
†) Essai sur l'amenorrhoe, p. 53.
††) Nr. 18.

zu Rom prope collegium urbanum wohnte, ein Opfer der Apoplexie wurde, weil die Hämorrhoiden bei ihm unterdrückt wurden *). Auch Hoffmann, nach Schulze, erwähnt eines solchen Beispiels **). Schon Hippocrates sagt: Ex haemorrhoide parum apparente vertigines obortae parvam siderationem brevi futuram significant, quam solvit venae sectio ***). — Unter den Beispielen von Apoplexien, die von Congestionen des Blutes nach dem Kopfe und zugleich von dem gehinderten Rückfluſs desselben von dort entstehen, erwähne ich hier den Fall, den Cheselden mittheilt: ein Mann, der sich mit einem Spiel belustigte, wobei er öfters den Kopf heben und beugen muſste, und die Halsbinde etwas fest gebunden hatte, wurde apoplectisch, und konnte nur durch Lüften des Halstuches und durch einen Aderlaſs davon befreit werden. Hoffmann erzählt einen Fall, wo eine heftige Apoplexie dadurch entstand, daſs in der Trachea eine Brodkrume stecken geblieben war, die einen sehr heftigen Husten erzeugte. In die nämliche Kategorie gehören alle die Fälle, wo Kinder in Gefolge der Erstickungszufälle beim Keuchhusten apoplectisch werden. Wie oft entsteht nicht diese Krankheit beim Erbrechen, indem dabei, wie beim Husten, Blutcongestionen nach dem Kopfe ein-

*) Oper. omn. p. 185.

**) Pathol. spec. de haemorrh. cerebr.

***) Coacae praenotiones.

treten, und der Rückfluſs des Blutes aus demselben gehemmt wird. So habe ich im Jahre 3 eine Köchinn nach einem übel angewandten Vomitif verscheiden gesehen. Im dritten Abschnitt dieses Werks werde ich hierüber ein Mehreres mittheilen.

Von der Inspiration u. s. w. bei Blase-Instrumenten und beim Gesang gilt dasselbe. Während Morgagni erzählt, wie ein Afrikaner beim Blasen der Trompete vom Schlage gerührt wurde, erwähnt van Swieten einer Sängerin, die, indem sie einen Triller schlug, von eben dem Schwindel, den man bei der beginnenden Apoplexie empfindet, befallen wurde. Der Schwindel vergieng jedoch, sobald die Sängerinn mit dem Gesang aufhörte *). — Vorzugsweise stellt sich die Apoplexie bei kaltem Wetter, in kalten Climaten, und in groſsen volkreichen Städten, wie Petersburg, Berlin, Paris, Turin, Haag, Wien u. s. w. ein. Der Grund liegt ganz offenbar darin, daſs, da die Fiber mehr gespannt, straff und stark ist, die Menschen mehr Eſslust haben, besser verdauen, weniger transpiriren und die Gewohnheit an groſsem Luxus, die politischen Verhältnisse und die Fülle der Glücksgüter sie mehr zum körperlichen Müſsiggange, zur Sorglosigkeit, guter Kost, und zur Unmäſsigkeit verleiten, wovon die natürliche Folge dann Vollblütigkeit ist. Wenn das Quecksilber beim Nord-

---

*) Comment. §. 1010. N. 3.

wind steigt, wenn dieser Wind die Energie unserer Organe steigert und einen starken Druck auf die ganze Oberfläche des Körpers ausübt, dann soll nach Pison die Apoplexie besonders häufig sein. Eben so führt diese Krankheit der Act des Beischlafes deshalb herbei, weil das Gehirn sich hier in einem gereitzten Zustande befindet, und die Venen dnrch den Krampf der willkührlichen Muskeln, als Folge des Reitzes comprimirt werden. Wie Hoffmann von Heinrich Ab-Heer, so erzählt Bartolin in einer, Hoffmann gewidmeten Dissertation ein solches Beispiel. Ich selbst erlebte im Jahre 1784 zu Turin einen dergleichen Fall an einem sechzigjährigen, von der Geburt an buckligem Manne, mit blassem Gesichte und sehr kurzem Halse, so wie an einem Galanteriehändler, den diese Krankheit in seiner Brautnacht überfiel. Im Jahre 1778 sah ich, wie ein 20jähriges sanguinisches Mädchen bei einem frugalen Mahle in dem Momente apoplectisch wurde, als sie in ein lautes Lachen ausbrach, und es durch Vorhalten der Hände unterdrücken wollte. — Sehr oft ist jene Krankheit auch Folge von Krämpfen in den ersten Wegen, welche Blutcongestionen nach dem Kopfe nach sich ziehen, und wodurch der Rückfluſs des Blutes verhindert wird, wie der Fall vorzüglich bei Hypochondristen, bei denen jene Krämpfe habituell und heftig sind, Statt findet.

Was nun die aus der pathologischen Anatomie hervorgehenden Resultate anbetrifft, die eine

Anhäufung des Blutes im Gehirn andeuten, so sind sie hinlänglich durch die mühsamen Arbeiten von Bonnet, Morgagni, Valsalva, Plater, Walter u. m. a. erwiesen *). Stoll erwähnt dreier, an Apoplexie gestorbenen Wassersüchtigen, bei denen man die Gefäſse sehr erweitert, und vom Blute strotzend zwischen der dura und pia mater aber eine seröse Flüssigkeit vorfand **). — Ich erinnere mich noch des ersten Individui, das ich an dieser Krankheit sterben sah. Es war ein 60jähriger Mann, den man in der Nacht zum Hospital St. Maurice zu Tu-

*) Die Schädelknochen sind bei Sanguinisch-Apoplectischen in dem Zustande der Diastasis, inwendig mit Blut bedeckt, die Gehirnhäute mannichfaltig verwachsen, mit Blut angefüllt, bisweilen verknöchert, in ihren Sinubus seröse oder lymphatische Ansammlungen, das Gehirn selbst oft äuſserlich und innerlich mit Blut überfüllt, blutige, seröse Ansammlungen in den Ventrikeln, in Folge dessen es weich, wiewohl in andern Fällen aber auch sehr hart ist. — Ferner findet man Zerreiſsungen der Gefäſse, Hydatiden, Abscesse etc. Die Gefäſse des Gehirns sind angeschwollen, ausgedehnt, vom Blute strotzend, varicös, der plexus chorioideus zerrissen etc. Der thorax ist verwachsen, man trifft allerhand organische Fehler im Herzen und in der Aorta etc., Anhäufungen, Stockungen in den Abdominal-Eingeweiden und mannichfache Abnormitäten der Unterleibs-Eingeweide an. S. Morgagni de sedib. et caus. morbor. per anat. indogatis. Amstelod. 1768 V. 4. Epist. I — V. Hausleitner (praesid. Reil) de locis in Apoplex. affectis. Halae 1795.
A. d. U.

**) Stoll rat. medend. V. 3. p. 196.

rin, wo ich damals practicirte, hinbrachte, und wo er den Tag darauf starb. Man traf in seinen Hirnschädel so viel Blut an, daſs damit der ganze Sectionstisch und der Fuſsboden in kurzer Zeit übergossen wurde; auch die Gehirnhäute, das Gehirn selbst und seine Höhlen waren voller Blut. Andere Oeffnungen, die ich machen lieſs, zeigten ebenfalls Blutergieſsungen. Lecat entdeckte auch bei einem an Apoplexie gestorbenen Manne einen Eſslöffel voll extravasirtes Blut zwischen dem dritten und vierten Ventrikel. Van Swieten hat folgenden Vorfall, den er aus den Acten der Academie zu London entlehnte, mitgetheilt: eine Dame bekam heftiges Nasenbluten, welches sie gleich beim Entstehen gestillt haben wollte; sie empfand am folgenden Tage brennende Kopfschmerzen, und starb eine halbe Stunde darauf. Bei der Section fand sich in der Substanz des Gehirns *) ein $1\frac{1}{2}$ Unzen schwerer Klumpen Blut vor, der alle nahgelegenen Theile drückte. Derselbe erwähnt ferner einer apoplectisch gestorbenen Frau, bei der ein pechartiges flüssiges Blut

---

*) Die Société anatomique zu Paris bemerkt Folgendes: stets habe man bei Sectionen die Beobachtung gemacht, daſs es geschienen, als hätte die Blutergieſsung immer zuerst in der Cerebral-Substanz begonnen, wobei eine Ruptur öfters den Durchfluſs in die Ventrikel gestattete; doch habe Marandel in diesen Höhlen sowohl flüssiges als auch coagulirtes Blut vorgefunden, ohne daſs obige Rupturen vorhanden gewesen wären. (Biblioth. med. V. 13. p. 17.)

die pia mater prefste *). Thierry sagt, er habe 15 Leichen von Personen zwischen 60 — 90 Jahren secirt, und bei ihnen alle Kopfgefäfse mit Blut überfüllt, bei manchen polypöse Concremente in den Sinubus longitudinalibus, bei andern in den Ventrikeln des Gehirns Serum angetroffen. Dahingegen wäre bei einigen von ihnen, welche plötzlich am 3 — 4ten Tage nach dem Anfall gestorben, blofs leichte Ueberfüllung ohne die geringste Ergiefsung des Blutes sichtbar gewesen **). Der Verfasser des unter Nr. 9. der Société de médécine zu Marseille vorgetragenen Aufsatzes bemerkt: da im Jahre 1810 diese Krankheit sehr häufig war, habe er im Hôtel-Dieu zu Paris mehrere Leichenöffnungen von Apoplectisch - Gestorbenen gemacht und dabei Blutergiefsungen im Gehirn vorgefunden ***). Ich habe schon oben die hieher gehörigen Beobachtungen von Legallois, Sullier, ferner den Tod des berühmten Cabanis erwähnt, und könnte noch das Ende des berühmten Malpighi und andre Beispiele anführen. Doch frage ich, ob noch mehr Beispiele nöthig sind, die Annahme dieses Schlagflusses zu begründen?

Man wird dagegen antworten, dafs ich bis jetzt durch nichts erwiesen habe, ob jene Ergiefsungen nicht vielmehr Wirkung, als Ursache dieser

*) Commentar. §. 1010. Nr. 4.

**) Gai Vues sur l'Apoplexie.

***) Séance publiq. de la Société pour l'an 1810.

dieser Krankheit sind; woher kommt es aber, daſs heftige Apoplexien ohne jene Wirkungen erscheinen? Wenn man auch in plötzlichen apoplectischen Todesfällen bei der Section dies Gehirn mit Blut angehäuft oder übergossen vorfindet, ist es denn wahrscheinlicher, daſs diese Ergieſsungen in dem Zeitraume zwischen dem apoplectischen Anfalle und dem mit demselben gleichsam in einem Moment zusammentreffenden Tode erst, oder zwischen den verschiedenen Ansätzen (tentatives) des Schlagflusses schon erfolgt wären? Wie nahe sich auch die Apoplexie und der Tod berühren, so haben sie dessen ungeachtet eine längere Zwischenzeit.

In dem Gehirn der an einer furchtbaren Apoplexie Gestorbenen findet man eine Anhäufung des Blutes in den Gefäſsen und Blutextravasate; wie erfolgte aber dies Ansammeln des Blutes in dem Gehirn? Vernünftiger ist die Annahme, daſs es sich vor dem Ausbruch des Schlagflusses durch verschiedene Ursachen angesammelt habe, und denselben erst dann hervorbrachte, wenn das Blut auf den Sitz der Sinnenprinzipe und der willkührlichen Bewegung einwirkte.

Das Entstehen der Apoplexie vermöge der Compression ist durch die Wirkung des äuſsern und künstlichen Drucks auf das Gehirn hinlänglich bewiesen. Foderé führt einen tödtlichen Schlagfluſs an, der nach einem Schlage auf den Kopf erfolgt war, wobei man nichts vorfand, als ergossenes Blut zwischen dem Schädel und der dura mater *). Wie viele Fälle giebt es nicht, wo eine traumatische Apoplexie sogleich aufhört, sobald man durch Entfernung der Knochensplitter und des zwischen der harten Hirnhaut und dem Gehirn ergossenen Blutes die Ursache hebt. La Peyronie sah eine Person nach einer heftigen Kopfverletzung in Betäubung verfallen; sie verlor öfters den Gebrauch der willkührlichen Bewegung an verschiedenen Theilen, und zwar immer dann, wenn sich in der Zwischenzeit des Verbandes unter dem Cranio Eiter gesammelt hatte, welcher natürlicher Weise das Gehirn drückte. Hatte er den Eiter entfernt, so hörte auch jener Zustand auf **).

Die Geschichte jener Bettlerin, wovon in den Acten der Academie des sciences die Rede ist, wird nicht unbekannt sein. Diese Person hatte eine Oeffnung im Schädel, so daſs das Gehirn von der dura mater entblöſst war. Man konnte bei ihr durch die mechanische Compression die Verstandeskräfte nach Willkühr schwächen, bis zu dem Grade, daſs man eine künstliche, der Compression entsprechende Apoplexie hervorzubringen im Stande war. — In Frankreich, sagt Alibert, habe man einen Mann gesehen, der das Mitleiden des Publikums dadurch erregte, daſs er mit seinem eigenen Schädel um eine milde Gabe bat. Die Physiologen damaliger Zeit ver-

*) Foderé Disquisitio de Apoplexie. p. 31.

**) Sabath. Anatom. T. 2. p. 198.

anstalteten mit ihm verschiedene Versuche. Ein leiser Fingerdruck auf die äufsere Fläche der Cerebralhöhle war hinreichend, die Augen durch unzählige feurige Funken zu blenden; ein stärkerer Druck verursachte vollkommene Blindheit. Fafste man das Gehirn mit der ganzen Hand an, so verfiel dieser Mann in einen Schlaf, und endlich nach einem noch stärkern Druck in einen wirklichen apoplectischen Zustand, aus dem er erst dann wieder zu sich kam, wenn man mit dem Druck aufhörte.

Aehnliche Erscheinungen sind mir bei Versuchen mit Kaninchen begegnet. Ich entblöfste einen Theil des Gehirns durch Abnahme des Schädels, und brachte eine Art von allgemeiner Erregung oder Convulsionen dadurch hervor, dafs ich die dura mater drückte; der tiefste Schlaf, eine unregelmäfsige, röchelnde Respiration erfolgte nach einem stärkern Druck. Portal hat diefs durch seine sehr genauen und sinnreichen Versuche noch deutlicher dargethan. Er trepanirte einen Hund, band an den Umfang der Trepanöffnung eine mit Wasser gefüllte Röhre fest und genau an, und gofs hierauf noch mehr Wasser oder Hydrargyrum nitricum in die Röhre, um dadurch eine allmählich verstärkte oder geschwächte Compression auf das Gehirn bewirken zu können. Das Thier hörte auf zu bellen, bekam bei vermehrter Compression lebhafte Convulsionen; im höhern Grade des Drucks liefs die Convulsion nach, und der Hund verfiel in einen tiefen Schlaf mit röchelnder Respiration. Bei verminderter Compression wurde der stupor schwächer, die Respiration freier, und die Convulsionen traten wieder ein. Als diese Versuche noch öfter angestellt wurden, wiederholten sich dieselben Resultate, mit Ausnahme der Fälle, wo die Compression so stark war, dafs das Gehirn einsank.

Wie viele Apoplexien werden nicht durch Blutflüsse oder hinlängliche Aderlässe gehoben? Um mich nicht zu wiederholen, so verweise ich auf das, was ich in der Pathologie des activen und passiven Schlagflusses gesagt habe, und in der Therapie dieser Art der Apoplexie mittheilen werde.

Wenn es also Apoplexien giebt, die sich durch Zeichen der Plethora und der Blutergiefsung ins Gehirn characterisiren, wovon die Ursachen solche sind, welche Blutcongestionen nach dem Kopfe erzeugen, und den Rückflufs des Blutes verhindern; wenn man ferner bei dieser Krankheit Verstopfungen in den Gehirngefäfsen, Anhäufungen und Ergiefsungen des Blutes im Gehirn vorfindet, wodurch eine Compression verursacht wird; wenn vermöge jener Ergiefsungen in der traumatischen Apoplexie die thierischen Functionen eine Hemmung erfahren, welche nur durch Auflösung oder Ableitung des ergossenen Blutes gehoben wird; wenn es endlich Apoplexien giebt, die nur durch hinlängliche Blutentziehungen geheilt werden können, wird man dann noch an der Existenz der sanguinischen Apoplexien, an ihrer Behandlung durch Aderlässe zweifeln können? *) Wird man ferner die Ursachen ohne Unterschied blofs in dem Krampf des Gehirns suchen? **) — Man wendet wohl ein, dafs die Unterscheidung der sanguinischen Apoplexie am Krankenbette nutzlos sei, weil sanguinische und pituitöse Apoplexien mit einander verwechselt werden können, wie dies Leichenöffnungen beweisen. Aber warum, entgegne ich, bemerkt man dies denn nicht auch von Fiebern und andern Krankheiten, die so oft verwechselt werden, und bei denen der Practiker vor der Section eine ganz andere Diagnose gemacht hatte? Man sagt auch, man habe zuweilen extravasirtes oder angehäuftes Blut im Gehirn bei Personen vorgefunden, welche an ganz andern Krankheiten gestorben waren, und wobei nicht der mindeste Schein von comatösen Affecten zugegen war, und dafs man umgekehrt bei Apoplexien durchaus nicht die geringste pathologische Verletzung angetroffen habe.

Hierauf erwiedre ich: die Diagnose der Krankheit dieser Art ist sehr schwierig; wir sind jedoch, wenn wir dadurch gezwungen werden, alle die Zeichen, die ihre Erkennung uns erleichtern, recht genau zu erforschen, genöthigt

*) Gai Vue sur l'apoplexie. Séance de la société de med. de Marseille de l'an 1810. p. 55. 81. 91.

**) Ibid. p. 54.

die Natur der Krankheit nicht aus den Augen zu setzen; nur dadurch allein werden wir richtig handeln können, und diefs ist der einzige Zweck der medicinischen Speculation. Ferner kann aber auch eine sanguinische Apoplexie sehr leicht eine lymphatische Ansammlung im Gehirn verursachen, indem die Verstopfung der Gehirngefäfse der Circulation und Absorbtion der Lymphe, welche aus der Oberfläche des Gehirns ausschwitzt und die in das lymphatische System übergeht, im Wege steht, und so zu Lymph-Ansammlungen Anlafs giebt. Diese lagen nun zum Grunde, dafs man die Apoplexie eine seröse nannte, die eigentlich sanguinisch war. Eben so deuten sich öfters plethorische Anasarca durch Zeichen an, nach denen man sie für lymphatische Krankheiten halten sollte. Wenn man sanguinische Apoplexien für seröse angenommen hat, weil dabei einige zweideutige Zeichen, als Blässe des Gesichts, Schaum vor dem Munde, gegenwärtig waren, so kommt diefs davon her, dafs man diese Zeichen irriger Weise ausschliefslich der serösen Apoplexie beilegt, und weil man sich nicht die Mühe gab, die ursächlichen Verhältnisse genau zu erforschen. Wenn ferner einige Tropfen Blut oder Lymphe, die sich nach und nach und sehr langsam im Gehirn ansammeln, eine geringe graduelle und successive *) Ausdehnung an verschiedenen Stellen

*) Ich kann unmöglich der Meinung Gall's beipflichten, dafs die wässrige Ergiefsung ins Gehirn dies Ein-

des Gehirns verursachen, die, wie im hydrocephalus, den Functionen eines Eingeweides nicht schädlich werden; so geschieht letzteres darum, weil dies Eingeweide sich unvermerkt mit dieser Ursache in eine gewisse Wechselwirkung setzt, und weil das Wasser sich nach und nach ansammelte, oder weil diese Ansammlung in einem Theile des Gehirns Statt fand, der vom Centralpuncte des Lebens entfernt ist. Wenn man weiter sanguinische Apoplexien ohne pathologische Verletzungen vorfindet: so irrt man sich in dem genus des Schlagflusses, oder die sanguinische

---

geweide gleichsam nur entfalte (deplisser), ohne seine Functionen zu stören. Dagegen will ich blofs darauf aufmerksam machen, wie intolerant die Natur bei allen plötzlichen Veränderungen ist. Es giebt Brustwassersuchten, Bauchwassersuchten und Herzwassersuchten von solcher Gröfse, dafs, wenn sie in einer Stunde zu diesem Umfange angewachsen wären, der Kranke ohne Zweifel ersticken mufste. Nur dadurch kann diese Krankheit Jahre lang andauern, dafs sie langsam, nach und nach entsteht und zunimmt, und dafs die Organe dieser verschiedenen Höhlen Zeit haben, sich bei dieser Veränderung der Ernährung und Structur in Rapport zu setzen. Daher verursachen auch einige Unzen plötzlich ins Gehirn ergossenes Blut oder Wasser fürchterliche Krankheiten und den Tod, während dafs jene Frau, deren Gall erwähnt, beinahe 4 Pfund Wasser im Gehirn hatte. Und so giebt es andere Beispiele, wo Ergiefsungen von Blut in diesen Eingeweiden Statt fanden, die, weil sie langsam nach und nach vorschritten, keine Verletzungen der Lebens-Functionen zur Folge hatten. Demnach können auch Wassersüchtige viele Jahre leben.

Apoplexie hieng von ganz anderen Ursachen ab. Trifft man nun also Blutergiefsungen im Gehirn an, ohne dafs hierdurch Apoplexie erfolgt wäre: so glaube ich auch die eigentliche Bewandtnifs hiervon hinlänglich auseinander gesetzt zu haben. Bei Tausenden von Leichenöffnungen an Personen, die andre Krankheiten gehabt hatten, zeigte sich auch nicht einmal bei einer jene Blutergiefsung. Warum findet man gerade bei Apoplexien, obwohl sie nicht alle sanguinisch sind, diese Blutergiefsung so häufig. Woher kommt dies? — Das Dasein einer sanguinischen Apoplexie, welche von einer Compression des Gehirns herrührt, die wiederum Folge von Anhäufung und Ergiefsung des Blutes in diesem Eingeweide ist, glaube ich nun hinlänglich erwiesen zu haben.

Die Existenz dieser sanguinischen Apoplexie ist folglich nicht zu läugnen, und es bleibt uns nur übrig, zuzusehen, ob sie noch Abarten hat. Aus den Beobachtungen aller sanguinischen Apoplexien, die ich untersucht und mit einander verglichen habe und wovon ich einige Beispiele anführen will, geht hervor, dafs es solche Schlagflüsse giebt, wo die Gegenwart des Blutes im Gehirn mit der energischen Thätigkeit der Gehirngefäfse vereint ist, und andere Gegentheils, wo die Gegenwart des Blutes durch die Unthätigkeit oder Atonie jener Werkzeuge, oder selbst durch die Schwäche des Gehirns unterhalten und befördert wird. Diefs bedingt nun eine verschiedene Behandlungsweise: daher sehe ich mich genöthigt, die sanguinische Apoplexie in eine active und passive zu trennen. Diese Eintheilung wird jenen sehr miſsfallen, die da glauben, daſs die nächste Ursache aller Apoplexien in einer Schwäche der Gehirnmasse besteht *), und die keine andere Mittel gegen diese Krankheit finden, als solche, wodurch die Energie der Gehirnmasse gesteigert und ihre Schwäche gehoben wird. Diese betrachten mithin alle Apoplexien als passive. Doch kann sich diese Schwäche des Gehirns nur in dem nervigen Theile oder in dem Gefäſssystem jenes Eingeweides, oder endlich in beiden zugleich vorfinden. Den ersten Fall nun anlangend, so möchte ich wohl fragen, ob der Blutandrang nach dem Kopfe, wodurch uns Cabanis für immer geraubt worden, der berühmte geistreiche Cabanis, welcher bis in die letzten Jahre seines Lebens so herrlich geschrieben und so richtige Ideen gehabt hat, fragen möcht' ich, ob dieser Blutandrang und die Schlagflüsse, welche oft plötzlich solche Individuen tödten, die, wie Cabanis, einen fast viereckigen Kopf, ein richtiges Beurtheilungsvermögen und vorzügliches Gedächtniſs besaſsen, sich von einer Atonie und Schwäche der Nerven-Substanz des Gehirns herschreiben? — Hinsichtlich des zweiten Falles möchte wohl schwerlich zu beweisen sein, daſs diejenigen Apoplexien, welche durch Blutandrang

*) Séance de la Société de médécine de Marseille de l'an 1810. p. 65. 70. et 85.

nach dem Kopfe bei sehr robusten, nie mit Gehirnkrankheiten behafteten Personen und durch die ungestüme Circulation die Organisation des Gehirns zerstören, von Schwäche der Gehirngefäſse herrühren. Bestätigt es sich denn, daſs Apoplexien bei immer gesund gewesenen Personen, von denen Hippocrates wegen ihres Wohlseins sagt: sua bona suspecta habere debent, aus einer Atonie der Cerebral-Gefäſse entspringen? Jenes junge Mädchen, von dem ich Seite 29 anführte, daſs es bei einem heftigen Lachen vom Schlage gerührt wurde, da es übrigens vorher ganz gesund gewesen war, weder von Migraine, noch Gehirnkrankheiten heimgesucht, und sich, obgleich zu einem Alter von Funfzigen vorgerückt, seitdem einer vollkommenen Gesundheit, mit Ausnahme eines epidemischen Fiebers im Jahre 5, erfreute — hat dies Mädchen wohl an Schwäche des Gehirns gelitten? Kann jener Blutandrang, der zuweilen im Unterleibe und in der Brust sich ankündigt, nur von der Schwäche der Theile, worin er Statt findet, und wobei man tonische Mittel mit so gutem Erfolge anwendet, hergeleitet werden? Man raisonnirt immer falsch, wenn man zu allgemeine Ansichten hat; die auf diese Art und Weise gezogenen Schlüsse sind die Quellen neuer Irrthümer.

Rührten alle Apoplexien von der Schwäche des Gehirns her; so müſste jeder hieran leiden, da jedermann durch Strangulation, deren Folge Apoplexie ist, sterben kann. Die Annahme einer solchen allgemeinen Schwäche ist aber etwas Absurdes.

§. 3.

A. Von der activen sanguinischen Apoplexie.

Diese Art des Schlagflusses ist allgemeiner, und befällt am liebsten recht gesunde Individuen, bei denen die verschiedenen Theile der Gehirnmasse weder an Atonie, noch Schwäche leiden. Sie erfolgt nach einem heftigen Zuflufs des Blutes nach dem Kopfe. Diese Congestion ist aber entweder total oder partiell, und geschieht in einem Verhältnisse, welches mit dem Zurückströmen des Blutes in keinem Gleichgewichte steht. Oft ist dieser Schlagflufs Folge einer Stockung des Blutes im Gehirn, wodurch die Functionen des letztern gestört werden; oder er wird von einer wirklich activen sanguinischen Haemorrhagie veranlafst, die in der Gehirn-Substanz selbst oder auch in den Gehirnhöhlen oder endlich zwischen dem Gehirn und seinen Häuten Statt findet. Welche Ursache auch vorwalte, eine jede bringt eine Compression auf den Central-Punct des Lebens zu Wege *). Oft wird durch solche Ursa-

*) Wenn das Princip des thierischen Lebens nach der Behauptung Legallois in der medulla spinalis (Bullet. de l'école de médéc. Nr. 4. 1809. p. 68, und Nr. 5. p. 84.) oder wohl gar im Gehirn selbst seinen Sitz hat; so ist es gewifs, dafs es im letztern eine oder mehrere Stellen geben mufs, von wo aus sich die Nerven und

chen, welche die Nerven- und Gefäfs-Thätigkeit jenes Eingeweides vermehren, als heftiger Zorn, grofse Kälte und scharf auf den Kopf einwirkende Reitzmittel, diese Krankheit zur Reife gefördert. Wie ein ander Mal ihre Anfälle durch die energische Thätigkeit des Herzens und des Arteriengefäfssystems erzeugt werden, darüber sehe man die angeführten Beispiele von Legallois, Lullier, Stoll u. s. w. nach. Endlich äufsern das Temperament, das Alter und die Jahreszeiten, wie man aus den medicinischen Ephemeriden entnehmen kann, auf ihre Entstehung einen grofsen Einflufs. Aus einem Beispiele, worauf ich hier verweise *), geht hervor, dafs besonders im Monat Mai die Atmosphäre eine grofse Einwirkung auf den Körper ausübte, indem sie die Thätigkeit desselben steigerte, und Epistaxis, Haematemesis, Haemoptysis, Metrorhagien und Haematurien in dem Mafse erzeugte, dafs diese Haemorrhagien nur durch den Aderlafs gehoben werden konnten. Mehrere Personen wurden selbst von einer plötzlich eingetretenen Apoplexie getödtet **).

Seelenverrichtungen nach allen Regionen hin verbreiten, die Ohren, der Mund und die Augen ihre Function erhalten, und die Beurtheilung und das Gedächtnifs ihren Ursprung nehmen. Unter diesen Stellen verstehe ich den Central-Punct des thierischen Lebens, die Stelle möge auch sein, wo sie wolle.

*) Journal de medécin et chirurgie. T. 18. p. 266. Semest. 1. 1809.

**) Nr. 2 — 6.

§. 4.

B. Von der passiven sanguinischen Apoplexie.

Dieser Schlagflufs ist von derselben Natur, als der vorige. Auch hier findet Compression Statt, deren Ursprung gleichfalls in Verstopfungen und Ergiefsungen auf den Centralpunct des Lebens, oder in Hindernissen des Rückflusses des Blutes aus diesem Eingeweide, oder endlich in beiden Ursachen zugleich zu suchen ist. Bei der activen Apoplexie ist der Zuflufs des Blutes in seiner gröfsten Kraft, die Fibersubstanz in ihrer höchsten Energie, und jeder einzelne Theil der Gehirngefäfse in der kräftigsten Reaction. Bei der passiven hingegen ist der Zuflufs des Blutes nicht so heftig, oder er ist zur Erzeugung einer Compression nicht stark genug, doch ist die Substanz des Gehirns sehr oft weniger resistent, oder weicher wie gewöhnlich *), und die Blutgefäfse

*) Bei einigen an dieser Apoplexie Gestorbenen hat man das Gehirn ganz weich vorgefunden. (Siehe die 8te und andere Beobachtungen von Morgagni im 50sten Briefe Nr. 2., und im 2ten Briefe Nr. 9., ingleichen den Brief von Schevenke über den in einem Alter von 109 Jahren an Apoplexie gestorbenen Mann u. s. w.) Gegen die angenommene Meinung, als ob alle passive sanguinische Apoplexien von der Weichheit des Gehirns herrührten, glaube ich vielmehr, dafs sie alten Leuten vorzüglich eigen sind, die doch mehr ein hartes, resistentes Gehirn besitzen. Bichat (Anat. gener. V. 1. p. 120.) räth, da Kinder ein fast flüssiges Gehirn haben, den Anatomen, welche das Gehirn studiren wol-

dieses Eingeweides sind entweder varicös oder bloſs erschlafft, und zur Verstopfung und Ausdehnung, als wodurch die Krankheit begründet wird, geneigt. Es ist dies nach Lordat eine Hämorrhagie, welche, wenn dabei eine Ergieſsung Statt findet, vom Mangel einer Gegenwirkung entstanden ist, oder eine solche, von der Hoffmann sagt: Est ubi adest cerebri imbecillitas, membranae sanguinem appulsum minus vegete protrudunt, venae ei cedunt, lentus fit circuitus, stagnatio, farctus, tandemque ruptura *). — Doch sind die Unterscheidungen der passiven Apoplexie von der activen, die sich in gewissen Fällen sehr bestimmt zeigen, in nichts anderem gegründet, als in so leichten Abweichungen, daſs sie für die Diagnose und Behandlung kaum von Bedeutung sind. Eine groſse Menge geerbter Schlagflüsse, die Foderé zu den sanguinischen

len, hierzu immer das von Greisen zu wählen, weil es sich leichter trennen läſst. Eben so sagt Walther, daſs bei Kindern das Gehirn gleichsam wie dünner Brei (bouillie) erscheint, und daſs es im Alter hart und fest ist. (Cranologie de Gall, 1807. p. 212.) Delseriés behauptet, auf die Autorität Haller's, Morgagni's und Fitcher's sich stützend, daſs das Gehirn von alten Leuten gewöhnlich fest und hart ist. Kann daher auch eine gewisse Schlaffheit des Gehirns Ursache dieser Art von Apoplexie sein, und ist sie es wirklich oft; so thut man doch schon deshalb Unrecht, wenn man sie als eine allgemeine Ursache betrachtet, weil man nicht auſser Acht lassen sollte, daſs diese Krankheit dem Alter eigenthümlich ist.

*) Hoffmann patholog. spec. morbor. p. 170.

zählt, so wie diejenigen Anfälle, welche den stupiden und den an Gehirnkrankheiten leidenden Greisen zustofsen, gehören hieher. Diefs darf indefs nicht als allgemeine Regel aufgestellt werden, denn oft findet man unter ihnen auch solche, die der activen Apoplexie zuzuzählen sind.

Langwierige, active sanguinische Apoplexien können oft durch die passive veranlafst werden und letzterer Klasse angehören, indem hier eine durch die Contraction der Medullarfibern und Gehirngefäfse entstandene Schwäche vorhanden ist, und die Distraction zu lange gedauert hatte. Nicht ungewöhnlich scheinen sie pituitöse Apoplexien zu sein, so dafs Practiker, die sich in ihrer Erkennung irren und nachher ergossenes Blut im Cranio derartiger Kranken vorfinden, behaupten, man könne aus den Resultaten der Anatomie nicht auf die Symptome der Kranhheit schliefsen. De Haen sah eine 102jährige Frau wegen Altersschwäche an Apoplexie sterben. In ihrem Schädel fand er Blutextravasate, welche das schon geschwächte Gehirn drückten. Vor einem Jahre starb auch mir in einem Zeitraum von 5 — 6 Stunden ein würdiger Greis von 90 Jahren an dieser Apoplexie. Er litt an Schwindel, Migraine und Hämorrhoiden, welche schon längst zu fliefsen aufgehört hatten. Beim Anfall waren alle Sinne unterdrückt; es trat eine Hemiplegie, ein Erbrechen und eine röchelnde Respiration; der Puls wurde gezogen (mouls) und intermittirend; es folgte Leichenblässe und endlich der Tod. Alle angewandten Reitzmittel fruchteten nichts. — An eben dieser Apoplexie starben Daubenton und Leroi *).

In dem Falle, wo hierbei Blutcongestionen nach dem Kopfe fehlen, entsteht die Krankheit dadurch, daſs der Rückfluſs des Blutes gehindert wird; daher können wir mit Recht in diese Klasse die Apoplexien der Neugebornen rechnen, welche durch das Zusammendrücken des Kopfes beim Durchgang oder durch eine einfache Plethora, ferner durch das Zusammenschnüren des Halses mittelst der Nabelschnur oder endlich durch die Compression der Arteria umbilicalis erfolgen. Diese Asphyxie hängt lediglich von der Verstopfung des Blutes im Gehirn ab, welche vermöge der Compression alle Functionen des Körpers, ja selbst die Respiration lähmt. Sie ist secundair und sehr verschieden von jener Asphyxie, auf welche ich bei den nervösen Apoplexien mit und ohne Materie zurückkommen werde. — Man erkennt diese asphyctische Apoplexie an der Unbeweglichkeit und Stärke des Kindes, an der schweren Niederkunft, mit vorhergegangener lange während mühsamer Einklemmung des Kopfes des Foetus im Becken; ferner an der grünlichen, violetten Farbe des Gesichts, an einer Geschwulst des Kopfes und an der Verstopfung der Kopfgefäſse, endlich an den fehlenden Merkmalen der Syncope

*) Portal mém. sur plus. malad. T. 2. p. 226.

cope und der wirklichen Asphyxie und an der lividen Farbe des Körpers.

Hierher scheint gleichfalls die Apoplexie der Erdrosselten und aller derjenigen gezählt werden zu müssen, bei denen der Rückfluſs des Blutes aus dem Kopfe nicht Statt finden kann.

Zweites Capitel.

§. 5.

Von der pituitösen Apoplexie.

Obgleich diese Art des Schlagflusses weit seltener ist, so kann man ihre Existenz nicht läugnen. Sie ist die Wirkung einer allgemeinen lymphatischen Dyscrasie, die in Folge einer Ansammlung von Wasser in den Gehirnvertiefungen, in den Hirnhöhlen oder zwischen den Gehirnhäuten mit der Zeit die thierischen Functionen schwächt. Diese Ansammlungen sind das Resultat der Unthätigkeit des plexus chorioideus und anderer absorbirender Gefäſse der Gehirnmembranen, so wie der Gehirnsubstanz, oder sie sind Folge eines bösartigen Zuflusses der Säfte. — Diese Art des Schlagflusses befällt vorzüglich alte Personen von sogenanntem lymphatischen, kalten Temperament, welche an Catarrhen und Wassersuchten leiden, Mangel an hinreichender Menge Blutes verspüren, und noch dazu dies wenige mit übermäſsigem zähem Serum gemischt und sehr wenig animalisirt haben. Dann sucht diese Apoplexie auch solche gern heim, deren Nahrung in kalter, roher und unverdaulicher Kost besteht. Feuchte, sumpfige Gegenden, kaltes regnichtes Wetter und Südwinde führen sie insbesondere mit sich. Wer sich zu luftig kleidet und dabei der kalten, feuchten Witterung ausgesetzt ist, kann sehr leicht von ihr befallen werden. Ein zu reichlicher Genuſs des Wassers und schlechter Speisen, so wie nicht minder eine Metastase nach dem Gehirn, welche von einer, in ganz entfernten Theilen angesammelten Serosität dahin gelangte, bringt sie ebenfalls hervor. Unmerklich und sehr langsam wird sie endlich durch den Genuſs des Weines veranlaſst.

Leichenöffnungen zeigen hier ein etwas schlafferes Gehirn, als im gesunden Zustand, und Anhäufung einer ins Gehirn ergossenen lymphatischen Feuchtigkeit *). Was die Consistenz des

*) Man muſs die seröse Ergieſsung in der Gehirnhöhle, welche Anlaſs zu dieser Apoplexie giebt, sorgfältig von derjenigen unterscheiden, welche Folge von einer Ueberfüllung des Blutes ist, und die zu sanguinischen Apoplexien Veranlassung wird. Die erstere, deren Entstehen den praedisponirenden und occasionellen Ursachen lymphatischer Krankheiten beizumessen ist, giebt sich durch Zeichen, die dieser Krankheit angehören, zu erkennen. Die Zergliederung entdeckt keine Congestionen oder Blutextravasate im Gehirn. Die zweite dagegen, welche Folge der Ursachen sanguinischer Krankheiten ist, wird von Zeichen begleitet, die diesen

Gehirns anbetrifft, so können wir aus dem 4ten Briefe Morgagni's (Nr. 11. u. 35.) sehen, dafs selbige hier sehr geschwächt ist. Plater sagt, er habe bei einer alten, am Schlagflufs gestorbenen Frau das Gehirn gleichsam in den Meningeen schwimmend (flottant) angetroffen. Von Foderé wurde im Cranio eines apoplectisch gestorbenen Soldaten ein fast flüssiges Gehirn gefunden. Doch darf man aus einigen besondern Fällen nicht sogleich allgemein gültige Schlüsse folgern. In Betreff der wässrigen Extravasate führt Colombe an, dafs er in dem Gehirn eines Apoplectischen auf eine Menge von durchsichtigem, dicken Wasser gestofsen sei. Auch Wepfer fand in einem ähnlichen Falle zwischen der dura und pia mater so viel Serum, dafs bei der Eröffnung jener Häute diese Flüssigkeit mit Ungestüm hervorquoll, während der ganze Umfang des kleinen Gehirns mit einer gelatinösen Flüssigkeit umgeben war, die, wenn man sie zusammenprefste, eine seröse Feuchtigkeit von sich gab. — Schevenke bemerkt, dafs man in dem Körper eines Apoplectischen

---

Krankheiten eigen sind. Hier zeigt die Section immer eine Ueberfüllung des Blutes in den Gehirngefäfsen oder auch Blutextravasate. Diese Art von Apoplexie ist auch weit häufiger. Daher eben suchte Portal zu beweisen, dafs die Gehirngefäfse in der Apoplexie überhaupt, selbst wenn ergossenes Serum in dem Gewebe oder in den Cavitäten des Gehirns sich vorfände, immer von Blut strotzten, und dafs die serösen Apoplexien fast immer in Gefolge sanguinischer Schlagflüsse entständen.

nicht allein Serum zwischen der pia und dura mater angetroffen, sondern dafs letztere gleichsam klare Blasen gehabt habe, die wie Hydatiden erhoben gewesen wären und eine Menge Serum enthalten hätten. Van Swieten bezeugt, dafs ihm oft bei Leichenöffnungen ein Extravasat von Wasser bemerklich geworden, und mit dieser Wahrnehmung als ausgemacht anzunehmen sei, dafs entweder die Verstandeskräfte jener Individuen vor ihrem Tode immer verletzt gewesen, oder dafs diese Personen an Apoplexien gestorben waren *). Stoll führte an, dafs mehrere, von hitzigen Fiebern reconvalescirte Personen, deren Unterextremitäten als Folge der Schwäche ödematös angeschwollen waren, plötzlich durch eine Metastase des Serums nach dem Gehirn, und zwar aus dem Grunde getödtet wurden, weil sie sich einem zu langen Schlafe hingaben. Willis erwähnt eines am Schlagflufs gestorbenen Mädchens, bei dem sich im Gehirn eine ergossene gelbe Lymphe vorfand, welche die Gehirnhöhlen und Gehirnvertiefungen ausfüllte **). Tulpius spricht von einem durch die Apoplexie hingerafften, torpiden und stupiden Menschen, in dessen Gehirn man so viel Lymphe vorfand, dafs diese mittelst eines Schwammes ausgedrückt werden mufste. Aehnliche Fälle hat auch Foderé aus Marcel Donat, Hors-

*) Comment. §. 1010. Nr. 2.

**) Vol. 1. p. 304.

tius Bauhin, Ettmüller u. s. w. *) citirt. Gleichwohl trifft man diese Lymphergiefsungen im Gehirn auch bei solchen Individuen an, die ganz andre Krankheiten gehabt haben, wie z. B. Gehirnwassersuchten, innere Hydrocephalen, wobei die Integrität der animalischen Functionen unverletzt blieb. Als Foderé den Körper einer an Wassersucht gestorbenen Frau geöffnet hatte, fand er das Gehirn so stark mit Serum augefüllt, dafs es bei der Untersuchung der medulla oblongata aus dem foramen occipitale mit Ungestüm hervordrang **). Ich habe den von Gall beigebrachten Fall schon erwähnt, wo eine Frau, ohne an Apoplexie zu leiden, 4 Pfund Wasser im Gehirn hatte. Diese Ansammlungen entstehen jedoch, der bereits darüber gemachten Erörterung zu Folge, entweder nach und nach, so dafs die Natur sich daran gewöhnt, und gehen, wenn sich keine günstige Auflösung ereignet, endlich in eine wahre pituitöse Apoplexie über; oder, wenn sie sich schnell erzeugen, so geschieht dies an solchen Stellen, wo sie nicht unmittelbar auf den Centralpunct des Lebens wirken.

Nach Sennert's und Riviere's Autorität führt man ein bleiches, bleifarbenes Gesicht als Merkmale einer serösen Apoplexie an; diesen Zeichen ist indessen nicht sehr zu trauen ***).

---

*) Disquisit. de apoplexia. p. 26.

**) Disquisit. de apoplexia. p. 44.

***) Vergl. S. 12.

Was soll man z. B. zu dem von Portal erwähnten *) Falle sagen, wo die cadaveröse Farbe jenes apoplectisch gestorbenen Advocaten nach dem Tode verschwand, und nach Verlauf von 2—3 Stunden in eine carmoisinrothe überging, und wo einige 24 Stunden nach dem Hinscheiden an der Fufsplatte verrichtete Scarificationen mehrere Efslöffel rothen, liquiden Blutes gaben? Die Verstopfungen der Gefäfse und die Blutergiefsungen kündigten offenbar die sanguinische Apoplexie an. Noch rechnet man unter die pathognomonischen Zeichen Schaum vor dem Munde, den man sehr oft bei vollkommen sanguinischen Apoplexien **) und fast immer bei Ertrunkenen und Gehängten, welche in Folge dieser Apoplexie sterben, vorfindet. Ferner einen kleinen, zusammengezogenen Puls, der aber auch sehr oft bei sanguinischen Apoplexien Statt hat. Daraus darf man aber nicht folgern, dafs gar keine seröse Apoplexie existire, sondern jene, die man hierzu rechnet, der sanguinischen Art zugehöre, oder dafs man auf die Zeichen der serösen und sanguinischen Apoplexie auch durchaus nichts bauen dürfe. Man mufs nur gestehen, dafs man der serösen Apoplexie eine falsche Diagnostik gegeben hat, und daher bemüht sein, eine richtigere aufzustellen, die mehr auf den anamnestischen Theil und vorzüglich auf die Aetiologie gegründet ist,

*) Mém. sur plus. maladies. Nr. 1. p. 90.

**) Vergl. Beobachtung 1. und 35.

und endlich solche Zeichen herausheben, die ihr mehr eigenthümlich angehören. Das Studium der Beobachtungen giebt hierzu allein die nöthige Anleitung und Unterweisung *).

Die seröse Apoplexie ist oft mit der nervös-idiopathischen mit Materie complicirt, z. B. mit jener, die von unterdrückten Fufsschweifsen herrührt, und welche Lympherglefsungen im Gehirn nachweis't. Nichts hindert uns, das letzte Stadium des Hydrocephalus als eine Apoplexia pituitosa zu betrachten.

Drittes Capitel.

§. 6.

Von den nervösen Apoplexien.

Wie man diejenigen Krankheiten nervös nennt, bei denen die Gesammtzahl der Symptome blofs aus einer Umstimmung der Functionen des Nervensystems hervorgehen, welche durch eine auf dies System einwirkende materielle oder immaterielle Ursache erzeugt wird, und wobei sich alle anderen Systeme in ihrer Norm befinden, so scheint mir gleichfalls jeder Apoplexie unter jenen Umständen die Benennung einer nervösen zuzukommen **).

*) Vergl. Beobacht. 13 — 27.

**) Die sanguinischen, serösen, organischen und traumatischen Apoplexien entstehen nur durch eine Anomalie

Diese Apoplexie hatt Ettmüller zuerst beobachtet, und die Leichenöffnungen beweisen, dafs sich bei ihr weder Extravasate, noch Blutanhäufungen, noch irgend sonst Fehler des Gehirns zeigen. Die Ursachen bringen hier entweder einen Gehirnkrampf zuwege, oder die Sensibilität wird durch andre Veranlassungen, als die Compression angegriffen, so dafs die animalischen Functionen dabei mehr oder weniger beschränkt werden, oder auch ganz aufhören *).

---

in der Circulation des Blutes oder der Lymphe in den Gehirngefäfsen; hier aber wirken die Ursachen blofs auf das Nervensystem, oder auf das Gehirn selbst ein, so dafs die fehlerhafte Circulation nur Folge des Uebels ist. Selbst die sympathischen Apoplexien gehen nur durch die Wirkungen örtlicher Ursachen auf die Nerven eines ganz andern Organs, als das Gehirn hervor. Könnte man die Sympathie der Nerven mit dem Gehirn aufheben; so würde jene Apoplexie, die daraus erfolgt, (die sympathische) gar nicht da sein. Obgleich der Schlagflufs überhaupt eine Nervenkrankheit ist; so versteht es sich doch von selbst, dafs man vorzüglich nur diejenige Apoplexie nervös nennen darf, von welcher hier die Rede ist.

*) Die Apoplexia nervosa setzt gar keine Congestionen, keinen organischen Fehler im Gehirn oder in andern Theilen voraus, sondern entsteht blofs aus Schwäche nach sehr starken Blutflüssen, im Verlauf der Nervenfiber und am Ende schwerer chronischer Krankheiten u. s. w. Sie hat selten Vorboten, und gehen ihr solche voran, so beziehen sich dieselben mehr auf ein Leiden des sensibeln, als des irritabeln Systems. Tritt nun aber der nervöse Schlagflufs selbst ein, so fehlen die Zeichen der Congestion nach dem Kopfe. Das Gesicht

Dieser Schlagfluſs bildet keine natürliche Art, sondern er vereint in sich eine Menge Apoplexien, die, ehe sie bis zu dieser Gestaltung gelangen, sich Hinsichts ihres materiellen oder immateriellen ursächlichen Verhältnisses in verschiedene Gruppen trennen, welche, bevor sie diese Art oder ein untergeordnetes Genus bilden, sich nochmals vereinigen, und so in Bezug auf innere Ursachen der Krankheit, welche entweder aufs Gehirn selbst oder auf entferntere Theile einwirken, in zwei Hauptklassen zerfallen. Diese beiden Klassen machen nun die idiopathischen und sympathischen nervösen Apoplexien aus.

§. 7.

A. Von den nervös-idiopathischen Apoplexien.

Sie erhalten entweder ihr Dasein durch eine materielle Ursache, welche unmittelbar auf das Gehirn wirkt, dieses krampfhaft erregt, oder seine animalischen Functionen unterdrückt; oder sie hängen von einer Umstimmung der Lebensfunctionen ab, die ohne Einfluſs des Humoral-Fehlers zu eben diesen Resultaten führt. Demgemäſs entsteht eine bestimmte Scheidung dieser

---

ist vielmehr kalt, blaſs, eingefallen, der ganze Körper kalt, der turgor vitalis verschwunden, der Puls schwach, klein, aussetzend und unordentlich; es fehlt der schnarchende Athem, und das ganze Ansehen des Kranken ist beinahe das eines Todten.

A. d. U.

Krankheit in eine nervös - idiopathische Apoplexie **mit** und **ohne** Materie.

§. 8.

Von der nervös - idiopathischen Apoplexie mit Materie.

Die Annalen der Medicin liefern uns zahlreiche Beobachtungen über Schlagflüsse, die Folge krankhafter Säfte sind, welche unmittelbar auf das Gehirn wirken, oder metastatisch zu demselben verpflanzt werden *). Wir sehen sie tagtäglich in der Praxis, und schon **Martian** sagte: si humor acri qualitate laedat, Apoplexiam facit. Bei einigen dieser Apoplexien, welche mit pituitösen complicirt waren, fanden **Morgagni** und **Valsalve** die Lymphe scharf und salzig von Geschmack **).

---

*) Man sehe z. B. die herrliche Beobachtung von **Peschier** in den Annal. de Montpellier, T. 22. p. 372.

**) Alle diese Apoplexien nennt man pituitöse; aber man kann hier nicht besser die Analyse verfolgen, als wenn man in der Eintheilung der Wirkungen, die so viele Anomalien hervorbringen, die materiellen Ursachen berücksichtigt, deren Character oft permanent und deren Unterschied in der Wirkung so sehr bestimmt ist. Welche Analogie kann es zwischen einem Schlagflusse, welcher Folge einer unthätigen, nur durch ihre Schwerkraft und ihren Druck auf den Centralpunct des Lebens wirkenden Lymphe ist, und zwischen jenem geben, der von einem das Gehirn abstumpfenden Reitze entsteht? Bringt man beide Krankheitsfälle etwa deshalb unter Einen Namen, weil die erste Ursache zur

Doch wirft sich oft ein Humoral-Princip irgend einer andern Krankheit, ohne mitgegebene lymphatische Complication, aufs Gehirn, oder diese Metastase geschieht in so geringer Menge, dafs sie nicht zur Krankheitsursache werden kann, noch hinreichend ist, um eine Apoplexie durch Compression hervorzubringen. Le Cat

---

Erzeugung der zweiten dient? Doch sehr oft erreicht jene Ursache nicht den Grad, dafs sie durch einen von ihr ausgehenden Druck schädlich werden kann. So zeigt uns Cullen (pract. medic. §. 1119.), dafs Apoplexien von zurückgetretener Gicht öfters kein Zeichen von Compression, weder im Verlaufe noch in Gefolge der Krankheit blicken lassen, während dafs hier solche Zeichen in die Augen springen, welche eine Laesion der Nervensubstanz andeuten. Wenn diese Ursache zu der Höhe vorgerückt ist, dafs sie auf eine andre Weise jene Krankheit erzeugt, während der Reitz von seiner Seite ganz verschieden einwirkt; so sehe ich nicht ein, warum wir nicht die daraus erfolgte Apoplexie als einen, durch jene beiden Ursachen entstandenen complicirten Schlagflufs betrachten können, der mehr oder weniger dem pituitösen oder nervösen angehört, je nachdem das eine jener beiden Principe durch die ihm eigne Thätigkeit hervorsticht. Eben so können diese Reitze eine Apoplexie dadurch herbeiführen, dafs sie die Falten (froncement) der lymphatischen Gehirngefäfse aufregen, welche sich der Absorption der Lymphe entgegensetzen. Indefs betrachte ich meiner Seits die dadurch verursachte Apoplexie, nicht als eine nervöse, weil jene Principe diese Krankheit dergestalt erzeugen, dafs sie durch ihren direkten Einflufs auf die nervöse Substanz und aufs Gehirn, die Gehirnthätigkeit vermindern.

und Weikard nahmen nur diese Art von Schlagfluſs an, und sind der Meinung, daſs Schärfe, welche unmittelbar das Sensorium angreift, ihn hervorbringe, und jenes im Gehirn der Apoplectischen vorgefundene Blut und Lymphe nur secundäre Folgen wären. Es giebt indeſs Fälle, wo nichts dergleichen angetroffen wird *). Beide Schriftsteller würden ihren Zweck erreicht haben, wenn sie aus ihrer Betrachtung nicht zu allgemeine Schlüsse gezogen hätten. Ich will hier einige mir bekannte, natürliche Arten dieser besondern Gruppe mittheilen; mit der Zeit werden wir wahrscheinlich noch mehrere kennen lernen. Sie sind die sogenannte mercurielle und saturnine Apoplexie, die ich bloſs dem Namen nach kenne. Ich bezeichne jene nervös-idiopathischen Apoplexien mit Materie durch solche Beinamen, die sich auf ihre Ursachen beziehen, daher: die rheumatische, arthritische, die sogenannte gazeuse, die mit Materie im schwarzen Blut (à sang noir), in der Milch (laiteuse), im Urin (urineuse) und die exanthematische. Diese stehen entweder ganz für sich da, oder sie sind mit andern complicirt, oder sie veranlassen, indem sie die sanguinischen und lymphatischen Gefäſse des Gehirns zusammenziehen, sanguinische und pituitöse secundaire Apoplexien.

---

*) Kortum Delect. opuscul. Frank, Vol. 6. pag. 16 et 48.

§. 9.

Von der nervös-idiopathischen Apoplexie mit rheumatischer Materie. (Rhumatismale.)

Diese Art der Apoplexie entsteht vorzüglich bei kaltem Wind und Wetter, bei anhaltenden Nordwinden, vorzüglich im Winter, so wie bei Südwinden; man bemerkt sie öfters bei den Veränderungen der Jahreszeiten. Es ist vielleicht jene, deren Forestus, Haller, Home und Tissot mit dem Hinzufügen erwähnen, dafs sie am Ende des Wechsels der Jahreszeiten häufig war. Sie stellt sich ferner nach unvorsichtigen Erkältungen ein, die bei Personen mit rheumatischem Princip im Blute zur Entstehung rheumatischer Affecte Anlafs geben; eben so wenn Metastasen dieses Stoffes aus äufsern Theilen nach innern erfolgen. Foderé sagt: A retropulso leni dolore rheumatico, paralysin alicujus membri quotodie mihi licet observari. Ich hatte vor kurzem ein Kind von 6 Monaten zu behandeln, das, lymphatischen Temperaments, an einer, aus keiner andern Ursache als aus Erkältung entstandenen Hemiplegie litt, welche dem Kinde durch unvorsichtigen Wechsel der heifsen mit der kalten Temperatur zugezogen war. Ein catarrhalischer Husten war das einzige Epiphaenomen. Ich verordnete warme Einreibungen, täglich wiederholte Fufsbäder und einige diaphoretica, wornach das Kind gänzlich hergestellt wurde. — Bei dem hiesigen Hospital kam eine sehr nothleidende Frau in meiner Behandlung. Sie war 35 Jahre alt, hatte Gangraenescenzen an den Schenkeln und Unterextremitäten, und starb an einer Paralyse der Unterextremitäten, der Blase und beinahe des ganzen Darmkanals, welche durch die Metastase eines rheumatischen Stoffes von den untern Theilen nach der medulla spinalis der Rückengegend herbeigeführt wurde. Martinet bewirkte durch den Gebrauch der Wässer zu Plombiere die Heilung einer Paralyse der Unterextremitäten, welche die Folge einer rheumatisch-arthritischen Metastase war. Mir kam hier ein Fall vor, wo eine Frau von 26 Jahren, die an einem gastrisch-rheumatischen Fieber litt, Gefahr lief, des Nachts apoplectisch zu werden. Dieselbe war nämlich erwacht, und empfand an der rechten Seite des Kopfes einen heftigen Schmerz, Schwindel und Nebel vor den Augen, und wurde ohnmächtig; nach einem Fufsbade minderten sich jene Symptome, kehrten jedoch nach Verlauf von 10 — 12 Stunden mit Heftigkeit zurück, und wurden nur durch schweifstreibende Mittel gehoben. — Vor 5 Jahren verfiel ein 8jähriges Kind des Herrn Maire von Roquebrune in eine Nervenkrankheit, nachdem ein rheumatischer Schmerz im Nacken verschwunden war. Heftige Cephalalgie, lebhaftes Zittern und wiederkehrende Convulsioren, trockene Haut, ein verschiedenartiger Urin, anhaltendes Wachen und tiefes Stöhnen waren die vorherrschenden Symptome. Aderlässe, Blutegel an den Schläfen, Schröpfköpfe am Nacken,

Antispasmodica, Bäder, Diaphoretica, Vesicatoria, an verschiedenen Stellen des Kopfes gelegt, waren nicht vermögend, diese hartnäckige Krankheit zu heben, und das Kind starb nach 3 Monaten an Apoplexie.

Wollte man annehmen, dafs der Ausbruch krankhafter Säfte nach irgend einem Organe immer einen relativen Schwächezustand dieses Theils hervorbringt; so würde man einen, der Erfahrung nicht entsprechenden Grundsatz aufstellen, und sich der Meinung derjenigen nähern, nach deren Behauptung die allgemeine praedisponirende und nächste Ursache des Schlagflusses immer in der Schwäche der Gehirnmasse bestehen soll. Wenn aber irgend ein Organ durch einen Krankheitsstoff in einen sthenischen oder asthenischen Zustand oder in ein relatives Mischungsverhältnifs versetzt wird, so stehen die Theilchen jenes Krankheitsstoffes immer mit jenem Organe, für welches sie die meiste Vorliebe haben *), in einem

*) Da die allgemeinen Volkskrankheiten bei verschiedenen Jahreszeiten und Constitutionen fast im Allgemeinen verschiedene Organe ergreifen, so höre ich von mehreren Seiten sagen, dafs jene Theile durch jede Jahreszeit und eine besondere Constitution in einen asthenischen Zustand versetzt würden. Diese Ansicht theilend, frage ich doch, ob diese Regel keine Ausnahme erleidet? Sollte sie auch festbestehend sein; so werfe ich wiederum die Frage auf: wie kommt es denn, dafs diese Krankheiten den Blutentziehungen und den schwächenden Mitteln weichen? und warum verschlimmern sie sich nach tonischen und reitzenden Mitteln?

besondern Rapport; wie z. B. der Krankheitsstoff der Pocken für die Haut, die Diuretica und Canthariden für die Urinwege, der Mercur für das Drüsensystem, der tartarus stibiatus für die Haut und für die membrana mucosa des Magens, und andre Arzeneien mehr für diese, als jene Organe. Könnte man hier nun behaupten, dafs Sinapismen an den Füfsen, so wie Vesicatoria an andern Theilen gelegt, drastica resinosa im Darmkanal, die Krankheitsstoffe und die natürlichen Feuchtigkeiten deshalb ableiten, weil sich an den Theilen, wo man sie anwendet, eine diesen relative Schwäche vorfindet?

Aus welchen Gründen würde man wohl hiernach in der Pleuresie schwächende Mittel vorschreiben, da diese Krankheiten doch lediglich in einer Entzündung des Ueberzuges der Lungen (pleura) besteht, welche als Folge eines reitzenden Krankheits-Stoffes zu betrachten ist, der hier wohl gar aus einer Asthenie des Organes entstanden sein sollte? die Wahrscheinlichkeit oder vielmehr die Gewifsheit, dafs der Krankheitsstoff des Rheumatismus oft auch derjenige der Apoplexie sein kann, wird ferner dadurch erwiesen, dafs der Schlagflufs dann sehr gewöhnlich ist, wenn rheumatische Affectionen epidemisch herrschen, und insonderheit wenn dieser Krankheitsstoff vorzugsweise das Nervensystem ergreift. Indem Poilroux, nach den seiner Seits in Betreff dieser Apoplexie angestellten Beobachtungen, sich über das häufige Erscheinen dieser Krank-

heit

heit sowohl, als auch anderer katarrhalischer Affecte beklagt, bemerkt er zugleich, wie diese Mitgegenwart der letzteren wichtige Aufschlüsse über die Natur der ersteren geben könnte *). Jene rheumatische Constitution habe ich im Anfange des Winters 1806 beobachtet, wo sie öfters die Nerven angriff, und Herzklopfen, Convulsionen, Paralysen, Nervenanomalien und Apoplexien erzeugte. In seiner Beschreibung des epidemischen Katarrhs zu Narbonne erwähnt Py eines Falles, wo ein Katarrh, der zuerst einen apoplectischen Character hatte und für das Leben des Kranken fürchten liefs, sich nach dem 7ten Tages eines Ausbruchs auf die Brust warf. Lucas Schroekius bemerkte im Winter 1716, wo die Witterung sehr feucht war und heftige Winde die Luft bewegten, diese Krankheit mit convulsivischen Husten, katarrhalischen Affecten und Pleuresien in Verbindung **). Samuel Ahorn machte 1677 in der Constitution von Saint Gal die Wahrnehmung, dafs in dem sehr regenhaften Herbste desselben Jahres mehrere von den sich äufsernden Apoplexien durch Sudorifera geheilt wurden ***). Aus dem Berichte des Dr. Labric über die Krankheiten, welche 1810 zu Marseille herrschten, geht hervor, dafs während der drei Wintermonate neben häufigen chronischen Rheu-

*) Annal. de Montpellier, T. 11, p. 257.

**) Sydenh. V. 2, p. 257.

***) Ibid. p. 170.

matismen und Hüftweh, die durch Sudorifera, Opium, Linimente und Vesicatoria gehoben wurden, sich auch schnell tödtende und solche Apoplexien zeigten, denen Hemiplegien folgten *). Conrad Behrens bemerkt von der Constitution, die er beschreibt, dafs nach zwei warmen Monaten plötzlich ein kaltes Frühjahr eingetreten wäre, ein Umstand, welcher zu häufigen Flüssen, Scorbut und Cachexien Anlafs gab, mit denen zugleich Schlagflüsse erschienen wären, die, ohne Paralysen zur Folge zu haben, sich durch Sudorifera, und oft auch durch ein am 18ten Tage eintretendes Fieber heben liefsen. Als Mejan der medicinischen Gesellschaft zu Montpellier die Ephemeriden vom Monat Ventose im Jahre 11 vortrug, fügte er die Bemerkung hinzu, dafs im Anfange dieses Monats die Witterung gelind gewesen, dann aber Kälte eingetreten wäre, wodurch viele Peripneumonien, Pleuresien, einfache Katarrhe, Husten mit Beklemmung, rheumatische Schmerzen und Ophthalmien, aber auch Apoplexien und Hemiplegien erzeugt wurden. Da er ferner über die Constitution des Jahres 12 sprach, machte er darauf aufmerksam, dafs jene veränderliche, regenhafte und stürmische Jahreszeit, welche nach einer sehr trockenen und warmen gefolgt war, besonders bei bejahrten Personen, Schlagflüsse und Paralysen veranlafst hätte; die mit katarrhalischen Fiebern, Rheumatismen, Cephalalgien,

*) Sydenh. V. 2. p. 98.

Stockschnupfen und Husten complicirt waren *). Die Constitution desselben Jahres wird ebenfalls von Bridault unter der Anführung beschrieben, daſs bei einem plötzlichen Wechsel der Kälte mit einer sehr heiſsen Temperatur die katarrhalischen Apoplexien tödtlich waren, und daſs vorzüglich bejahrte, cacochymische Personen daran starben, während andre mehrere Rückfälle bekamen **). Borel hat die Beobachtung gemacht, daſs zu London die Apoplexie im Winter häufiger ist, denen sowohl fette, als auch magere Personen ohne Unterschied unterworfen waren, und daſs wenn nach einem vorhergegangenen warmen Sommer der Winter sich mit Nebel, Regen und sonach mit Kälte anfieng, die Apoplexien zahlreich erschienen. Die von ihm beobachteten, so wie die von Petit zu Lyon mitgetheilten Fälle, wo Krämpfe, heftige Schmerzen, bald an den Knien, bald an den Füſsen, bald an verschiedenen anderen Theilen des Körpers vorangiengen, sind ohne Zweifel nichts anders, als Apoplexien, welche von der Metastase eines rheumatischen tödtlichen Stoffes herrühren ***). Eben so sind jene Apoplexien, die Baglivi erwähnt, wahrscheinlich aus keiner anderen Ursache herzuleiten; denn sie erschienen bei sehr regnigter Witterung nach heiſser Luft ****). Bayl, Lan-

*) Annal. de Montpellier, T. 1. p. 253. et T. 3. p. 154.

**) Ibid. T. 5. p. 210.

***) Ibid. T. 3. p. 309.

****) Baglivi Oper. omnia. p. 340.

net, u. m. a., welche die Constitution des ersten Semesters vom Jahre 1809 im Journal de médécine von Paris abhandeln, versichern, Apoplexien bei einer rheumatischen Constitution beobachtet zu haben *). Die hieher gehörigen Beobachtungen werden darüber noch mehr Aufschlufs geben **).

Es giebt Beispiele, wo Schlagflüsse Folgen von zurückgetretenen Flechten und Krätze sind †). Was die zertheilten Oedeme anbetrifft, so erinnere ich mich, dafs der Pfarrer Vento hieselbst in einem Alter von 75 Jahren vor 30 Jahren an Apoplexie starb, weil er alte Oedeme an den Füfsen durch den Gebrauch von Umschlägen aus aromatischen Kräutern vertrieben hatte. In Hinsicht der Geschwüre führt Morgagni zwei bejahrte Leute an, deren Säfte verdorben gewesen, und die an Apoplexie gestorben waren, weil sie veraltete Geschwüre an Füfsen unvorsichtiger Weise geheilt hatten, und bei denen man Serositäten in der Gehirnhöhle, vielleicht als Folge des Zusammenziehens der lymphatischen Gefäfse, fand. Kortum kam im Hospital der Academie ein Fall vor, wo hartnäckige Exulcerationen, welche durch kein Mittel geheilt werden konnten, und nur mittelst Annäherung glühender Kohlen ausgetrocknet wurden ††), einen tiefen Sopor

---

*) Journ. de médéc. et chir. V. 18. p. 258.

**) Nr. 18 — 25.

†) Hoffmann Medicin. system. V. 3. p. 183.

††) Jasser (in Schmucker's Schriften. T. 3. p. 149.) er-

verursachten, der wahrscheinlich in einen tödtlichen Schlagflufs übergegangen wäre, hätte man die Geschwüre nicht durch ableitende Mittel wieder hervorgerufen *). Nach Tissot ist diese Apoplexie oft Folge von Unterdrückung eines gewohnten Ausflusses, und entsteht oft nach Stockschnupfen **). Es ereignet sich selbst nicht selten, dafs der canceröse Krankheitsstoff diese Metastase erleidet, und den Schlagflufs verursacht. So thut Morgagni eines Apoplectischen, dem man ein canceröses Glied abgenommen hatte, Erwähnung, und bemerkt zugleich, dafs hierbei das Miasma nach dem Kopfe versetzt, und der Schlagflufs erfolgt wäre. Eben dies gilt auch von dem venerischen Krankheitsstoff. Nicht blofs Prost giebt hievon ein Beispiel, sondern auch Garnier erwähnt einer Krankheit, wo die Krätze mit der Syphilis complicirt gewesen, welche durch kein Mittel zu heben war, und sich mit einem tödtenden Schlagflufs endete ***). Morgagni spricht von einer Apoplexie, wo jemand in der regio hypogastrica dextra an periodischen

---

wähnt Beispiele, wo nicht gehörig ausgebildete Hautkrankheiten, als Herpes, Krätze etc. und die Austrocknung der Geschwüre nicht selten den Schlagflufs erzeugen. A. d. U.

*) Delect. opuscul. Frank. Vol. 6. p. 52.

**) Tissot Briefe, V. 2. p. 50. Dar Krankheitsstoff der Krätze kann sich versetzen und andere Krankheiten verursachen. Man lese Cabanis über die Katarrhe.

***) Annal. de Montpellier. V. 11.

Schmerzen litt, die zuweilen Erbrechen und Delirien verursachten. Da dieser Mensch einst betrunken gewesen war und der Schmerz wieder eintrat, so liefs er sich die Stelle mit Oel einreiben und bekam Linderung, allein bald nachher traten Hitze und Delirien, und endlich ein tödtender Schlagflufs ein.

§. 10.

Von der nervös-idiopathischen Apoplexie mit arthritischer Materie. (Goutteuse.)

Es ist nicht unbekannt, dafs die Gicht öfters im Gehirn ausbricht, oder metastatisch dahin versetzt wird, und dafs so in beiden Fällen sehr schwere Schlagflüsse erfolgen können.

Van Swieten bemerkt, dafs, wenn die Gicht das Gehirn einnimmt, alle Arten von Gehirnkrankheiten und auch Schlagflüsse daraus entstehen können, wie er selbst dergleichen tödtliche Schlagflüsse aus eben genannter Ursache beobachtete. Die Gichtkranken empfanden beim Eintritt des Paroxysmus nur leichte Schmerzen an den Extremitäten, bald aber stellten sich an der Stelle jener Anfälle Zittern, Schwindel und ein heftiger unheilbarer Schlagflufs ein *). Morgagni erwähnt als hieher gehörig einer Gichtkranken, und fügt hinzu, dafs ein arthritisches Hüftweh bei einer andern Frau in eine fürchterliche Apoplexie übergegangen wäre. In grofsen Städten

*) Comment. §. 1273.

ist diese Art des Schlagflusses so häufig, daſs Le Cat und Weikard geglaubt haben, die Gicht sei eine allgemeine Ursache der Apoplexie *). Nach Stahl erregt der Miſsbrauch des Opiums bei der Gicht den Schlagfluſs **). Ich sah vor kurzem den Bürger le Marseillais an einer arthritischen Apoplexie sterben. Derselbe war ein Sechziger, von sanguinischem Temperamente und litt an einer asthenischen Gicht, die im vergangenen Jahre eine schwere Apoplexie zur Folge hatte. Der Kranke ward blödsinnig, an einer Seite gelähmt, und bekam seitdem mehrere Anfälle, welche aber die Extremitäten verschonten, bis endlich eine neue Metastase nach dem Gehirn ihm das Bewuſstsein, und in 3 Tagen das Leben raubte. Hoffmann gedenkt einer Beobachtung von Simon Paul, nach welcher ein Mann, der an einem leichten Gichtanfall litt, und der mit

---

*) Delect. opusc. Frank. Kortum V. 6. p. 50. Selbst epidemische Schlagflüsse, welche bei feuchter nebliger Witterung sehr gewöhnlich sind, und besonders bei sehr veränderlicher Temperatur der Atmosphäre in die Zeit der Nachtgleiche sich ausbreiten, und ihre rheumatische Natur zu erkennen geben, gehören gröſstentheils hieher.

S. Agathios de bello gothieo in Hugo Grotii Histor. Gothor., Vandalor. et Longobardorum Lugd. B. 1655. p. 558. — Fr. Hoffmann Medic. rat. syst. T. IV. P. II. Sect. II. C. 2. p. 529. — Lepecq de la Cloture Anleitung für Aerzte epid. Krankh. zu beobachten, Leipz. 1785. S. 512. — Häsler l. c. S. 27.

A. d. U.

*) Alibert Therapeut. V. 2. p. 500.

Ausnahme zurücktreibender Mittel, alle Arzeneien bei Seite gelegt hatte, bald eine Dyspnoea, Herzklopfen, Hinfälligkeit und eine Epilepsie bekam, die ihn apoplectisch tödtete. Guillaume Cole, indem er von der Gicht spricht, erzählt folgendes Ereigniſs. Ein Herr vom Hofe, welcher an dieser Krankheit litt, und das Zimmer Geschäfte halber nicht längere Zeit hüten wollte, legte sich auf den Rath eines Empirikers am kranken Fuſse ein Pflaster. Dies muſste er zwei Tage gebrauchen. Nach deren Verlauf wurde wirklich aller Schmerz gehoben, so daſs er das Bette verlassen konnte, ausgieng und erst gegen Abend nach Hause kam. Als er indessen, höchst erfreut über den glücklichen Erfolg dieser Cur, am andern Morgen aus dem Bette aufgestanden und mit dem Ankleiden fast fertig geworden war, fiel er plötzlich um und starb. *)

§. 11.

Von der nervös-idiopathischen Apoplexie mit Materie als Folge der Gas-Einwirkung.

(Apoplexie gazeuse.)

Die Atmosphäre, das Acidum carbonicum, das Stickstoffgas, und vorzüglich das Schwefelwasserstoffgas, ferner das Gas nitricum und die Ausdünstungen der Abtritte und Keller geben gleichfalls Anlaſs zu Schlagflüssen. Von der Atmosphäre werden sie dann verursacht, wenn die-

*) Nr. 26.

selbe entweder in die Gefäfse eingeblasen oder darin entwickelt wird, so wie die übrigen Gasarten sie durch das blofse Einathmen oder durch die Absorption der Haut hervorbringen. Was nun das Einblasen anbetrifft, so haben Morgagni, Bichat, Portal nnd mehrere andere durch vielfältige Versuche bewiesen, dafs, wenn man dieses Gas in die Gefäfse lebender Thiere einbliefs, solche plötzlich getödtet wurden. Niesten's Bemerkung zufolge soll sich jedoch diese Aufnahme mit der Fortdauer des Lebens vertragen. Wie ist nun aber dieser Widerspruch zu heben? Wahrscheinlich finden hier besondre Umstände Statt. Sehr leicht kann es möglich sein, dafs letzterer seine Versuche nur unvollkommen angestellt haben mag, indem das Gas von ihm vielleicht weder mit solcher Kraft, noch in solcher Quantität, wie etwa von den übrigen, eingeblasen worden, indem selbst Bichat versichert, man könne jenes Einblasen ohne schädliche Folgen verrichten, falls die Quantität Gas nicht zu grofs ist*). Eben so gut konnte auch die eingeblasene Luft nicht unmittelbar nach dem Gehirn gestiegen sein.

*) Brugnatelli glaubt, dafs die atmosphärische Luft von den Lungenzellen in ein durch den ganzen Körper vertheiltes Gasgefäfssystem übergehe, woraus auch die von Milly in seinem warmen Bade beobachtete Luftausdünstung herzuleiten ist, und dafs ferner die Anomalien dieser Circulation Emphyseme, Tympanien und Meteorismen veranlassen. (Elementi di chimica, V. 1. p. 158.)

Was weiter die Selbsterzeugung jener Luftart anlangt, so kann man hierüber nicht zweifelhaft sein. Morgagni und Willis fanden sie im Gehirn von Apoplectischen, denen man sie doch nicht von aufsen eingeflöfst. Die Möglichkeit hiervon beweiset der erstere, indem er sich auf physikalische Grundsätze und auf die Autorität des Hippokrates (de flatibus) stützt. Die sogenannten trockenen Wassersuchten, welche man bei vielen, übrigens an keiner andern Krankheit leidenden Individuen gewahrt, beweisen, dafs sich dieses Gas unmittelbar in unsern Gefäfsen entwickelt, und sich im Körper in Menge vorfindet, unabhängig von denjenigen Krankheiten, welche Folge einer Zersetzung der Säfte sind *). Die Schnelligkeit, womit die atmosphärische Luft in unsere Gefäfse eindringt, hebt das Leben auf **). Zittern und convulsivische Symptome, die daraus erfolgen, machen es mir glaubhaft, dafs sie auf das Gehirn mehr vermöge des Reitzes, als durch ihren Druck auf dasselbe einwirkt; wiewohl es aber auch möglich ist, dafs, wenn sie in so grofser Menge, wie Willis es beobachtete, dahin gelangt ***), eine wahre Apoplexie durch Compression entstehen kann.

Es stellt sich hier nun die Frage auf, ob die, lebenden Thieren von aufsen beigebrachte oder

---

*) Bichat recherch. physiol. p. 303.

**) Portal Mém. V. 2. p. 297.

***) Cerebr. anatom. op. omn. C. 5. p. 117.

von innen in ihnen entwickelte atmosphärische Luft, apoplectisch oder auf eine andre Weise tödtet? Bichat's Behauptung gemäfs tödtet dieselbe dadurch, dafs sie mehr das Gehirn, als das Herz angreift, wie es Viele, und zwar aus folgenden Gründen, glauben:

1) Weil bei dieser Todesart der Herzschlag noch da ist, während das animalische Leben schon aufgehört hat.

2) Weil dieser Tod dann erfolgt, wenn jene Luftart durch die Carotiden ins Gehirn eingeblasen wird, und dabei, mit Ausnahme des Herzschlags, dieselben Symptome gegenwärtig sind, die eingetreten wären, hätte man diese Luftart auf anderem Wege dem Körper beigebracht.

3) Weil Morgagni nach plötzlichen Todesfällen Luft in den Gehirngefäfsen fand.

4) Weil nach jedem Einblasen der Luft bei lebenden Thieren er dies Gas sowohl im Gehirn, als auch im Herzen fand, und endlich diesem Tode unmittelbar nach der Gas-Injection heftige Convulsionen vorangehen sah, welche die Gegenwart eines Reitzes aufs Gehirn andeuten.

5) Weil, wenn man diese Luft in ein, dem Gehirn fern gelegenes, sehr wenig mit dem ersten in Verbindung stehendes Gefäfs einbläst, diese Zufälle erst sehr spät erscheinen.

6) Weil der Herzschlag dabei vielmehr beschleunigt, als retardirt wird.

Ich mufs diesen Behauptungen noch folgendes hinzufügen: Es giebt Beispiele, wo Individuen, die von einer Asphyxie durch Kohlendämpfe hergestellt wurden, Störungen der Verstandeskräfte und der willkührlichen Bewegungen beibehielten. *)

Nur allzuhäufig wird jene Apoplexie durch die Kohlensäure veranlafst, indem sie sich aus Kohlendämpfen, aus der weinartigen Gährung verschiedener Früchte, des Zuckers und des Getreides, aus der Kreide, und endlich in verschiedenen Höhlen **) entwickelt. Der Tod erfolgt hier nicht so schnell, als nach dem Gas nitricum, Schwefelwasserstoffgas und anderen Dünsten. Nach Bichat's Erklärung entsteht der Tod durch diese sowohl, als auch durch andre schädliche Luftarten dadurch, dafs in den Gefäfsen des Gehirns schwarzes Blut erzeugt wird, und zwar theils wegen des geringen Gehalts des Oxygens in der uns umgebenden Luft, welche wir einathmen, theils wegen der Gegenwart der Stoffe, die, so zu sagen, in einem Zuge aus der membrana mucosa der Lungen, nach dem Gehirn übergehen***).

---

*) Bichat l. c. p. 249.

**) Ganz vorzüglich gehört hieher die Grotta del Cane, zwischen Neapel und Pozzuolo am See Agnano.

***) Diese Dünste greifen unmittelbar das Gehirn an, und der Herzschlag cessirt nur späterhin, wie Bichat es hinlänglich beweist. Portal bemerkt, dafs das Herz eines Frosches, welches noch mit dem übrigen Körper in Verbindung stand, dem mephitischen Gas ausgesetzt, weit eher seine Functionen verlor, als ein anderes, das ganz vom Körper getrennt war. Daraus

Doch lassen sich hier zwei Fragen aufwerfen:

1) Können diese tödtlichen Gasarten wirklich durch die membrana mucosa der Lungen nach dem Gehirn kommen?

2) Kann der Schlagflufs und der Tod durch fehlerhafte Beschaffenheit des rothen Blutes oder durch dessen Berührung mit diesen, in jene Organe übergegangenen tödtlichen Stoffen verursacht werden?

Rücksichtlich der ersten Frage hege ich die Meinung, dafs nichts den Uebergung jener Stoffe nach dem Innern durch diesen allein möglichen Weg beweisen kann. Vielmehr ist es wahrscheinlich, dafs die Lungen dann nicht mehr ihre Functionen verrichten, sobald ihnen die Atmosphäre, als das einzige normale Erregungsmittel derselben, fehlt, und dafs der Tod durch Bleivergiftungen und durch das Schwefelwasserstoffgas, welches nach Chaussier, nur durch blofses Einathmen tödtet und das schnellwirkendste und schrecklichste aller Gifte ist *), nicht so schleunig erfolgen könnte, wenn es von dem Blute, welches dasselbe an sich bindet, aus der Lun-

folgt aber, dafs die Einwirkung des mephitischen Gas auf die Muskeln und das Herz nur von der Action, welche auf das Gehirn und die Nerven ihre Kraft äufsert, abhängig ist, und es läfst sich vermuthen, dafs die hier erzeugte Asphyxie nichts anders, als eine Apoplexie ist.

*) Annal. de medéc. de Montp. V. 3. p. 224.

genvene nach dem Herzen, der Aorta, und so erst durch die Carotiden nach dem Gehirn geführt würde. Ferner sterben ja Würmer, Blutegel und andre Insecten, welche doch keine Lungen, selbst nicht einmal stygmata oder eine trachea haben, in diesen tödtenden Luftarten *). Demnach müssen also diese Gasarten durch andere Wege nach dem Gehirn geleitet werden; vielleicht durch die membrana pituitosa des Mundes, und selbst, wie ich glaube, ohne dabei nach Art des electrischen Fluidums den Circulationswegen zu folgen. In Ansehung der zweiten Frage ist es wohl zur Genüge bewiesen, daſs der Mangel an Oxygen und die Gegenwart des Kohlen- und Wasserstoffs im Blute, welchen das Blut in diesem Falle nicht mehr zu excerniren vermag, wirklich dem Leben schädlich werden und tödten können: doch stellt sich die durch jenes Gas herbeigeführte tödtliche Apoplexie zu plötzlich ein, um Mangel an Atmosphäre als Ursache davon ansehen zu dürfen, wie es Portal durch einen sehr sinnreichen Verruch zeigt. Er setzte nämlich zwei Hunde in ein mit Kohlensäure angefülltes Gefäſs. Der eine derselben, dem er eine Blase voller atmosphärischer Luft um die Schnautze hermetisch befestigte, starb erst in 10 Minuten, wogegen der andere schon in 3 getödtet wurde **). — Jene, von den Commissarien

*) De la Roche Fonct. du Système nerveux. V. 2. p. 201.

**) Mém. sur plus. malad. V. 1. p. 214. — Diese beide

des Instituts vorgenommene Versuche setzen deutlich ins Licht, dafs durch das Einathmen des Hydrogens, welches weder die atmosphärische, noch eine an und für sich tödtende Luftart ist, der Tod in 10 Minuten, nach dem Einathmen des Acidum carbonicum aber in 2 Minuten erfolgt *). Demnach hängt hier die Apoplexie von der Wirkung miasmatischer Dünste ab.

Wenn dieses Gas mit uns in Berührung kommt und ins Innere des Körpers eindringt; so schwächt es vermöge seiner tödtenden Eigenschaft die Leben kräfte, und reizt das Gehirn bis zu dem Grade, dafs eine beträchtliche Menge Blutes dahin getrieben wird. Portal, welcher an einer Menge solcher Apoplectischer Obductionen verrichtet hat, fand hier die Blutgefäfse eben so erweitert, wie bei sanguinischen Apoplexien. In der That bemerken wir, dafs diejenigen, welche nur in einem geringen Grade diesem Stoffe ausgesetzt sind, aufser Schwäche, Zittern und einem Gefühle von Druck im Innern des Magens, auch wie van Swieten sich ausdrückt: immaniter capitis dolore conqueruntur, sentiuntque ac si

---

Hunde haben vielleicht das Acid. carbonic. von der ganzen Oberfläche des Körpers aus eingesogen. Da aber der eine es auch mit der Schnauze und den Nasenlöchern einschluckte: so mufste er natürlicher Weise früher sterben.

*) Bichat recherch physiol. p. 264. Man sehe auch: „über die Dauer des Lebens der Ertrunkenen oder der im luftleeren Raume ums Leben Gekommenen."

calvaria extrorsum distiliret pro nimia distensione; si autem diutius maneant in tali loco, stupidi fiunt, omnes sensus perdunt ac moriuntur. Dazu tritt noch hinzu, dafs solche Individuen Uebelkeiten und Erbrechen, wie bei Gehirnaffectionen bekommen, auch Schwindel und unwiderstehlichen Hang zum Schlaf empfinden. — Es war im vergangenen Winter, als ich zu einer Familie gerufen wurde, die sich vergiftet glaubte. Die Hausfrau mit ihren drei kleinen Kindern, welche alle in einem Zimmer schliefen, empfanden wirklich Schwindel, Betäubung, Mattigkeit, Cephalalgie, Uebelkeiten und Erbrechen. Besonders klagte die Mutter über heftiges Kopfweh; ihr Gesicht war roth und deutete auf Blutcongestionen nach dem Kopfe. Indem ich nach der Ursache forschte, fand ich dieselbe nicht in der Speise, von der auch die übrigen, gesund gebliebenen Personen genossen hatten, wohl aber in einem Kohlenbecken vor, welches noch nicht ausgeglühete Kohlenasche enthielt. Die Magd hatte dieses Becken den Abend vorher im Zimmer verschlossen, und allem Anschein nach war die Kohlenasche zum Theil ausgegangen, hatte sich aber in der Nacht wieder entzündet. Wäre das Local nicht geräumig gewesen, so hätte ein grofses Unglück geschehen können, da bei längerem Aufenthalt in diesem Gemache wahrscheinlich Apoplexie die Folge gewesen wäre. Sobald ich sämmtliche Erkrankte in frischer Luft bringen liefs, verschwanden jene Symptome. — Im Winter

ter des Jahres 4 wurden zwei junge, kräftig gebaute Eheleute zu Roquebrune einen Tag nach ihrer Vermählung, der Mann todt und die Frau sterbend, im Bette gefunden, das in einem kleinen, niedrigen Zimmer stand. Mit grofser Mühe kam die Frau nach und nach wieder zu sich. Man hatte ihr eine Ader geschlagen, mehrere Reitzmittel bei ihr angewandt, ihr gesäuertes, kaltes Wasser zum Trinken gereicht und sie aus dem Zimmer gebracht. Der Mann, obgleich todt, hatte noch die natürliche Röthe des Gesichts beibehalten, die Glieder waren noch biegsam, das Auge geöffnet, klar und hervorragend. Von der Frau erfuhr ich über das ursächliche Verhältnifs gar nichts, indem sie nur sagte, dafs sie ihre Besinnung verloren habe, aber nicht wisse weshalb, auch keinen Aufschlufs über ihren Mann geben, sondern nur versichern könne, dafs von beiden Seiten kein Excefs vorgegangen wäre. Da ich hier eine Erstickung vermuthete, fragte ich, ob sie nicht etwa in ihrem Zimmer oder im Nebenraum Kohlenfeuer gehabt hätten, und brachte heraus, dafs letzteres der Fall gewesen war. So wurde meine Muthmafsung über die Ursache des dem Manne zugestofsenen Todes bestätigt. — Portal beschreibt das Resultat zweier Leichenöffnungen an Personen, die durch das Einathmen oder Einsaugen der Kohlensäure getödtet wurden. Beide hatten ein rothes Gesicht, glänzende Augen, die Extremitäten und die Unterkinnlade waren beweglich, die Haut weich und warm, und der Unterleib angeschwollen. Bei Gelegenheit der Beschreibung aller von ihm an solchen Gestorbenen vollführten Leichenöffnungen führt er ferner an, dafs alle Gehirngefäfse mit Blut überfüllt, und die Ventrikeln mit einer schäumenden Serosität, die öfters auch blutig war, angefüllt gewesen wären; die Lungenarterien aber, das rechte Herzohr und der rechte Herzventrikel, die Hohlvene und die Jugularvene ein schäumendes Blut, so wie die Bronchen eine schäumende Serosität in sich enthalten hätten. Die Lungenvenen, das linke Herzohr, und der linke Herzventrikel, und die Aorta waren fast oder auch wirklich ganz leer. Bei einigen war das Blut schäumend und flüssig, und wäre sehr leicht in das Zellgewebe eingedrungen, der Kehldeckel war aufgehoben, die Stimmritze geöffnet, die Zunge angeschwollen, die Augen hervorragend und glänzend.

Bei Reinigung der Abtritte entwickeln sich zwei Gasarten, nämlich das Gas mitte *) und

---

*) Das Gas mitte besteht aus ammoniacalischen Dünsten und greift vorzüglich die Augen an, indem es in denselben ein Stechen verursacht, worauf ein Thränenflufs hervorbricht, welcher sehr bald heftig werden kann. Das ganze Auge und die Augenlieder röthen sich, in der Nase hat man eine Empfindung, wie beim Katarrh, es entsteht in der Tiefe der Orbita ein Schmerz, der sich weiter verbreitet. Darnach folgt eine Blindheit, die mehrere Tage anhält; dann tritt heftiger Schmerz im Auge und Lichtscheue ein, und der Schmerz nimmt zu, bis sich Epiphora zeigt, womit der Anfall

Gas plomb *). Das erstere wirkt vermöge eines sehr scharfen und stechenden Princips, auf die Cornea reitzend, röthet die Augenlieder, die zugleich anschwellen, und verursacht oft eine heftige Epiphora. Das leztere bringt Stupor, Beklemmung und Convulsionen hervor, und veranlafst einen schnellen apoplectischen Tod. Man behauptet, es gäbe mehrere Arten von diesem letztern Gas, wahrscheinlich je nachdem es tief in der Grube entwickelt wird. Die eine, aus ammoniakalischem Schwefelwasserstoffgas bestehende Art wirkt nur durch die Verbindung des Hydrogens mit dem Schwefel tödtlich ein, und tödtet die Thiere schon, wenn sie den dreihundertsten Theil in der Atmosphäre bildet. Pinel erwähnt nach Hallé folgenden Fall: Von fünf Menschen, welche in eine Abtrittsgrube hinabstiegen, ward der erste nur leicht unpäfslich, während der zweite plötzlich in die Grube um-

---

vorübergeht. Oft läuft dieser Krankheit ein Gefühl von Kälte im Auge als Vorbote voran. Sprengel l. c. B. 3. §. 355. A. d. U.

*) Das Gas plomb besteht aus schwefeligem und ammoniacalischem Schwefelwasserstoffgas, erzeugt heftigen Magenschmerz, Zusammenziehen des Schlundes, Delirien, sardonisches Lachen, Convulsionen, Asphyxien und öfters den Tod.

Man vergleiche die Artikel im Dictionaire des sciences médicales; Plomb, Mitte, Asphyxie, Gas, mephitismes, fossé d'aisance; — und: Hallé Recherches sur la nature et les effets des mephitismes des fossés d'aisance. p. 10. A. d. U.

fiel und starb, der dritte vollkommen erstickte, und die beiden übrigen mehr oder weniger erkrankten. Bichat erzählt, dafs zwei Arbeiter, welche aus einer Abtrittsgrube herauskamen, von den Ausdünstungen derselben ergriffen wurden. Der eine von ihnen setzte sich am Rande der Grube und erstickte; der andre entfloh, indem er convulsivische Sätze bis zur Strafse hin machte, wo er endlich in gleicher Art seinen Geist aufgab. Herr Varville, welcher sich dem ersteren näherte, und die aus seinem Munde sich entwickelnde Luft einathmete, fiel bald besinnungslos hin und bekam heftige Convulsionen.

Drei Arbeiter stiegen nach und nach in eine gereinigte Grube hinab, worin Wasser angesammelt war. Einige Tage zuvor hatten sich andre Leute unverletzt darin aufgehalten; diese drei aber erschienen nicht wieder. Ein vierter, der ihnen folgen wollte, kehrte, halb im Ersticken, schnell um. Man zog jene drei Verunglückten mittelst Haken, und zwar eine Stunde nach ihrem Hinabsteigen heraus. Derjenige von ihnen, der zuletzt gefolgt war, lebte nicht mehr, der zweite war sehr krank, weniger der erste, welcher aber doch die Geistesfunctionen verloren hatte. Die Hals - und Gesichtsvenen waren ausgedehnt, die Augen geschlossen, wenig glänzend und die Conjunctiva nicht mit Blut überfüllt. Die Respiration gieng sehr schwer von Statten, durch eine Art von Seufzen unterbrochen, und der Puls war klein und unregelmäfsig. Da man den Kranken mit Wasser besprengte, bewegte er sich, wollte sich aufrichten und sprechen. Die Bewegungen waren unregelmäſsig, krampfhaft, der Unterleib bei der Berührung schmerzhaft, und fühlte sich gespannt an. Bei dem zweiten waren fast dieselben Symptome vorhanden, die Augen waren aber geöffnet, glänzend, dabei unbeweglich, die Conjunctiva sehr geröthet und der Unterleib natürlich *).

Eben so werden in Kellern schädliche Dünste entwickelt, die ähnliche Wirkungen hervorbringen. Mehrere Gelehrte wurden hierauf durch viele traurige Beispiele aufmerksam gemacht, welche sich in verschiedenen Kirchen von Burgund ereigneten, indem die Eröffnung der Todtengewölbe selbige verpestet hatte. Alibert **) erwähnt verschiedener solcher Thatsachen, die sich zu Marseille 1790 und zu Montpellier 1744 zutrugen.

Das Gas azoticum und nitricum führt auf gleiche Weise den Tod herbei. Da aber Beispiele dieser Art sich sehr selten begeben; so lohnt es sich nicht der Mühe, hierüber zu sprechen. Ich habe die Beobachtung gemacht, daſs das Kohlenstoffgas mehr durch Zerstörung des Gehirns schädlich wird, als durch irgend einen direkten Einfluſs auf das Herz, weshalb sich die Wirkungen

---

*) Alibert Therapeut.

**) Ibid.

desselben mehr zu den Apoplexien, als zu der Syncope rechnen lassen. Noch führe ich hier die von Bichat in Betreff dieser schädlichen Dünste gemachte Wahrnehmung an, dafs bei Gehirnaffecten, denen Asphyxien vorangehen, der, durch die letzteren verursachte Tod schneller ist, als bei allen übrigen Fällen, welches beweist, dafs diese Dünste insgesammt das Leben auf gleiche Weise angreifen.*) Morgagni und Portal bemerken, dafs bei sanguinischen Apoplexien die Wärme noch lange Zeit nach dem Tode fortdauere und dafs das Auge glasartig und hervorstechend sei; was auch mir bei dieser Art von Schlagflüssen vorgekommen ist. Die Congestion nach dem Gehirn, die Portal bei Erstickten vorfand, und die sich bei ihnen äufsernde Neigung, dafs das Blut nach dem Gehirn zuströmt, könnte Anlafs geben, die Asphyxie zu den sanguinischen Schlagflüssen zu zählen. Doch sind diese Erscheinungen nur secundair und die Wirkung eines materiellen Stoffes aufs Gehirn. Nie findet man hier diese starke Blutanhäufung wie bei sanguinischen Apoplexien, und die Natur dieser Krankheit verträgt nicht jene häufigen Ableitungen, welche die Behandlungen der übrigen begründen. Ihre nächste Ursache ist nichts anders, als ein tödtender Stoff, der das Gehirn reitzt und seine Energie aufhebt.

*) Recherch. physiolog. p. 242.

§. 12.

Von der nervös - idiopathischen Apoplexie mit Materie, durch Ueberfüllung der Venen. (par le sang noir.)

Aus der neuern Chemie ist wohl allgemein bekannt, daſs das Blut in den Venen durch das Oxygen der eingeathmeten Luft gefärbt wird, indem dasselbe aus den Lungen durch den ganzen Körper circulirt. Daſs es ferner in dem nämlichen Organe den Ueberschuſs des Kohlenstoffs und Wasserstoffs, welche sich naturgemäſs in seiner Masse entwickeln, absetzt, ist eine Theorie, welche in den physiologischen Vorlesungen des Dr. Cuvier einige Umänderungen erlitten hat, aber vertheidigt und mit reellen Gründen wieder hergestellt wurde. *) Beim Einhalten der Respiration geht diese Färbung nicht vor sich; der entwickelte Wasser- und Kohlenstoff bleibt im Blute zurück, circulirt bis zum Gehirn, und das Individuum, bei dem dies geschieht, verfällt in eine asphyctische Apoplexie. Ist diese Erscheinung aber eine Wirkung des Mangels an Oxygen, was sich im Blute zu entbinden aufhört, oder des Uebermaaſses von Kohlenstoff und Wasserstoff, welche vom Blute nicht mehr ausgeschieden werden? Meines Erachtens erfolgt jene Erscheinung durch die Wirkung beider Ursachen; denn das Oxygen ist das Hauptprincip der allgemeinen Erregung **)

*) Biblioth. medic. Vol. 16, p. 3.

**) Bichat recherch. physiolog. p. 276.

und vorzüglich der des Gehirns, welches letztere, sobald jenes erstere fehlt, in Unthätigkeit verfällt. Von der andern Seite ist aber auch ein Uebermaaſs an Kohlen- und Wasserstoffgas dem Leben nachtheilig und tödtend. Die Versuche des gelehrten Bichat liefern Beweise genug, daſs das schwarze Blut, welches jene beiden Stoffe in groſser Reichhaltigkeit bei sich schlieſst, und durch künstliche Vermengung mit Sauerstoff geröthet werden kann, sich seiner asphyctischen Eigenschaft nicht entäuſsert. *)

Daher führt diesen Schlagfluſs alles dasjenige herbei, was den Eintritt der Atmosphäre in die Lungen hemmt und das Ausathmen hindert. Unter die verschiedenen Ursachen, welche diese Functionen stören, oder jene, daraus entspringende Apoplexie herbei führen, können wir das Ertrinken, den Aufenthalt in einem luftleeren Raume, in Wasserstoffgas, in einer sehr verdünnten Atmosphaere und im Feuer rechnen; ferner das Erdrosseln ohne Zusammenschnüren der Carotiden und Jugularvenen, die Asphyxie der Neugebohrnen, welche keine Folge der Anhäufung vom Blute im Gehirn, oder der Entkräftung ist, und überhaupt alles, was dem Thiere die Atmosphaere raubt, mag es nun aus fehlerhafter Beschaffenheit jenes fluidums herrühren, oder mag die Ursache in dem Organe worin es sich zersetzen soll, liegen. — Jene Apoplexie, nach einer Strangulation

*) Bichat recherch. physiolog. pag. 244.

mit scheinbarer Compression der Carotiden und Jugular Venen, welche Congestionen nach dem Gehirn herbei führt, reiht sich an die passive sanguinische an; auf diejenige hingegen, deren Ursache Compression, ein Krampf der Bronchen und der Trachea ist, so wie auf jene, welche aus dem Aufenthalte in einem luftleeren Raume, im Feuer u. s. w. entsteht, findet das Anwendung was ich von den Ertrunkenen sagen werde, weshalb man dieselben schicklich zu den Schlagflüssen der Neugebornen rechnen kann.

Ehemals glaubte man, wie es auch noch jetzt an manchen Orten der Fall ist, dafs der Tod der Ertrunkenen nur von der Menge des in den Magen und in die Luftwege gelangten Wassers herrühre. Beobachtungen und Gründe widerstreiten dem, und thun überzeugend dar, dafs jene Unglücklichen, entweder gar kein Wasser, oder doch nicht in so grofsem Maafse verschluckt hatten, als dafs dadurch der Tod hätte erfolgen können. In dem obigen Wahne befangen, giebt man wohl den verderblichen Rath, die Ertrunkenen an den Füfsen aufzuhängen, damit sie das Wasser wieder von sich geben. Was nun die Ansammlung des Wassers in den Luftwegen anbetrifft so sind die Meinungen darüber getheilt. Aus mehreren Beobachtungen constirt, dafs sich dort viel Wasser vorfand; während andere nur eine geringe Quantität schäumenden Wassers von so schwachem Gehalte antrafen, dafs es nicht Ursache eines asphyctischen Todes zu werden vermochte, und wiederum andere, als Valdscmid, Becher, Bohon, Dethardiug, Heister, Wedel, Leprot, Wepfer und Gavon *) zum öftern gar nichts entdeckten, was auch Berger dagegen sagen mag, der es als ausgemacht annimmt, dafs bei Ertrunkenen mehr oder weniger Wasser in den Lungen vorkommt. †) Daraus erhellt nun wohl, dafs Ertrunkene nicht nothwendiger Weise allein aus dieser Ursache ihren Geist aufgeben. Wenn daher respirationsfähige Thiere in einem luftleeren Raume, im Feuer und in einer für die Respiration nicht geeigneten, an Athmosphäre Mangel leidenden Luft sterben; so ist daraus zu folgern, dafs die Thiere, welche im Wasser umkommen, nur aus Mangel an Oxygen, **)

---

*) Gmelin, Delect. opusc. Frank. V. 6. p. 78.

†) Annal. de Montpell. Fevr. 1896. p. 49.

**) Champeaux und Faissolle beweisen durch zahlreiche Versuche, dafs die schäumende Feuchtigkeit in den Lungen nebst stockendem Blute das Merkmal des Todes im Wasser sei (Schim dissert. de submersis. Arg. 1788. in den Annalen der Staatsarzneikunde I. S. 166) Walter (de apoplexia) und andre würdige Männer (Kite An essay on the Recovery of the apparently Dead. Lond. 1788) leiten den Tod im Wasser mehr von einem Schlagflufse her und haben keinen Schaum in den Lungen beobachtet. Da sich beide Behauptungen auf zuverlässige Versuche und Beobachtungen gründen; so können wir schliefsen, dafs der Tod im Wasser bald ein Schlagflufs, bald eine Erstickung ist.

Metzger gerichtl. Arzeneik. 3. Ausgabe. Königsberg und Leipzig. 1805.

A. d. U.

aus Uebermaſs des Wasser- und Kohlenstoffs und am Schlagfluſs, welcher durch die Berührung jenes Stoffes mit dem Gehirn erzeugt wird, das Leben einbüſsen. *)

Die Asphyxie der Neugebornen hängt öfters von Schleimanhäufungen in den Respirations-Wegen, vom Mangel des nöthigen Reizes, der diese Organe aufregen sollte, oder auch wohl von dem Drucke der nach hinten umgekehrten Zunge auf die Trachea ab. Die übrigen Arten der Apoplexie bei Geburten gehören nicht hierher. **)

---

*) Viborg hat erst neuerdings 15 Versuche bei Hunden, Katzen und Pferden angestellt, aus denen folgende Resultate hervorgingen:

1) Daſs das Wasser bei Ertrunkenen in die Bronchen eindringt. Er stellt hier die Frage auf, ob es nicht zweckmäſsiger wäre, zuvor das Wasser aus diesen Wegen zu entfernen, ehe man darin Luft einbläſst, und ob der alte Gebrauch, Ertrunkene auf der Erde hin und her zu wälzen, nicht dem heutigen vorzuziehen sein möchte?

2) Daſs das ertrunkene Thier zuweilen Wasser hinunterschluckt etc. Der Dr. Schäl, welcher dieselben Versuche angestellt hat, sagt, er habe Ertrunkene gesehen, von denen bei fünf die Lungen mit schäumendem Wasser angefüllt waren, da er bei dem 6ten weniger, und beim 7ten gar keins fand. Daraus schlieſse ich, daſs der Tod der Ertrunkenen im Allgemeinen nicht von dem Eindringen des Wassers in die Luftwege abhängt, obgleich eine gröſsere oder geringere Menge Wassers zuweilen dahin gelangt. (Journal de méd. et chir. V. 18. p. 47.

**) Henke Kinderkrankh. B. 1. Frankf. am Main 1818.
A. d. U.

§. 13.

Von der nervös - idiopatischen Apoplexie mit Materie, wo die Ursache in einer fehlerhaften Beschaffenheit der Milchabsonderung gegeben ist.

(Apoplexie laiteuse.)

Durch die Unterdrückung der ersten oder zweiten, ja öfters nach den dritten Lochien werden bei Kindbetterinnen Schlagflüsse veranlafst. Aus welcher Ursache dieser Ausflufs sich auch zu frühzeitig vermindert oder gänzlich aufhört, wenn die Milch nicht in hinreichender Menge in den Brüsten gesammelt wird; so werfen sich jene Fluida öfters auf irgend ein Eingeweide, fallen so auch wohl auf das Gehirn, und bringen darnach Schlagflüsse zu Wege. Ein hartnäckiges Wachen und grofse Hinfälligkeit kündigen die Apoplexie an. Es treten gewöhnlich Kopfschmerzen ein, Schwindel und Ohrenklingen, ferner eine fliegende Hitze, die aussetzend sich übers Gesicht verbreitet, den Kopf einnimmt und das Gesicht röthet. Der Puls ist unordentlich, das Uebel wächst, die Kranke stottert, spricht irre und bekömmt einen starren Blick. Endlich hört das Irrereden gar nicht auf, und die Kranke stirbt.

§. 14.

Von der nervös-idiopathischen Apoplexie mit Materie, wo die Ursache im Urin gegeben ist.

(Apoplexie urineuse.)

Wenn der Urin zu lange in der Blase aufbewahrt wird, oder wenn seine Secretion in den

Nieren nicht geschehen kann; so greift er ohne Zweifel das Gehirn an, und bringt apoplectische Krämpfe herbei. Ich sah diese Erscheinung sehr oft bei Kranken, die am Hospitalfieber litten, vorzüglich wenn dieses Fieber epidemisch war, wie im Jahre 8, wo es hier sehr wüthete. Die in einem häufigen Urin sich äufsernde Crisis, Schläfrigkeit und Schwäche der Blase, welche durch die Adynamie des Fiebers zusammengezogen war, verursachten starke Congestionen nach der regio hypogastrica. Wurde man diesen Zustand bei Zeiten gewahr, so kam man durch den Gebrauch des Catheters und durch örtliche Reizmittel einem noch heftigern, neuen Anfall zuvor, und brachte die ersten Anfälle zu einer glücklichen Entscheidung. Erkannte man dagegen das Uebel nicht, oder verhinderten gewisse Umstände die Anwendung des Catheters, oder reizten ferner stärkende Mittel nicht hinreichend dann wurde der Kopf immer mehr eingenommen, das Volumen der Blase nahm zu, es erfolgten häufige Schweifse, die heifs und übelriechend waren, der carus ging in lethargus über und die Kranken unterlagen bald dem Schlagflusse. *) Willis

*) Nicht immer behält diese Krankheit denselben Verlauf; oft erfolgt sie durch die Metastase des Urins nach einem andern absondernden Organe, ein ander Mal mit übler Entscheidung nach einem Rifs der Blase. Die Beobachtungen von Annessi, (p. 254. V. 15. der Biblioth. medic.) so wie die genaue Beobachtung meines verehrten Collegen und Freundes Herrn Mevolat, (ibid. p. 87.) thun dies sehr klar dar.

erzählt von einer Dame, die an einer Ischurie, als Folge eines Nieren-Abscesses, darnieder lag, und die im Verlauf von 14 Tagen am Schlage starb. *) Von Haller erwähnt des Derelincourt, welcher Hunden die Urethereu unterband, ferner des Tulpius, Sperlingius, Schneider, Sagar etc., und bemerkt sehr richtig, dafs bei diesen Ischurien sich Anfangs Träume mit wässrigen Ergiessungen, ein nach Urin riechender Athem und Schweifs und Eingenommenheit der Sinne einstellen, und dafs die Kranken, nachdem sie alle Grade des Lethargus ausgestanden haben, an einen tödlichen Schlagflufs starben, der aus jener Urin-Metastase entsteht. **) Morgagni (im 50ten Brief Nr. 12) erzählt die Geschichte einer, bei einer 80jährigen Frau eingetretenen Apoplexie, welche Folge von Unterdrückung des Urins war. Man fand bei ihr in der Gehirnhöhle eine Ansammlung von Serosität. ***)

§. 15.

Von der nervös-idiopathischen Apoplexie mit Materie, als Folge von Hautausschlägen. (Apoplexie exanthematique.)

Sehr oft greifen Ausschläge, und zwar ehe sie auf der Epidermis ausbrechen, den Kopf an. Sie bringen alsdann eine Apoplexie hervor, die

---

*) de Urinis.

**) Praelect. in institut. T. 5. p. 167.

***) Nr. 27 — 29.

nach ihrer Vertreibung, zuweilen auch bei Anwendung der Kälte oder einiger zurücktreibender Medikamente, ferner nach einem Gemüthsaffect, beim Mifsbrauch ausleerender Mittel und aus andern unbekannten Ursachen entsteht. Bei Fiebern mit unregelmäfsigem Verlaufe ereignet es sich oft, dafs der ausgebrochene Ausschlag eine Metastase nach dem Innern des Körpers erleidet, sich aufs Gehirn wirft und so zu Schlagflüssen Anlafs giebt. Farangel beobachtete in der Constitution vom Jahre 12 ein Zurücktreten des Scharlachs, worauf plötzlich ein Stammeln, wie im Zustande der Betrunkenheit, sich zeigte, welches am Abend merklich zunahm, aber bei gehörigem Verhalten und durch warme Bäder gehoben wurde*). — Jene comatösen Affecte, welche aus der erstern Ursache erfolgen, sind sehr häufig, seltener diese, die nach der zweiten Ursache entstehen. Weiter unten werde ich zweier Beispiele erwähnen, wo der Schlagflufs aus einer Metastase der Rose aufs Gehirn entsprang. Von einer tödtlichen Apoplexie, welche nach einem Zurücktreten der Parotitis entstanden war, spricht Foderé **). Jener Schlagflufs, welcher nach der Metastase hitziger Krankheiten, z. B. der Pleuresie, Bräune etc. erscheint, unterscheidet sich keineswegs von dieser Art, kann also sehr gut hieher gerechnet werden.

---

*) Annal. de Montp. T. 6. p. 277.

**) Disquisit. p. 9.

§. 16.

B. Von der nervös-idiopatischen Apoplexie ohne Materie.

In allen nervösen Krankheiten, wobei keine sogenannte Materie zugegen ist, unterscheidet man im Nervensystem, aufser einer gewissen Empfänglichkeit, welche von Idiosyncrasien, von der Erziehung, von Leidenschaften und von der Lebensweise herrühren kann *), auch noch einen Zustand von Spannung, Erregung und Sthenie, oder aber von Erschlaffung, Hinfälligkeit und Asthenie, welche das natürliche Gleichgewicht der Kraft stören und dadurch heftige Krämpfe und partielle Erhöhung der Sensibilität in verschiedenen Theilen des Körpers verursachen, Affecte, deren verschiedenartige Zusammensetzung und Form die Classe der nervösen Krankheiten ohne Materie begründen, und welche zuweilen einen chronischen Gehirnkrampf verursachen, dessen

*) Es giebt einen Zustand im Nervensystem, der weder zur Sthenie, noch Asthenie gehört. Dieser ist eine natürliche Stimmung, welche weder schwächende, noch stärkende Mittel heben, und die man nur durch Zerstreuung, Genufs der freien Luft, antispasmodische Mittel und mit der Zeit heilt. Dadurch wird, wie ich glaube, die Eintheilung dieser Krankheit unvollkommen; da aber Sthenie und Asthenie die gewöhnlichsten Ursachen der Nervenübel sind, so lasse ich sie gelten. Es ist doch besser, eine Eintheilung zu haben, die für die meisten Fälle der Krankheiten pafst, als gar keine zu besitzen.

sen Folge die nervös - idiopathische Apoplexie ohne Materie ist. Dieser Schlagfluſs ist hinlänglich durch eine Menge von Beobachtungen erwiesen, wo er von jeglicher materiellen Ursache unabhängig erschien, und wo durchaus kein vitium primarium eines andern Systems vorhanden war. Er wird durch die Anwendung solcher Mittel gehoben, die nur auf den wahren Zustand einwirken. Demselben gehen bedeutende Anomalien der Lebenskräfte voran, oder sie begleiten ihn, und man findet keine primaire Störung in den verschiedenen Organen vor.

Da diese beiden entgegengesetzten Zustände die nervösen Krankheiten in den meisten Fällen zu trennen scheinen, und da ihr Dasein durch die entgegengesetzte Behandlung, die sich nach Whytt und Pomme so herrlich bewährt, erwiesen wird; so glaubte ich hierüber etwas sagen zu müssen, wenn ich diesen Schlagfluſs in einen sthenischen und asthenischen eintheile. — Man kann jedoch bei dieser Art der Nervenkrankheiten über ihren Zustand nicht eher urtheilen, bis man die reitzenden und schwächenden Ursachen, die vorhergiengen, kennt. Dies erreicht man durch die Epiphänomene und accessorischen Phänomene, welche entweder auf Sthenie oder Asthenie hindeuten. Die Symptome der Krankheit selbst sind deshalb unzureichend, weil sie immer eine Oppression anzeigen *).

*) Die Oppression meldet im Allgemeinen der Schlag-

§. 17.

Von der nervös-idiopathischen Apoplexie ohne Materie mit Sthenie.

Dies ist jene Apoplexie, wobei sich die Kräfte aufs Gehirn concentriren. Daraus läfst sich einigermafsen beurtheilen, dafs manchen Schlagflüssen mehr Lebhaftigkeit, Stärke und Wohlsein der Lebensfunctionen vorangehe. Es scheint, dafs ein gewisser Zustand der Spannung oder Erregung in den Nervenfibern (den Pomme das Hartwerden, racornissement, der Nervenfiber nennt), oder eine gröfsere Affinität der Elemente, welche sie bilden, wodurch das Gewebe derber wird, oder wohl gar jene Contractibilität, von der Home spricht, ihnen ein gröfseres Wirkungsvermögen giebt. Wenn aber diese Spannung, diese Festigkeit und Zusammenziehung einen gewissen Grad überschreiten, wo ihre Wirkung bis auf die höchste Stufe gesteigert wird, so erfolgt eine Lähmung der Nervenfiber. Ich glaube jedoch beinahe, dafs jene Ueberreizung der Nervenfiber öfters einen Gehirnkrampf verursacht, welcher, der Ueberreizung der Muscular-Substanz an verschiedenen Theilen des Körpers mehr oder weniger analog, ein chronischer Krampf ist, der zur Vernichtung der animalischen Functionen Anlafs giebt.

---

flufs an, und die characteristischen Kennzeichen dieser Art können nur aus den Ursachen, den vorhergegangenen Symptomen und aus der Behandlung gezogen werden.

So oft die Apoplexie bei sehr reitzbaren Personen vorkommt, wobei man keine Gehirncompression vermuthet, keine materielle, noch sympathische Ursachen da sind, noch eine, sich durch Zeichen der Asthenie zu erkennen gebende schwächende Ursache irgend eines Systems vorangieng oder noch fortwährt, sondern nur solche Symptome gegenwärtig sind, die jener Apoplexie angehören; so oft ferner solche Zeichen vorangiengen oder noch fortdauern, welche die Störung des Nervensystems andeuten, kann man jedes Mal mit Grund auf die Gegenwart einer sthenischen Apoplexie schliefsen. Ohne Zweifel ist es diese, von der Sydenham schreibt: quandoque capitis arcem occupans, Apoplexiam facit, quae similiter hemiplegia solvitur, eam omnino referens Apoplexiam, qua tum aetate, tum mole corporis grandiores siderantur. Sie ist in einigen Familien gleichsam einheimisch, oder bei gewissen Individuen gewöhnlich, hinsichtlich derer Tissot sagt: Es giebt Menschen, die schon von der Geburt an übel constituirt, deren Gehirn- und Kopfgefäfse zu zart sind, und welche daher an beständigen und sehr heftigen Kopfschmerzen leiden. Die geringste Veranlassung bringt bei ihnen dies Uebel hervor. Die Kunst vermag hier nichts, und nur eine gewisse Lebensart, welche die Thätigkeit der Lebenskräfte mindert, erleichtert ihren Zustand. Deshalb sind solche Individuen genöthigt, in einem Zustande von Schwäche zu leben; Steigerungen der Kraft führen sie zum

Tode *). Die Zeichen dieser Apoplexie werde ich in dem zweiten Abschnitt anführen; einige Beobachtungen werden sie erläutern **).

§. 18.

Von der nervös-idiopathischen Apoplexie ohne Materie mit Asthenie.

Diese Art des Schlagflusses gehört zu denjenigen, welche Folge einer Schwäche des Nervensystems sind. Es scheint, als wenn ein gewisser Zustand von Atonie dieses Systems oder eine gewisse Abnahme des Mischungsverhältnisses seiner Elemente die Functionen des Gehirns angreifen und lähmen, nachdem schwächende Ursachen vorangegangen waren. Bringt nicht vielleicht jene Atonie des Nervensystems, indem dieselbe sich bis zur Fiber der Gehirnmasse verbreitet, durch bloſse Unthätigkeit der letztern eine Störung in den animalischen Functionen hervor, oder erzeugt sie, sei es in der Nervenfiber oder in den Gehirngefäſsen, oder in den Fibern der Muskeln, einen Krampf? Ich bin für die letztere Meinung ***).

---

*) Wir finden diesen Schlagfluſs in manchen Familien erblich, und am häufigsten von dem Vater auf die männlichen Descendenten wohl aus dem Grunde vererbt, weil die Körper-Constitution des Vaters auf den Sohn desselben übergeht, und in diesem späterhin dieselbe Anlage herbeiführt. — Haase l. c.

A. d. U.

**) S. No. 30 — 33.

***) Man will heutigen Tages in der Arzneiwissenschaft

Wenn die Apoplexie bei reitzbaren Personen vorkömmt, bei denen kein Grund zur Annahme eines Druckes Statt findet, man keine materielle Ursache zu vermuthen hat, eine oder mehrere schwächende Ursachen zum Grunde liegen, eine gewisse Anzahl von Zeichen der Schwäche in irgend einem Systeme vorhergieng, oder die Krankheit begleitete, mit Ausnahme derjenigen, welche daraus erst hervorgehen, und bei denen ferner vorhergegangene oder gegenwärtige Erscheinungen eine Störung im Nervensysteme andeuten, so kann man mit Recht annehmen, daſs sie eine nervös-idiopathische asthenische Apoplexie ohne Materie ist.

Sehr oft wird sie durch die Leere in den Gehirngefäſsen *) erzeugt. Derelincourt überliefert folgende Beobachtung. Unterbindet man einem Hunde eine der Carotiden, so fängt das Thier zu schnaufen an; unterbindet man beide, so erfolgt eine schnarchende Respiration, unterbindet mun hierzu noch eine der Vertebral-Arterien, so tritt Apoplexie hinzu, geschieht dies an den Carotiden und Vertebral-Arterien zugleich, so stirbt das Thier **). Bichat beweiſst

nur ausgemachte Wahrheiten aufgenommen haben. Wie nützlich und nothwendig dieſs auch ist, so kann jedoch öfters nur muthmaſslich gesprochen werden, und man würde nützlich zu werden aufhören, wenn man nur das aufnehmen wollte, was unumstöſslich erwiesen ist.

*) Vergl. Haase l. c. A. d. U.

**) Haller. praelect. in instit. V. 5. §. 1361.

dies noch mehr durch die seiner Seits angestellten Beobachtungen und Versuche *). Sydenham **), Sauvage, Boerhave, de Haen, Mangold, Petzold, Meckel, Hippokrates, Störck, Withers, Grant und Armstrong ***) haben diese Krankheit zum Gegenstande einer genauen Betrachtung gemacht.

Hinsichtlich der Leere in den Gefäſsen kann man hieher noch diejenige Apoplexie rechnen, die oft bei Greisen, welche sich schwächen, so wie auch bei Hectischen erscheint. — Mir ist vor noch nicht langer Zeit ein Mann von 66 Jahren daran gestorben, der seit 2 Jahren abzehrte und sehr schwach wurde, ohne daſs man irgend eine Ursache davon angeben konnte, und bei dem eine lange Anwendung von analeptischen und tonischen Mitteln fruchtlos geblieben war. Er war sehr mager, bleich und kalt, sein Puls nach und nach schwach und klein geworden; eben so nahmen seine willkührlichen Kräfte ab, die Knöchel schwollen an, und jeder geringste Exceſs in der Nahrung bewirkte bei ihm sogleich Stuhlgang. Seine Kräfte waren, mit Ausnahme der Muskularkraft, verhältniſsmäſsig in ihrer vollkommenen Energie; sein Körper aber zehrte immer mehr ab, plötzlich verlor er die Besinnung, er schnarchte und starb 8 — 10 Stunden nach diesem Anfalle. Man sieht sehr oft ähnliche Beispiele, und jene

---

*) Bichat Rech. physiol. p. 171. u. f.

**) Sydenham V. 1 p. 257.

***) Kortum delect. opusc. Frank. V. 6. p. 14. 55. u. f.

derartige Krankheit, welche Kortum bei einem Hectischen mit etwas Gerstenwein heilte, so wie diese, welche Pancard durch passende Diät und Ausleerung hob, unterscheiden sich nur dadurch, dafs im ersten Falle der Schwächezustand, welcher Anlafs zur Apoplexie gab, aufser der Sphäre der Medicin lag, bei dem letztern aber nur wenige Mittel zur Heilung hinreichten.

Könnte man nicht jenen Scheintod, wozu keine äufsere Ursache Anlafs gab, und der oft dazu verleitet, solche Individuen, die wieder ins Leben gebracht werden können, lebendig zu begraben, — könnte man diesen nicht als einen zu dieser Classe gehörigen Schlagflufs betrachten? — Dieser Schlagflufs kommt bei Personen vor, die an solchen Krankheiten darnieder liegen, welche die Kräfte schwächen, und nur durch Analeptica und Excitantia zu heben sind. Wenn wir nun auf die Symptome und die Zufälle, die denselben öfters folgen, sehen, so hebt sich jegliches Bedenken, welches uns hindern könnte, den Scheintod zu dieser Classe des Schlagflusses zu zählen. In dem Werke Baudelocque's findet man hierüber folgendes schöne Beispiel: Eine kreisende Frau verfiel in einen Zustand, der, mit Ausnahme der starren Glieder, alle Wahrscheinlichkeit des Todes an sich trug. Nach einer neunstündigen Dauer desselben kam sie zwar wieder zu sich, blieb aber stumm, taub und paralysirt *).

*) Art des accouchements, V. 2. p. 406.

Häufige und starke Blutausleerungen bringen diese Krankheit öfters bei jedem Geschlecht hervor. Galen erwähnt einer Beobachtung, woraus man ersieht, dafs ein Mann, dem man bis zur Ohnmacht Blut abgezapft hatte, in einen schweren Lethargus versank, welchen man nur mit der gröfsten Mühe zu heben im Stande war *). Liefse sich nicht hieher die Asphyxie der Neugebornen rechnen, wo eine Compression der Nabelschnur auf das Orificium unteri die U ache ist, indem die Vene dadurch verstopft wird, während dafs die Arterie, die mehr nach innen zu liegt und derber ist, dieser Compression widersteht? Diese Asphyxie wird von Gardien Syncope genannt; allein letztere beginnt vom Herzen und dauert nur kurze Zeit. Dagegen ist es nicht möglich zu wissen, wo die Asphyxie der Neugebornen anfängt, obwohl sie zur Vollführung solcher Operationen, die nicht im Fluge gemacht werden können, Zeit genug läfst. Daher gehört sie höchst wahrscheinlich zu der Classe der asthenischen Apoplexien, welche ihre Ursache in einem grofsen Blutverluste haben. Dieser geschieht aus der Arterie, während dafs die Vene aufgehört hat, jenes Blut, welches die Arterie der Placenta zuführt, dem Individuo mitzutheilen **).

Was nun die Gehirn-Erschütterungen anbetrifft, so sind uns ihre atonischen Folgen hin-

*) Galen op. method. med. L. 9. C. 4.

**) Consbruch Geburtshülfe, Bd. 2. — Henke Kinderkrankh. Bd. 1. A. d. U.

länglich bekannt. Verletzungen durch Feuergewehre werden dadurch noch gefährlicher. Ein Greis, dessen Nervensystem schon an sich sehr geschwächt ist, fühlt die Folgen der geringsten Erschütterung noch sehr lange. Wer kennt nicht ferner die Folgen einer Erschütterung der medulla spinalis, wodurch Lähmungen der Unterextremitäten und der Blase entstehen? Oft erregt die übel angewandte Electricität jene Zufälle, so wie der Blitzschlag meist nur dadurch tödtet, dafs er die Nerven und das Gehirn lebhaft erschüttert, wovon eine asthenische Apoplexie und Lähmung die Folge ist *). Poilroux sah, dafs ein vom Blitze getroffener Mann auf kurze Zeit die Besinnung verlor, und eine Paralyse bekam, die durch Vesicatoria geheilt wurde **).

Eben so kommt es vor, dafs Furcht und Schreck öfters den Tod durch Atonie des Nervensystems verursacht ***). Kortum erwähnt eine grofse Menge ähnlicher Fälle, und nennt sie Apoplexien aus Folge der Leidenschaften (A. pathématiques). Die Anwendung der Kälte, welche bei einem gewissen Grade die Functionen der Nerven in Thätigkeit bringt, versetzt sie bei einem höhern Grade in einen atonischen Zustand,

*) La Prade spricht von einem Stupor und einer Paralyse bei Individuen, die vom Blitz getroffen werden. (Mém. de la Soc. de Bruxelles 1809.)

**) S. Metzger l. c. §. 192. A. d. U.

***) Annal. de Montpellier. p. 376. Nr. 36.

der jene Apoplexie herbeiführt *). Auch nicht ein etwas starker Winter geht vorüber, wo man nicht, vorzüglich in grofsen Städten des Nordens, bei sehr kalten Nächten Bettelleute, die

*) Der Wärmestoff ist ein reitzender Stoff, aber die heftige Kälte ist eins der gröfsten tonischen Principe. Man sieht, dafs in dem strengsten Winter Wunden nicht so leicht brandig werden, als im Sommer, dafs die Atonie rhachitischer und durch Selbstbefleckung entnervter Personen durch die Anwendung der Kälte geheilt wird, dafs ferner die willkührliche Muskelbewegung, die Energie des Gehirns und der Nerven, und die Thätigkeit der Unterleibs-Eingeweide beim Nordwinde und im Winter gleichsam wieder aufleben, während in den heifsen Hundstagen und bei Südwinden alles erschlafft. Steigt aber die Kälte bis zu einer grofsen Höhe, so erstarrt alles im Körper. Sensibilität und die Bewegung erlöschen; es stellt sich ein unwiderstehlicher Hang zum Schlaf und endlich der Schlagflufs ein. Wenn ein gewöhnlicher Grad der Kälte, wegen der lebhafteren Gefäfsthätigkeit und einer relativen Plethora, die aus einer Spannung der Gefäfse erfolgt, sehr oft sanguinische Apoplexien erzeugt, wie es so häufig in Berlin und in andern Hauptstädten des Nordens der Fall ist; so verursacht hier ein heftiger Grad der Kälte die nervös-asthenische Apoplexie durch den Grad der Schwäche, den diese Einwirkung der Kälte im Nervensysteme hervorbringt, Man mufs hier ferner auch den Rückflufs des Blutes von Aufsen nach Innen berücksichtigen, der durch dies Zusammenziehen der Gefäfse gehemmt wird; denn man findet bei solchen Todten, sagt Portal, die Eingeweide weit röther als im gesunden Zustande, öfters auch Blutergiefsungen in den Höhlen des Körpers, und die Gehirngefäfse mehr mit Blut angefüllt, als die übrigen. (Portal Instruct. sur l'Apoplexie, p. 44.) Demnach ist diese Apoplexie mehrern Theils eine sanguinisch-passive.

sich nur unvollkommen durch die Kleidung schüzzen können, auf der Strafse apoplectisch todt vorfindet. Wenn Reisende, von den Beschwerden der Reise ermüdet, durch mit Schnee bedeckte Gebirge kommen und hier bei starkem Reif sich ausruhen; so erfrieren sie entweder sehr leicht die Glieder, oder sie sterben auch an Apoplexie. Kortum nennt diese Art des Schlagflusses Apoplexia ex intenso gelu, und citirt hierüber Galen, Qualimatz, Cullen, Hippokrates, Seclomateur und Wepfer. Einige Beispiele *) hiervon bringt Foderé bei.

Man darf aber diesen Schlagflufs ex intenso gelu nicht aus einem einseitigen Gesichtspuncte beurtheilen, sondern mufs:

1) ihn für einen sanguinisch-activen halten, wenn das Temperament sanguinisch und kräftig ist, und wenn die Kälte nur diesen Grad erreicht hat, dafs sie die wahre Plethora durch Verminderung der Transpiration vermehrt, und dafs die Thätigkeit, obgleich weniger beschleunigt, doch stärker ist, als in andern Organen; wenn ferner dieser Grad der Kälte eine relative Plethora des Gehirns durch die allgemeine Spannung der Gefäfse hervorbringt, und endlich die äufsere Compression das Blut von aufsen nach innen und nach den Gefäfsen des Gehirns treibt,

2) ihn für eine sanguinisch-passive Apoplexie nehmen, wenn Vollblütigkeit Statt findet,

---

*) S. Nr. 39. 40.

und die Kälte den Grad erreicht, dafs sie im allgemeinen Athenie verursacht, die Gefäfse zusammenzieht und das Blut nach innen und nach dem Gehirn treibt.

3) ihn als zu einer reinen nervös-asthenischen Apoplexie gehörend betrachten, wenn weder Vollblütigkeit noch Congestionen des Blutes nach innen Statt haben, die Kälte aber so heftig ist, dafs sie die Energie des Lebensprincips aufhebt. *)

§. 19.

B. Von den nervös-sympathischen Apoplexien.

Es giebt Schlagflüsse nervöser Art, bei denen die Störung im Gehirn und die Abwesenheit der intellectuellen Functionen durch einen apoplectischen Krampf verursacht werden, der wiederum aus Humoral-Ursachen oder aus einem Verein von Reitzen ohne Materie erfolgt. Daher theile ich diese Art des Schlagflusses in nervös-sympathische Apoplexien **mit** und **ohne** Materie ein,

§. 20.

Von den nervös-sympathischen Apoplexien mit Materie.

Diese Schlagflüsse entstehen nach materiellen Reitzen im Unterleibe, in der Brust, im Umfange des Körpers oder im Gefäfssystem. Wir

---

*) S. Nr. 34 — 40.

wollen sie der Reihe nach und mit Hinsicht auf ihren Sitz durchnehmen.

§. 21.

Von der nervös-sympathischen Apoplexie mit Materie in den Abdominal-Organen.

Die Erfahrung lehrt, wie mehrere materielle Stoffe dadurch, dafs sie mit der membrana mucosa in den ersten Wegen in Berührung kommen, zu verschiedenen Gehirnkrankheiten, vorzüglich aber zu Apoplexien, Anlafs geben. Beispiele, die ich hierüber weiter unten mittheilen will, werden diefs erläutern. Indem jene Stoffe sympathisch aufs Gehirn wirken und darin einen apoplectischen Krampf verursachen, versetzen sie den Organismus, je nachdem sie secundair erregend oder schwächend einwirken, in einen sthenischen oder asthenischen Zustand, welcher alsdann diese Apoplexie begründet. Diese Unterscheidung ist hier nicht von Bedeutung, weil die Entfernung des Krankheitsstoffs sogleich alle jene Wirkungen hebt. Doch darf man dieselbe nicht übersehen, da die Bekanntschaft mit jenen secundären Erscheinungen eine Indication zur Auswahl nützlicher Mittel angiebt.

Die sogenannte Apoplexia abdominalis entstehet:

1) nach einer fehlerhaften Beschaffenheit der Säfte, die sich in den ersten Wegen ansammeln;

2) nach Cruditäten der Nahrungsmittel;

3) nach mechanischen Reitzen;

4) nach betäubenden Giften.

a) Die Apoplexie ersterer Art, welche ich die biliöse nennen will, ist so häufig, daſs Moll den Schlagfluſs unter diesen Namen überhaupt abgehandelt hat *), und daſs Gay glaubt, es gäbe keine andre Art weiter **), was auch Prost Hinsichts des Wahnsinns annimmt ***). Wiewohl sie weder die einzig vorkommende, noch so häufig erscheinende sein mag, so ist sie dessen ungeachtet nicht so selten. Moll erwähnt eine Beobachtung von Nicolai über die Apoplexie eines noch muntern Greises mit biliösem Temperament, der nach häufigen Aderlässen und durch starke Dosen des Tartari stibiati, wornach er viel Galle und Schleim ausbrach, geheilt wurde. Er bemerkt ferner, daſs die Vorläufer der Apoplexie sich einige Monate nachher mit Zeichen einer schleimigen Gastricität zeigten; dem Ausbruch des Schlagflusses aber durch Brechmittel vorgebeugt wurde †).

Schneider spricht von einer Apoplexie als Folge einer schleimigt-gastrischen Congestion, welche nur nach wiederholentlicher Anwendung eines Brechmittels gehoben wurde, und Grant erwähnt mehrerer Beispiele von Schlagflüssen, denen ein willkührliches oder künstliches gallich-

*) Delect. opusc. med. Frank. V. 9. p. 187.

**) Essais de medec. p. 80.

***) Premier et second coups-d'oeil sur la folie.

†) Moll Delect opuscul. med. Frank. V. 9. p. 208.

tes Erbrechen Heilung brachte *). Von Tissot ist ein langer Paragraph darauf verwandt, um Beispiele von Epilepsien zu citiren, deren Ursache in der üblen Beschaffenheit der ersten Wege gegeben ist. So gedenkt auch Donati zweier biliösen Epilepsien, die ihn vermuthen liefsen, dafs diese Krankheit immer von der Galle herrühre **), und man weifs, dafs der Unterschied zwischen Epilepsie und Apoplexie nicht grofs ist. Nach den Betrachtungen Gay's scheint es mir, dafs jene fünf Beobachtungen, welche Lacloture in seinem Werke erwähnt, hinlänglich beweisen, wie die Ausleerung einer kupfergrünen, schwärzlichen, in gröfserer oder geringerer Quantität angesammelten Galle immer den Anfall eines Schlagflusses entschied. Daher hat er Recht, wenn er ausruft: wie oft haben nicht Magenbeschwerden, Convulsionen, welche Würmer verursachen, und andre Reitze der Eingeweide das Leben plötzlich unterbrochen, obschon die Thätigkeit des Gehirns vorher nicht gestört war ***). Van Helmont sagt: Sin autem suboriatur mucilago putrida ad amarorem prona, vertiginem, et si fortius insurgat, Apoplexiam facit. Prost liefert mehrere Krankheitsgeschichten, wo er bei Apoplectischen nach dem Tode mehrere Fehler des Gehirns vorfand, zugleich aber immer in dem

---

*) Moll l. c. p. 231.

**) Journ. de méd. et chirurg. V. 15. p. 299.

***) Gay Vues etc. p. 34.

Systeme der ersten Wege eine gelbe, grünliche, flüssige Materie, Ascariden, Trichnoiden, eine Menge klarer, safrangelber Galle, Entzündung der Eingeweide und Würmer antraf *). Portal hatte den Marquis von Breda von dieser Krankheit geheilt, und zwar nur durch die Anwendung eines zweimal wiederholten Brechmittels, wornach eine Menge schäumenden Stoffes ausgeleert wurde, und durch ein Lavement aus Brechwein, welches eine starke Leibesöffnung hervorbrachte. Die Gliedmaſsen erhielten nach und nach wieder ihre Sensibilität und Bewegung, und die röchelnde Respiration wurde ganz normal **). Moll citirt die Beobachtung bei einer Frau, welche nach einer, durch Säuren und Ausleerungen geheilten Haemoptysis und Dyssenterie ein biliöses Fieber bekam, das durch langen Kummer und Gemüthsaffecte entstanden war. Auch dieſs wurde geheilt; allein plötzlich ward sie beim Spiel vom Schlage gerührt. Ihre Augen waren gelb, die Pupille erweitert, die Zunge schmutzig, der Leib aufgetrieben und verstopft; sie wurde nur durch Aderlässe und purgierende Mittel gerettet ***). Die Hemiplegie bei einem Greise, derer von Kortum Erwähnung gethan wird, ist eigent-

*) Medec. eclair. par l'ouverture des cadavres. T. 2. p. 421.

**) Mém. sur plus. malad. T. 1. p. 287.

***) Delect. opusc. Frank. T. 9. p. 208.

eigentlich nichts anders, als eine partielle Apoplexie, welche nur durch Brech- und Abführungsmittel gehoben wurde *). Medicus hat die Leichname zweier an Apoplexie gestorbener Individuen mit der gröſsten Sorgfalt obducirt. Das Gehirn war so vollkommen erhalten, wie es nur bei dem Gesundesten angetroffen wird, allein der Magen und die Eingeweide waren, so zu sagen, dergestalt mit Galle überschwemmt, daſs die Haut von ihr gleichsam durchdrungen und gefärbt wurde, und sie sich in die benachbarten Theile ergoſs **). Pinel erzählt, daſs ein 45 Jahre alter Mann, der eine sitzende Lebensart führte, und an Hämorrhoiden litt, seit einiger Zeit Schwindel, einen immer stärker werdenden Kopfschmerz, Apetitlosigkeit und Uebelkeit empfand. Da er unter diesen Umständen einst einen heftigen Zornaffect hatte, trat darnach ein so starker Schlaf ein, daſs er kaum zu erwecken war. Durch ableitende Mittel und ein zweckmäſsiges Regimen wurde er wieder hergestellt ***). Ich werde mehrere Beobachtungen hiervon liefern †).

b) Die zweite Art der Apoplexie mit Materie im Unterleibe ist jene, welche aus dem Genuſs noch roher und unverdaulicher Speisen oder aus einer Ueberladung von Speisen und vom

*) Delect. opusc. Frank. T. 6. p. 46.

**) Malad. period. p. 289.

***) Nosograph. philosoph. T. 3. p. 113.

†) Mohrenheim Wiener Beiträge, Bd. II. S. 231.
A. d. U.

übermäßsigen Gebrauche des Weines entsteht. Diese Einflüsse werden dadurch zur Ursache, daſs sie mit der membrana mucosa des Magens und der Eingeweide in Berührung kommen. Ich nenne diesen Schlagfluſs „Apoplexie durch Crudität." Es ist aus der Erfahrung hinlänglich bewiesen, wie leicht eine Indigestion Cephalalgien verursacht und die Functionen des Gehirns stört; im höhern Grade hat sie eine Apoplexie zur Folge, worüber mehrere Beobachtungen vorhanden sind. So sah Kortum einen Schlagfluſs bei einem jungen Mann, welcher sich den Magen mit unverdaulichen Speisen überladen hatte, und wobei er durch Brechmittel die Heilung bewirkte *). Van Swieten erzählt, daſs eine sehr berühmte Person, welche sich im Kreise von Freunden befand, mit einem Male die Augen hin und her bewegte, sprachlos wurde und in eine Apoplexie verfiel. Mehrere ausgezeichnete Aerzte, welche gerade anwesend waren, gaben ihn für verloren. Nach einer Viertelstunde gab aber, bei Anwendung eines Aderlasses ein Erbrechen alle im Magen befindlichen Speisen zurück, wobei eine so groſse Menge von Schleim herauskam, daſs man erstaunen muſste, wie ein Menschenmagen dieses Quantum habe fassen können. Das Gefühl und die Bewegung traten wieder ein, und der Patient befand sich am andern Tage nach einem erquickenden Schlaf ganz wohl **). Ich

*) Delect. opuscul. Frank. V. 6. p. 46.

**) Comment. §. 1017.

erinnere mich einer Frau, die sich nach dem Genuſs von getrocknetem und gekochtem Zugemüse einige Stunden darauf über heftige Kopfschmerzen beklagte, noch selbigen Abend heftige Convulsionen bekam, und den Gebrauch ihrer Sinne verlor. Der Puls war klein, häufig und weich, die Wärme und das Gesicht verblieben in ihrer Integrität, die Zähne waren fest geschlossen, ohne daſs ein Schlagfluſs eintrat. Ich wurde unter diesen Umständen zu ihr gerufen, und während ich bemüht war, die Zähne von einander zu bringen, um ihr Arzenei zu reichen, erbrach sie alles, was sie den Abend vorher genossen hatte, und würde hergestellt. Vor drei Jahren ward Horace Levamis aus Menton, 65 Jahre alt, von *lymphatisch-nervösem* Temperamente, magerer Statur, bei dem keine Prodromi apoplexiae sich gezeigt hatten, in seinem Bette todt angetroffen. Den Abend zuvor hatte er gekochte Bohnen genossen, wovon man einen Theil im Bette ausgebrochen fand. Vielleicht war die Natur, wiewohl vergeblich, bemüht, diese Last, welche sie bedrängte, auszuwerfen.

Könnte man nicht vielleicht zu dieser Art des Schlagflusses diese hinzurechnen, welche bei kleinen Kindern vorkömmt, wenn ihr Magen mit Colostrum, sauer gewordener Milch, oder mit einer Milch beschwert ist, welche durch Schrekken oder Zorn der Amme verdorben wurde, oder bei denen die Eingeweide mit Kinderpech angefüllt sind? — Stoll betrachtet diese Zustände als Ursache des Schlagflusses *). Was den Wein anbetrifft, so wissen wir es aus Erfahrung, daſs ein übermäſsiger Genuſs desselben nicht allein Betrunkenheit, sondern auch Indigestion, Manie, Convulsionen und eine sogenannte Apoplexia vinosa hervorbringt, welche man sogleich durch Brechmittel heben kann **). Numerosis observatis, sagt Van Swieten, constitit summam ebrietatem in lethalem Apoplexiam abiisse.

c) Die dritte hieher gehörige Unterabtheilung des Schlagflusses wäre die, welche aus mechanischen Reizen in den Eingeweiden des Unterleibs entspringt, und Folge von Würmern, Gallensteinen und Obstructionen sein kann.

Würmer, die oft Epilepsien hervorbringen, verursachen nicht selten Schlagflüsse. Wir finden dieſs vorzüglich bei Kindern; wie Brera es öfters beobachtet hat. Das Journal de médécine et chirurgie führt ein Beispiel an, wo ein Schlagfluſs von einer taenia entstand ***). Foderé erwähnt in seinem Werke über Apoplexie eine Beobachtung, nach welcher die Bewegung und der Reiz der Würmer in den ersten Wegen Apoplexien hervorbrachte. ****)

---

*) Malad. chroniq. p. 273.

**) Journ. de med. pratiq. Nr. 43.

***) Journal de médéc. et chirurg. Nr. de juillet 1762.

****) Haase l. c. Bd. 2. und Fischer taenia hydatig. in plexu chorioid. inventae historiae Lips. 1789. Nr. 41 — 42. A. d. U.

Häufig entstehen soporöse Anfälle durch die Gegenwart der Würmer in den ersten Wegen bei allen Subjecten, doch (nach Vanderboek) vorzüglich bei Kindern *). Sehr oft ist es schwierig sich ihrer Gegenwart durch die gewöhnlichen Zeichen zu versichern. Zu diesem Behufe schlägt Fricker vor, dem Kranken einen Scrupel Jalappe-Pulver zu geben, und eine Viertelstunde hinterher die Electricität auf den Unterleib wirken zu lassen. **) Romans hält, wenn auf der Zunge zerstreut, besonders an den Seiten derselben, rothe, erhabene Punkte zum Vorschein kommen, es für eine beachtenswerthe Anzeige, um daraus auf die Gegegenwart von Würmern zu schliefsen ***).

Wir besitzen Beobachtungen, welche den Beweis führen, dafs oft Unterleibs-Verstopfungen, so wie Gallensteine diese Krankheit verursachen †).

d) Was endlich die betäubenden Gifte anbetrifft, so sind diese nur gar zu oft Ursache des Schlagflusses ††). Nyesten, der sie, ungeachtet der Durchschneidung der Intercostal-Nerven wirken sah, glaubt, dafs sie ihre Wirkung nicht sympathisch äufsern, doch tritt ihre Action

---

*) Moll delect. opusc. medic. Frank. V. 9. p. 214.

**) Journ. de med. et chir. V. 14. p. 216.

***) Annal. de Montpell. V. 22. p. 110.

†) Haase l. c. Bd II.

††) ibid A. d. U.

so schnell ein, und der Nutzen der Brechmittel bei ihren Vergiftungen ist so schleunig und groſs, daſs mir diese Behauptung nicht auf den Grund zu führen scheint. — Ja es geht aus Beobachtungen und Versuchen hervor, daſs ein Brechmittel das Opium, unverändert wie es genommen wird, auch dann noch ausleert, wenn dasselbe seine Wirkungen aufs Gehirn schon äuſserte, und daſs die comatösen Affecte sich, wie Van Swieten bemerkt, nachher legen *). Ferner hört die Wirkung des Schierlings, sei sie auch schon aufs Höchste gestiegen, sogleich auf wenn er ausgebrochen wird, wie Wepfer es beobachtet **). Jedoch wirken diese Gifte für sich allein ohne eine Sympathie zwischen dem Magen und dem Gehirn, weil das Opium, innerlich eingenemmen oder äuſserlich eingerieben, die Sinne betäubt. Dann aber kommt es auch vor und ist zwar häufig der Fall, daſs eine idiopatisch-nervöse Apoplexie mit Materie, mit einer secundairen sanguinischen Apoplexie endet weil die Wirkung des narcotischen Princips sich bis zum Gehirn erstreckt, und das Blut bis zu diesem Eingeweide treibt. Mead fand einen groſsen Blutklumpen im Gehirn eines Hundes, den er durch Opium getödtet hatte ***).

---

*) Comment. §. 229.

**) ibid.

***) Roſsi. Notes sur Cullen.

Man muſs demnach gestehen, daſs die betäubenden Gifte den Schlagfluſs auf diese zwiefache Weise hervorbringen. Zu ihnen gehören das Opium, der Schierling, das Stramonium, die Datura, der Taback, das Brandkorn, die Körner des wilden Rettigs, die Zizania L., das Solanum etc., und vorzüglich giftige Schwämme. Sie äussern ihre Wirkung vermöge eines resinösen, scharfen und betäubenden Princips, insonderheit die Schwämme der 26 und 27sten Familie des Dr. Paolet, welche, indem sie dem Magen und nur gar zu oft die von einer phlogosis ergriffenen Eingeweide zerfressen, eine sehr heftige apoplectische Betäubung erzeugen, wie z. B. beim Cardinal Caprara zu Fontainebleau nach dem Genuſs unechter Orangen.

§. 26.

Von der nervös-sympathischen Apoplexie mit Materie in den Brustorganen.

Auſser den sanguinischen Apoplexien, welche dadurch entstehen, daſs das aus dem Gehirn zurückflieſsende Blut in den Eingeweiden der Brust ein Hinderniſs antrifft, giebt es auch noch andre, die nichts, als eine sympathische Wirkung des Drucks sind, den der Eiter oder eine schwere Verletzung der Lungen auf die Nerven dieses Organs veranlassen. Willis erzählt, was einem alten, mit kurzem Halse und starkem Muskelbau begabten Theologen begegnete, welcher seit längerer Zeit unpaſs war und eine sitzende Lebensweise führte. Derselbe litt an Beschwerden des Athemholens, einer Schwere des Kopfes, und an einer ungewöhnlichen Schläfrigkeit; da er einst in der Kirche vom Gebete sich aufrichten wollte, trat plötzlich der Schlagflufs ein und tödtete ihn. Bei der Section fand man das Gehirn in seiner vollkommenen Integrität, nur die Meningeen waren etwas mit Blut angefüllt, die Lungen aber anders gefärbt und mit einem wässrigen, schäumenden Eiter angehäuft *). Tissot bemerkt, dafs er einer Frau, die im letzten Stadio einer phthisis pulmonalis darniederlag, ein Decoctum von Apium graveolens verschrieb, welches als adstringens den Auswurf hob. Bald zeigte sich aber ein heftiger Kopfschmerz, welcher vier Tage lang andauerte, dann folgte Lethargus mit dazwischen eintretenden Convulsionen, und die Kranke starb am 7ten Tage. — Dieser Schriftsteller stellt auch die Beobachtung über einen in die Brust verwundeten Menschen, der in Gefolge dieser Verletzung blind geworden war, und eine andre von Vender Viel auf, wo nach einer Brustverwundung mit dem Degen das Individuum stumm und hemiplectisch blieb. De Haen redet von einer Apoplexie mit Paralyse verbunden, die man dadurch hob, dafs ein Brustabscefs geöffnet und sehr langsam geheilt wurde **). Diese Sympathie und der Lethargus, welche Folge einer

*) Vol. 2. pag. 204.

**) Rat. medend. p. 3. C. 2. p. 121.

schweren Lungenverletzung sind, hat der scharfe Blick eines würdigen Autors über die Phthisis pulmonalis nicht übersehen *).

Obgleich Brustkrankheiten nur allzuhäufig vorkommen, so sind doch die sympathischen Apoplexien dieser Art sehr selten. Bei der Abfassung eines Werkes über den Schlagfluſs muſs man sie indeſs nicht vergessen.

§. 27.

Von der nervös-sympathischen Apoplexie mit Materie in der Peripherie.

Hieher gehört jener Schlagfluſs, welchen man bei der Dentition bemerkt, und zu dem ein Reitz auf das Zahnfleisch die Veranlassung giebt. Wiewohl diese Ursache anfänglich nervös-krampfhafte Symptome, als Diarrhöen, Husten, Fieber, Sehnenhüpfen, Erbrechen etc. **) erzeugt, so bemerkt man aber auch, wenn die Krankheiten sehr hoch gestiegen, vorzüglich wenn der Leib stark gepreſst ist, daſs schwere Schlagflüsse erfolgen, denen die Kranken, falls man nicht sogleich zu Hülfe kommt, meist erliegen. Ich hatte Gelegenheit, dieſs öfters zu beobachten, besonders bei zarten Kindern, wenn die Eltern es nicht zulieſsen, daſs man das Zahnfleisch aufschnitt, da solches doch die einzige und schnellste Hülfe ist,

---

*) Baumer traité de la phthis. pulm. V. 2. p. 77. seconde édition.

**) Henke l. c. B. 2. A. d. U.

welche die Kunst in diesem Falle zu leisten vermag. Auch Stoll spricht hiervon bei Erwähnung des Schlagflusses *).

Indem ich bemerke, dafs es in der Peripherie des Körpers fast keinen Theil giebt, welcher nicht durch Einwirkung eines starken Reitzes oder durch andre Ursachen eine sich nicht auffallend von der Apoplexie unterscheidend sympathische Epilepsie erzeugen könnte, so glaube ich, dafs diefs auch mit der ersteren der Fall sein kann. Stoll rechnet einen lebhaften Schmerz, welchen Grund er auch haben möge, zu den Ursachen der Epilepsie und Apoplexie **).

Einige Beobachtungen, welche ich weiter unten erwähnen will, werden in der Zukunft diese Behauptung bekräftigen.

§. 28.

Von der nervös-sympatischen Apoplexie mit Materie in den Gefäfsen.

Eine der häufigsten Arten dieses Schlagflusses würde jene sein, welche das Resultat eines schädlichen in den allgemeinen Strom der Säfte aufgenommenen, mittelbar aufs Gehirn wirkenden Stoffes ist. Gewöhnlich hat diese Apoplexie ein Fieber zum Begleiter, und man mufs dieselbe sorgfältig von jener unterscheiden, welche die Wirkung eines zu starken Antriebs des Blutes

*) Malad. chroniq. p. 273.

**) Malad. chroniq. p. 276.

nach dem Kopfe ist, oder durch eine Metastase fieberhafter Materie nach dem Gehirn entsteht, oder die endlich Folge eines äufsern und directen Ausbruchs krankhafter Stoffe nach diesem Theil wäre. Denn im erstern Falle gehört sie der sanguinischen, im zweiten und dritten aber der nervös - idiopathischen Apoplexie mit Materie an. Hier wird hingegen das Fieber von dem Krankheitsstoff selbst erzeugt, der im Strome der Säfte befindlich, einen anhaltenden oder periodischen und temporairen atonischen Druck auf die Nerven, welche die Gefäfse umgeben *), verursacht, woraus nun der Gehirnkrampf sympathisch folgt. Da der Stoff, welcher den comatösen Zustand hervorbringt, eben derselbe ist, welcher das Fieber erzeugt, so geht die Apoplexie in beiden Fällen aus der Zunahme der letztern hervor. Von welcher Art das Fieber auch sei, es erleidet doch eine Modification nach einer zweckmäfsigen Einwirkung aufs Nervensystem und aufs Gehirn, womit man beide Systeme für die sympathische Wirkung der materiellen Ursache weniger empfänglich zu machen beabsichtigt **), bis das Fie-

*) Meines Bedünkens dürfen diese, obgleich symptomatischen Affecte aus einem vollständigen Verzeichnisse der Apoplexien nicht weggelassen werden. Sollten sie etwa nur als Symptome des Fiebers angesehen werden, weil beide Krankheiten zugleich eintreten? Mir scheinen sie lediglich die zweite Wirkung eines und desselben, jenes Fieber hervorbringenden Princips und der besondern Disposition des Individuums zu sein.

**) Die Antihumoral - Pathologen werden diese Erläute-

ber gänzlich aufgehoben wird. Die tägliche Praxis bietet nur gar zu oft Wahrnehmungen dieser Art dar; daher kann ich nicht umhin, einige Beispiele davon mitzutheilen *). Eine gleiche Bewandtnifs hat es um die mit periodischen Fiebern verbundenen apoplectischen Zufälle, wovon ich aus dem Werke Morton's **) zwei Beobachtungen extrahirt habe, welche deshalb bemerkenswerth sind, weil jene comatösen Affecte, wor-

---

rung sehr gewagt finden und über Hypothesen schreien; doch ersuche ich sie, zu bemerken, wie selten Krankheiten, von denen ich hier spreche, ohne materielle Ursachen entstehen. Seelen-Affecte und äufsere Reitze können wohl das Gefafssystem vorübergehend stören, und ein typhöses Fieber, nie aber ein putrides, bestimmt characterisirtes Fieber hervorbringen; sie geben mehr Veranlassung, diese Krankheitsstoffe einzusaugen, zu sammeln und sie in Thätigkeit zu bringen, als dieselben zu erzeugen. Würde wohl ein Schreck, er mag sein wie er wolle, den Ausbruch der Pest veranlassen, wenn das Miasma dieser fürchterlichen Krankheit nicht der Luft, die wir einathmen, oder den Sachen, die man gebraucht, mitgetheilt worden wäre? Wenn wir der Natur Schritt vor Schritt nachspüren, so werden wir sehen, dafs diese Fieber immer Folge von epidemischen Ansteckungsstoffen, von Ausdünstungen der Sümpfe, von den in Hospitälern oder Gefängnissen angesammelten Miasmen und von den Ausflüssen brandig gewordene Theile sind, die gewifs nur dann auf den thierischen Körper einwirken, wenn sie in denselben durch die Circulation eingedrungen sind, wie z. B. bei den natürlichen und Kuhpocken.

*) Nr. 43. und 44.

**) ibid.

über **Morton** spricht, mit der sogenannten wahren Apoplexie Aehnlichkeit haben *).

§. 29.

Von der nervös-sympathischen Apoplexie ohne Materie.

Ich will hier einige Apoplexien beurtheilen, denen keine materiellen Ursachen zum Grunde liegen, und die nur aus der Steigerung der Nerven-Sensibilität des Magens und des Uterus, aus einem Nervenschmerz oder aus irgend einem mechanischen Reiz in einem vom Gehirn entfernten Theile entstehen. Man bemerkt sie öfters bei Hysterischen und Hypochondrischen, mit lebhaftem Schmerze oder Krampfe in der regio epigastrica, im uterus etc. beginnend, imgleichen nach einem heftigen Schlage auf die Herzgrube, nach Verletzungen der aponeurotischen Häute des Schädels oder nach Verletzungen des Schädels selbst **), und öfters bei gewissen Kolik-Schmerzen, wie **Beng** hiervon ein Beispiel anführt. Eine vierzigjährige Person litt schon 14 Tage hindurch an einer entzündlichen Kolik, begleitet mit Leibesverstopfungen und einem schnellen, gespannten Puls. Man hatte ihr abführende Pillen, Kamphor und sieben Aderlässe verordnet; doch die Krankheit veränderte sich nicht, bis am 9ten Tage der

*) Coac. praenot. Nr. 479. Aph. vj. V. 51. — Dupau Journ. de médéc. 1789. Septbr. p. 110.

**) Giraud Observat. sur les plaies de tête. Journ. de médéc. et chir. V. 7. p. 230.

Schlagflufs eintrat, worauf der Kranke den andern Tag verschied. Ein Theil der Eingeweide war entzündet, ein anderer schon brandig geworden, der Kopf und die Brust aber ganz gesund *).

Wegen der Aehnlichkeit der mancherlei Abarten dieses Schlagflusses mit der Klasse der nervös-sympathischen mit Materie giebt es unter ihnen mehrere, von denen man nicht weifs, wohin man sie bringen soll. Diefs rührt aber von den verschiedenen Vorstellungen, die man von der sogenannten Materie hat **), und von der Schwierigkeit her, welche zu erkennen obwaltet, ob diese Materie wirklich da ist oder nicht. In Ansehung des ersten Punkts würde nie ein grofser Nachtheil aus einem Irrthum darin erfolgen, wenn man nicht weifs, ob die Ursache materiell oder immateriell ist. Den zweiten Grund anlangend, so wird die Schwierigkeit, zu bestimmen, welcher von den beiden abgehandelten Klassen eine sympathische Apoplexie mit oder ohne Materie angehört, in ihrem Wesen nichts ändern. Unstreitig gehört sie einer dieser beiden Klassen an, und

*) Gay Vues etc. p. 56.

**) Könnte man z. B. die Dentition, welche den Schlagflufs zu Wege bringt, für eine materielle oder immaterielle Ursache halten? Einige Pathologen werden diese Frage bejahen, andre verneinen. Die Ansicht möge hier so verschieden sein, wie sie wolle, der Arzt, wenn er weifs, dafs eine Dentition die Ursache ist, wird auch darnach die nöthigen Mafsregeln zu ergreifen verstehen.

der Kunst bleibt nichts übrig, als dieselbe nicht zu übergehen, und sie nicht mit bedeutungslosen Namen und Eintheilungen, die ihrer Natur und Behandlung fremd sind, zu bezeichnen. Der Arzt muſs sich bemühen, eine richtige Diagnose von ihr zu schaffen.

Viertes Capitel.

§. 30.

Von der traumatischen Apoplexie.

Die traumatische Apoplexie ist eine solche, welche nach einem Schlage auf den Kopf oder einen andern Theil des Körpers entsteht, der unmittelbar oder mittelbar aufs Gehirn in dem Grade wirkt, daſs die animalischen Functionen dadurch verletzt werden. Sie erfolgt nach Commotionen, lebhaften Erschütterungen, Contusionen des Schädels, nach Stockungen und Extravasationen des Blutus, wodurch eine Atonie und Ruptur der Gehirngefäſse hervorgebracht wird; ferner nach Verletzungen durch schneidende und spitze Werkzeuge oder endlich nach Knochenbrüchen und Splitterungen. Dies geht hinlänglich aus der Erfahrung hervor. — Man ersieht hieraus, daſs eine traumatische Apoplexie, wenn sie bloſse Folge einer Erschütterung und Commotion ist, sehr oft in den Grenzen einer nervösasthenischen Apoplexie ohne Materie stehen bleiben kann. Tritt hier aber eine Congestion oder Extravasation des Blutes hinzu, so geht sie bald in eine sanguinisch-passive Apoplexie über, und in den meisten Fällen ist hier eine Reaction gegeben. Wenn ein localer Reitz und ein Fieber eine große Menge Blut nach dem Gehirn treiben, dann wird die traumatische Apoplexie eine wahre sanguinische. Ich hätte es mir vielleicht ersparen sollen, daraus eine besondere Art zu bilden; weil dieselbe aber hinsichtlich ihrer Vorläufer doch etwas Eigenthümliches hat, eine besondere Heilart erfordert, und die Verschiedenheit der Wunden ihr einen eignen Character giebt, so glaubte ich sie zu einer getrennten Klasse machen zu müssen. Die verschiedenartigen Verletzungen des Gehirns, von der einfachen Contusion an, verursachen meistens Betäubung, Schwindel, Ohrenklingen, Uebelkeit und Erbrechen. Ist das Uebel stärker, sind Blutergießungen und Anhäufungen davon in den Gehirngefäßen etc. mitgegeben, war der Schlag heftig; so werden die Zufälle bedeutender; es treffen eine Schwere des Kopfes, Delirien, Blutungen aus der Nase und den Ohren, ein soporöser Schlaf, sardonisches Lachen, Knirschen der Zähne und unwillkührlicher Abgang der Excremente ein. Schon Hippokrates hält hiervon in der Tochter des Nereus *) ein Beispiel vor.

Uebrigens

*) Fünftes Buch über die Epidemien. N. 50.

Uebrigens sind die Beispiele so wenig selten, dafs ich es unterlasse, davon einige nahmhaft zu machen.

Fünftes Capitel.

§. 31.

Von der organischen Apoplexie.

Unter dieser verstehen wir eine solche, deren Ursachen in einer der nachstehenden Erscheinungen liegen, als da sind: Tumoren, Polypen, Steine, Exostosen, welche öfters einen venerischen Ursprung haben, ferner Verknöcherungen, Verhärtungen der Gehirn-Membranen, Knorpel, Abscesse, Hydatiden in der Schädelhöhle und im Gehirn selbst oder in den Höhlen des Gehirns; dann Erweiterungen der Suturen, fehlerhafte Form des Schädels und Vergröfserungen der glandula pinealis etc. *) De Haen spricht von einer Apoplexie bei einem 6jährigen Mädchen, bei dem man im Sinus longitudinalis einen Polypen gefunden hatte **). Boucher traf bei einigen an Apoplexie Gestorbenen, Exulcerationen im Gehirn, und auch Stoll führt ein sehr schönes Beispiel an, wo eine Ossification der Gehirngefäfse zugegen war ***). Clossy entdeckte bei einem

*) Haase l. c. Sprengel l. c. A. d. U.

**) Foderé disquisitio de apoplexia. p. 37.

***) Nr. 8.

Epileptischen, welcher in Gefolge des Lethargus gestorben war, einen schwammigten Knochen, der sehr fest an der dura mater adhärirte, indem diese wiederum mit Abscessen überfüllt war *). Von Haller stiefs gemeinschaftlich mit Ravius im Kadaver eines Apoplectischen und zwar in der Gehirnhöhle auf so voluminöse Tumoren, dafs es aufser Zweifel lag, wie nur sie die Causa morbi waren **). Portal öffnete den Leichnam eines jungen, am Schlage gestorbenen Mannes, wovon ein Abscefs die Ursache war, und fand in der medulla oblongata und in den Prominentien des grofsen und kleinen Gehirns eine fast cartilaginöse Verhärtung †). Fouton erzählt von einer alten Frau, die lange Zeit an Epilepsie gelitten hatte, und die zuletzt an Apoplexie gestorben war, dafs man bei ihr die innere Fläche des Schädels mit der dura mater verwachsen vorfand, und am corpus callosum einen tumor, gröfser wie eine Nufs, wahrgenommen hatte. — Solcher Beispiele könnte ich noch viele anführen, wenn ich es nicht vorzöge, meinen Leser auf die Werke Bonnet's, Morgagni's u. m. a. zu verweisen, indem ich hierüber auch deshalb nicht weitläuftig schreiben will, weil die Kunst hier wenig zu helfen im Stande ist ††).

---

*) Tissot Traité des nerfs. chap. 2. art. 7.

**) De Haller Praelect, academ. §. 862. in instit.

†) Sprengel l. c.

††) Haase l. c.

Diefs waren nun alle Arten und Abarten der Apoplexie. Sachkundige werden leicht einsehen, wie ihre Ursachen sich vereinigen und eine verschiedene Zusammensetzung dieser Arten bilden können. So sieht man die sanguinische Apoplexie sich oft mit der biliösen, und ein ander Mal wieder die seröse mit der nervös-idiopathischen mit Materie u. s. w. verbinden.

Zweiter Abschnitt.

§. 32.

Von den Zeichen der Apoplexie.

Ich theile die Zeichen der Apoplexie in allgemeine, besondre und in solche ein, welche dieselbe von analogen Krankheiten unterscheiden. Für jede dieser drei Arten habe ich ein eigenes Capitel bestimmt.

Erstes Capitel.

§. 33.

Von den allgemeinen Zeichen der Apoplexie.

Unter den allgemeinen Zeichen der Apoplexie verstehe ich jene Erscheinungen, welche, ohne weiter die verschiedenen Arten des Schlagflusses zu berücksichtigen, die Krankheit oder nur ihre Folgen lediglich andeuten. Um dieses methodisch bearbeiten zu können, werde ich die Zeichen in anamnestische (commémoratifs) *), diagnostische und prognostische eintheilen.

*) Unter signes commémoratifs verstehen die französischen Aerzte solche, die auf ein, der gegenwärtigen

§. 34.

Von den allgemeinen anamnestischen Zeichen der Apoplexie.

Diese Zeichen rühren aus den prädisponirenden Ursachen, aus den Gelegenheitsursachen und aus einer fehlerhaften Beschaffenheit der Functionen her, welche diese Krankheit schon von ferne ankündigen. Hier ist der Ort, wo wir von den Ursachen der Apoplexie, als Zeichen, sprechen können; daher habe ich auch für die Aetiologie keinen eignen Abschnitt bestimmt, und ich glaube, der Leser kann das, was ich hierüber mittheilen werde, nach Belieben ätiologisch oder diagnostisch annehmen.

§. 35.

Von den prädisponirenden Ursachen der Apoplexie, als anamnestische Zeichen dieser Krankheit betrachtet.

Aus den Resultaten der Beobachtungen einer grofsen Menge von Schlagflüssen habe ich als prädisponirende Ursachen dieser Krankheit kennen gelernt, einen grofsen Kopf, kurzen starken Hals, eine breite Brust, sanguinisches Temperament,

---

Krankheit vorhergegangenes Uebel hindeuten. Sie können entweder schon vorübergegangen, oder noch anwesend sein. Im letztern Falle ist man aber nicht im Stande, dieselben zu erkennen, und sie stehen in keiner Verbindung mit der gegenwärtigen Krankheit. Siehe im Diction. des sciences med. Artikel Commémoratif.

A. d. U.

eine Columna vertebralis mit sechs Vertebrae cervicales, ein 50 Jahr übersteigendes Alter, ein Aorten-Herz, das dichter und stärker ist, als jenes, welches Venen-Blut führt, ferner Aneurysmen in dem Bogen der Aorta, Verknöcherung dieser Arterie und der Herzvalveln, Herzpolypen, Polypen in der Hohlvene, Aorta oder in der Jugular-Vene, Stein-Concremente im Gehirn, in der Gallenblase und den Harnwegen, sehr weite Gehirnarterien und enge Gehirnvenen, viele Windungen und Krümmungen dieser Gefäſse *), organische Verletzungen in der Gehirnhöhle, Gehirnkrankheiten, Brustkrankheiten, Atrophien, Verlust der Gliedmaſsen, Tumoren am Unterleib, welche die Aorta descendens und andere bedeutende Gefäſse drücken, ferner Hysterie, Hypo-

*) Willis (Vol. 2. p. 196.) bemerkt, wie der enge Hohlraum (Caliber) der Gehirngefäſse nicht Anlaſs zur Apoplexie geben könne, weil diese Kanäle unter sich so mannichfach in Verbindung stehen, daſs, wenn auch die Circulation in dem einen gehemmt wird, sie ihren Weg durch die übrigen verfolgt. Er sucht dieſs durch das Resultat der Section eines Phthisicus zu beweisen, welcher nie apoplectisch gewesen ist, und bei dem die Carotiden und die Vertebral-Arterien der einen Seite verknöchert oder verstopft angetroffen waren. Hierauf erwiedre ich, daſs, wenn die Verstopfung der Gehirngefäſse nicht beträchtlich ist, die übrigen Gefäſse zureichen, um eine freie Circulation in diesem Organe zu unterhalten. Nimmt sie oben an mehrerern Gefäſsen Theil; so erfolgt eine groſse Disposition zur Apoplexie, die dann zum Ausbruche kommt, wenn sich eine Gelegenheitsursache zugesellt; wie solches bei jenem Subjecte nicht der Fall war.

chondrie, Crisen, Tumoren an den Seiten des Halses, sanguinische oder pituitöse Plethora, fehlerhafte Beschaffenheit der Säfte, rheumatische syphilitische Diathesen, Flechten, gallichte Krankheiten u. s. w., eine sehr grofse Empfindlichkeit der Carotiden und Vertebral-Arterien, unterdrückte Blutflüsse, Weichheit und Schwäche des Gehirns, anhaltende Schmerzen u. s. w. *)

§. 36.

Von den Gelegenheits-Ursachen der Apoplexie als anamnestische Zeichen dieser Krankheit betrachtet.

Zu den Gelegenheitsursachen dieser Krankheit gehören: das kalte Clima **), die Fortschritte

---

*) S. Haase und Sprengel l. c. A. d. U.

**) Indem ich über Apoplexie handle, glaube ich dem Leser und allen Aerzten die geographisch-physische Beschreibung der hiesigen Gegend, wo ich als ausübender Arzt lebe, geben zu müssen, um so den Einflufs derselben zur Erzeugung der Apoplexie darstellen zu können. Dieses Departement liegt zwischen 43° 67′ — 44° 25′ der nördlichen Breite, und ist sehr temperirt. Wegen der Lage an der Küste des mittelländischen Meeres sind hier heftige, unbeständige und sehr veränderliche Winde häufig, imgleichen Süd-, Südost und Ostwinde, weil es sich gegen Mittag und Abend neigt, und gegen Mitternacht an sehr hohe Gebirge grenzt, durch welche es gleichsam nach dem Meere hin gedrängt wird. Diese Winde kommen öfters mit Nordwinden zusammen. In seiner ganzen Ausdehnung wird das Terrain durch Gebirge zweiter Ordnung nach verschiedenen Richtungen durchkreuzt (plisse) und durch viele enge und tiefe Thäler sehr ungleich und uneben

des Luxus und der Cultur, sehr kalte oder sehr warme Witterung, kalte und feuchte Witterung, auffallende Veränderungen der Atmosphäre, das Frühjahr, Nord- und Südwinde, zu heiſse oder zu kalte Bäder, zu groſse Freude, nagender Kummer, Furcht, ein Schlag auf den Kopf, Kopfverletzungen, zu groſse Geistesanstrengung, zu

---

gemacht, weshalb die Temperatur und die Beschaffenheit des Erdbodens im Lande sehr abweichend ist. Die Gebirge sind meistens nackte Felsen, und nur einzelne kleine Striche urbar. Bei dem allen ist das Departement sehr bevölkert. Der urbare Boden besteht aus einem magern und trocknen Territorium, das nur durch mühsames Düngen Früchte trägt. Man baut hier Getreide, Gemüse, Wein, Oelbäume, Citronenbäume und mehrere andere Obstbäume, deren Ernte sich wenig ergiebig zeigt, indem bloſs Korn von einem māſsigen Gedeihen ist, und das Gemüse nur sparsam fortkommt. Eben so giebt der Wein, mit Ausnahme der Gegend bei Nice, eine geringe Ausbeute; daher trinkt man hier nur den Wein aus Languedoc und der Provence, die ärmere Classe aber meistens Wasser. Die Oelbäume finden hier einen zu trocknen Boden, eine zu sehr veränderliche Temperatur, so daſs zur Blüthzeit der zarte Keim mehren Theils erfriert, und, kommt ja etwas von ihm fort, er die Beute des trocknen Sommers und der Raupen wird. Den Citronenbaum kann man hier als ausländisch betrachten; er läſst sich nur mit kostspieligem Aufwande ziehen, erfriert gewöhnlich, oder wird von einer Raupe, die morſée, zerstört. Alle übrigen Obstbäume geben einen spärlichen Ertrag. Da das Meer nicht reich an Fischen ist und wir keine Manufacturen haben, so beschränkt sich die Nahrung auf das Wenige, was der Boden abwirft. Im Allgemeinen giebt es hier wenige Reiche; jeder Einwohner bearbeitet im Schweiſse seines Angesichts sein Stückchen Land. Arbeit,

fleifsiges Studiren, Insolation, Einwirkung der Wärme auf den Kopf, Niesen, heftiger, trockner Husten, ein lautes zurückhaltendes Lachen, Erbrechen, starkes Einathmen bei anstrengender Arbeit, bei mühsamen Gebähren, beim Stuhlgang und Uriniren, Krämpfe in den ersten Wegen und im Gefäfssysteme, mühsame, angreifende Arbeit,

---

Mühseligkeit, Wachen, vegetabilische Nahrung, Nüchternheit, Angst, Elend und Mangel an Geisteskräften begünstigen bei diesen armen Leuten die Vollblütigkeit nicht. Daher ist es nicht zu verwundern, dafs die sanguinische Apoplexie, welche doch die allerhäufigste und als Folge des Luxus, des Müfsigganges, von guter Kost und Unmäfsigkeit von mir geschildert worden, hiesigen Orts sehr selten vorkommt. Weil die Luft trocken und sehr bewegt ist, und aus Gründen der physischen und moralischen Beschaffenheit der Gebirgsbewohner ist hier, im Vergleich mit andern Departements, die pituitöse Apoplexie noch seltener. Eine schon weniger seltene Erscheinung ist die nervöse Apoplexie mit rheumatischer Materie, welche ich der Verschiedenheit des Terrains und den Winden zuschreibe. Nervöse Apoplexien ohne Materie sind selbst nicht selten und kommen von der Reitzbarkeit der Temperamente und dem grofsen Elend der Einwohner her. Was die Häufigkeit dieser Krankheit anbetrifft: so kann ich annehmen, dafs es auf 1000 Einwohnern einen Apoplectischen giebt, und $\frac{3}{8}$ derartiger Zufälle schlimm sind. Obgleich der Schlagflufs kein Alter verschont, so ist er doch nach dem 50sten Jahre häufiger, vorzüglich bei solchen, die eine sitzende Lebensart führen und sanguinisch sind, z. B. bei unsern Kaufleuten, Gelehrten, bei unmäfsigen Leuten und bei rheumatischen Personen. Mäfsige Individuen, welche ihren Körper mehr anstrengen und weniger an Rheumatismus leiden, bekommen ihn weit seltener.

anhaltendes Sprechen, lautes Lesen, grofse Wärme, der Aufenthalt einer zahlreichen Menge Personen in einem engen Raume, die Compression auf die Jugular- Venen, das Neigen des Kopfes herab- oder seitwärts, das Zusammenschnüren des Halses oder der Gliedmafsen, ferner das Ertrinken, Erdrosseln, der Act des Beischlafs, Unterdrückung der Schweifse und des Catarrhs, das Zurücktreten der Gicht, des Rheumatismus, der Flechte, der Exantheme, Oedeme, der Galle, der Fufsschweifse, des cancerösen Miasma und der Parotitis, nicht minder eine unvorsichtige Unterdrückung der Cauterien, Vesicatorien und habitueller Geschwüre; bösartige, putride Fieber, starke Gerüche, ein Herabsehen in Abgründe, oder wenn der Körper sich sehr schnell um seine Achse dreht, die Dentition, anhaltender Schmerz, Ischurie, Ausdünstungen der Abtritte, der Blitzschlag, übel angewandte electrische Schläge, Vesicatoria auf den Kopf gelegt, Mifsbrauch des Tabacks und Mercurs, ein Aufenthalt in neu erbauten Häusern, Mifsbrauch des Weines und anderer geistiger Getränke, Betrunkenheit, Unmäfsigkeit im Genufs des Kaffee's, Unmäfsigkeit überhaupt, Cruditäten, biliöse und pituitöse Ansammlungen, Würmer, Narcotica, als Opium, die Datura, das Bilsenkraut, das Solanum, der Hyoscyamus, Brandkorn, die Wolfskirsche, die Azonia L. und einige Arten von Schwämmen, der Mifsbrauch kalter Umschläge u. s. w.

§. 37.

Von den Abweichungen der Functionen u. s. w. die man als anamnestische Zeichen der Apoplexie betrachten kann.

Die Beobachtung der Abweichungen der Functionen und die empfindliche Beschaffenheit vor der Apoplexie gewährt eine zwiefache Ansicht. Der Schlagfluſs hat nämlich einmal eigenthümliche Erscheinungen, die ihn schon vor seinem Ausbruche ankündigen, und wodurch man dem Anfalle zuvorzukommen in den Stand gesetzt wird, nächstdem aber commemorative Zeichen, welche auf die Gegenwart der Apoplexie schlieſsen lassen. Ich will nun beides genau prüfen. Die sich hier vorfindenden Erscheinungen und Zeichen können aus dem Gesichtspunkte, welchen die verschiedenen Umstände erfordern, angesehen und in der gegenwärtigen Zeit nach der ersten, oder in der zukünftigen nach der zweiten oben erwähnten Ansicht in Betracht gezogen werden.

Man zählt zu diesen Abweichungen, indem man von einer unbestimmten Zeit an rechnet, folgende Erscheinungen: den Stupor und das Erstarren. — **Hippokrates** sagt: Torpores praeter consuetudinem contingentes Apoplexiae futurae signum. *). — Ferner habitueller Kopfschmerz, Sausen und Klingen der Ohren ohne mit vorhandenem Fieber, Photophobie und erschwertes Sprechen. Quibus capitis sunt dolores et sonitus au-

*) Coac. Praenot. Nr. 466.

rium citra febrem, et tenebricosa vertigo, eos aut Apoplexia aut obliviosos fore expecta (Hippokr.) Auch bemerkt man, wenn das Individuum an Krämpfen oder Convulsionen irgend eines Gliedes gelitten hat, ein Zittern und ein Aufspringen des Arms, des Fuſses, der Lippe oder eines Muskels, ohne bestimmte Ursachen, ferner ein Unvermögen, den Speichel auszuwerfen, ein Schwanken und Schleppen der Füſse, ohne daſs Local- oder schwächende Ursachen zugegen sind; dann auch schwere Kopfverletzungen, Schauer und Frost ohne Fieber, Myrmercismus, welcher von den Füſsen anfängt und nach dem Kopfe steigt, habituelle Kälte der Füſse, wobei der Kopf heiſs und das Gesicht roth ist, ungewöhnlicher Schwindel, Uebelkeit und Erbrechen ohne bestimmte Ursachen, erschwertes Schlucken ohne Verletzung des Schlundes oder des Speisekanals, Niedergeschlagenheit, Müdigkeit ohne vorhergegangene Veranlassung, ein Kollern im Leibe und ein Thränen der Augen ohne vorausgegangene psychische Ursachen, oder ohne daſs die Augen selbst leiden. Dieſs trifft vorzüglich dann ein, wenn schon ein Anfall des Schlagflusses vorangegangen war. Hippokrates sagt: Qui Apoplexia liberati, postea levi de causa et sine occasione lacrymantur et moerent, recidivium minantur. — Noch rechnet man zu jenen Abweichungen den schwarzen Staar, die Diplopie und das plötzliche Aufhören des Sehens des einen oder der beiden Augen, die Haemeralopie, Nyctalopie,

Photopsie, Myadesopsie, wobei sich ein Nebel vor den Augen zeigt; ferner eine Abstumpfung des Gefühls und endlich ein Kriebeln der Gliedmafsen. Diesem allen lassen sich noch hinzufügen: Stottern, eine bebende Stimme, eine Schwierigkeit im Aussprechen gewisser Consonanten und Wörter, ein fixer, habitueller Schmerz an einem bestimmten Theile des Kopfes, Krämpfe *) und lebhafter Schmerz an den Weichen, den Fersen, den Knieen, oder andern Stellen des Körpers, ferner das Anschwellen der Jugular-Venen, eine Röthe der Augen und des Gesichts, ein unüberwindlicher Widerwillen gegen die geringste körperliche Bewegung, eine gewisse Schwere der Hand beim Schreiben, Lähmungen der Augenlieder und der Extremitäten und veränderliche Muskelbewegung an der einen Seite des Gesichts. Van Swieten sagt: Dum haec scribo, in nobilissimo aegro, unum latus faciei tantum paralyticum et pinnam nasi in eodem latere collopam, und diese Erscheinungen wurden für Vorläufer einer Apoplexie erkannt *). Man darf hierbei auch endlich eine inveterirte Epilepsie nicht vergessen, nach der sich eine Art von Schwächezustand offenbart, ein geschwächtes Gedächtnifs überhaupt und Namengedächtnifs insbesondere, ein Hang zum Schlaf, eine tiefe, röchelnde Re-

*) Borel und Petit führen diese Zeichen in den Annales de Montpellier an.

**) Comment. §. 1000.

spiration in demselben, welche meist durch die Nase geschieht, das sogenannte Alpdrücken oder Erstickungszufälle im Schlafe *), die ein ängstliches Erwachen und Aufspringen verursachen, dann auch aufserordentliche Verzagtheit, Taubheit des einen Ohres, Knirschen mit den Zähnen im Schlafe, Zittern beim Gehen mit einigen Symptomen des Gehirns; Hysterie, Hypochondrie, oder eine andre Nervenkrankheit mit einem anhaltenden Kopfschmerz oder einem Schmerz in der regio epigastrica **), ein geringes Nasenbluten und abwechselnde Empfindung von Kälte und Wärme in der Medulla spinalis. Sehr oft erscheint der Schlagflufs aber auch ohne alle Prodromi oder bricht plötzlich aus ***).

---

*) Nr. 5.

**) Poilroux (Annal. de Montp. T. 11. p. 257.) bemerkt, dafs manche Apoplectische vor dem Anfalle sich über einen Schmerz in der regio epigastrica beklagten.

***) Ich glaube nicht unnöthiger Weise noch folgende Hauptsymptome beifügen zu müssen: Ein beständiges Sausen, Rauschen oder Pochen in den Ohren, ein Gefuhl von Jucken in der Wirbelgegend, ein allgemeines Zittern des ganzen Körpers, besonders des Kopfes und der Zunge, öftere Erscheinungen von Funken und Flammen, vorzüglich zur Nachtzeit, indem es dem Menschen bisweilen ist, als wenn plötzlich ein Blitz das ganze Zimmer erleuchtete, unruhiger Schlaf, durch schreckliche Träume und Auffahren unterbrochen, dann drückenden Kopfschmerz, mit Wüstigkeit und Schwindel verbunden, habituelle Stockungen mit der Empfindung von Druck in der Nasenwurzel, Niesen, eine schnelle Veränderung des Antlitzes, Wassergeschwülste

§. 38.

Von den allgemeinen diagnostischen Zeichen, welche die Apoplexie begleiten.

Die allgemeinen, den Schlagfluſs begleitenden Zeichen richten sich nach den Graden der Krankheit, deren ich vier annehme, je nachdem die Krankheit eine leichte, schwere, noch schwerere und eine sehr schwere ist. Es ist aber nicht ausgemacht, daſs sie bei allen Personen immer diese vier Grade durchläuft; denn sehr oft bleibt sie bei dem einen stehen, wohingegen sie ein ander Mal sogleich mit dem vierten Grade beginnt. Der erste Grad ist nichts weiter, als eine fortdauernde Neigung zum Schlafe, wobei öfters das Bewuſstsein verloren geht, Schwindel und Photophobie vorangehen, oder wobei die willkührliche Bewegung einiger Gliedmaſsen erschwert wird, auch ein Fieber vorkommt. Der Puls ist normal oder voll, hart, schwach; die Farbe und die Wärme sind natürlich oder mehr ausgespro-

---

in den Augenliedern, Kälte der äuſsern Gliedmaſsen, Uebelkeit, Zeichen der Stockung im Unterleibe, Hüftweh, Gliedreiſsen, krampfhafte Anfälle von Mundsperre, Zittern der Lippen, Zuschnürung des Schlundes, ein träger, harter, voller Puls, Trägheit oder vorübergehende Cessation in den Functionen des Sensoriums und der Sinnesorgane, Unfähigkeit zu Geistesarbeiten, eine Uebelkeit und Erbrechen, welche absonderlich bei Bewegung des Kopfes den Kranken überfallen. A. d. U.

chen. — Der zweite Grad bietet eine sich mehr aussprechende Schläfrigkeit und Bewufstlosigkeit mit Lähmungen einzelner Gliedmafsen dar. Oefters sind Uebelkeiten und Erbrechen zugegen, der Puls variirt; es finden sich Photophobie, Zittern und Convulsionen ein, und die Respiration ist normwidrig. — Im dritten Grade ist der Schlaf sehr tief, der Puls selten, der Körper unbeweglich, der Mund geöffnet oder auch geschlossen, eben so die Augen; das Gesicht ist hochroth oder blafs; ferner ist oft zugegen ein starkes Thränen, erschwertes Schlingen, Erhöhung der Herzgrube; Kälte der Extremitäten, oft wieder Convulsionen an der nicht gelähmten Seite, wenn Hemiplegie mit im Spiele ist. — Im vierten Grade ist die Unempfindlichkeit absolut, auch nicht die geringste Beweglichkeit zu bemerken, die Ohren sind trocken, kalt, unempfindlich, der Körper kalt, eiskalt oder heifs, das Gesicht oval und verlängert, der Mund oft klaffend, schäumend, die Augen hervorragend, glasartig, unbeweglich, die Respiration entweder röchelnd oder hat ganz aufgehört. Ferner stellen sich kalte Schweifse an der Stirn ein, die Sphincteres ani und Vesicae urinariae sind geöffnet und die Gesichtszüge entstellt. Das Gesicht hat eine Bleifarbe, der Puls ist ausgedehnt, wellenförmig, nachdem er vorher klein und zusammengezogen war, oder er ist schwach, klein und ungleich, intermittirend oder halb ganz cessirt. *)

*) Tritt der Anfall der Apoplexie ein, so nehmen die

§. 39.

Von den prognostischen Zeichen der Apoplexie.

Die Apoplexie ist eine so schwer zu beurtheilende Krankheit und so verderblich, daſs **Hippokrates** sagt: Apoplexiam levem solvere, difficile, fortem autem impossibile *).

Vorboten überhand; der Kopfschmerz vermehrt sich, wird drückend spannend, es zeigt sich ein Ziehen in dem Nacken, eine kriebelnde Empfindung in der Stirngegend und nun erscheinen: eine Hemmung der willkührlichen Muskelbewegung, convulsivische Bewegung einzelner Muskeln, besonders der des Kopfes, Zuckung der Gesichtsmuskeln, der Lippen, Verdrehung der Augen, des ganzen Kopfes, bisweilen der Extremitäten; ein ängstliches Umherfahren und Greifen des Kranken bald nach dem Kopf, bald nach der Zunge, bald nach dem Herzen, bald nach dem Unterleibe, und das so häufig vorkommende Stammeln der Sprache im Moment des Eintritts der Apoplexie. So wie der Einfluſs des Willens auf die Muskelbewegung nun völlig cessirt, sinkt der Kranke um und zu Boden, der ganze Körper verharrt in der hierdurch erhaltenen Lage, seine Gliedmaſsen fallen, wenn man sie aufhebt, wie die eines Todten. Mit dem Moment des Umsinkens tritt auch sogleich Bewuſstlosigkeit und Mangel an Empfindung ein, die Pupille ist erweitert, die Respiration und die Circulation dauern dabei fort. Wird der ganze Körper von diesen Erscheinungen befallen, so heiſst die Krankheit ganzer Schlag (Panplegia); leidet nur eine Seite des Körpers, so ist es ein halber Schlag (Hemiplegia); trifft der Schlag endlich bloſs einzelne Glieder, so heiſst er Queerschlag (Paraplegie), — **Haase** l. c.

A. d. U.

*) Aphor. 41.

Die sanguinische, als die häufigste, wird für die gefährlichste gehalten, und die pituitöse, als die seltenste, folgt ihr in dieser Hinsicht nach. Ich halte aber die organische für die gefährlichste, weil hier meist alle Hülfe vergebens ist. Die nervöse ist ziemlich häufig, und hat nicht so oft, wie die übrigen, Lähmung, Schwäche, Verlust des Gedächtnisses und andere Fehler der animalischen Functionen zur Folge. Die sympathische ist in der Prognosis bei weitem nicht so übel, als die idiopathische. — Ein harter, voller Puls ist meines Erachtens mehr ein gutes prognostisches Zeichen. Wenn nach einem Aderlafs, nach einem Brechmittel oder nach einem andern Remedium die Respiration binnen 24 Stunden freier und gleichförmig wird und das Schnarchen verliert, wenn die Physiognomie und die Farbe sich im Verlauf dieser Zeit dem natürlichen Zustande nähern, wenn das Schlucken leichter wird, die Extremitäten sich erwärmen und wenn beim Ausreifsen eines Haares der Kranke die Lippen zusammen beifsen will; so ist viel Hoffnung da, die entgegengesetzten Zeichen lassen ein übles Ende hoffen. Von guter Vorbedeutung sind, nach der Angabe des Vaters der Medicin, die Haemorrhoiden, die in der Apoplexie eintreten. Eben so verhält es sich beinahe mit den Menstruis, Leibesöffnungen, Nasenbluten, häufigen, gleichförmigen und heifsen Schweifsen, dickem und häufigen Urin; und mit der starken Salivation. Was das Fieber anbetrifft, so ist es bei der sanguinischen, traumatischen, organischen und bei der nervös-idiopathischen Apoplexie mit Materie, meistens von bösen Folgen; bei den übrigen soll es von guter Vorbedeutung sein. Prüfet man aber die Beobachtungen und die Natur recht sorgfältig; so ergiebt sich daraus, dafs man hier nichts bestimmtes festsetzen kann. Richtiger ist es anzunehmen, dafs das Fieber dann eine üble Prognose liefert, wenn das Gehirn sehr mit Blut angefüllt ist, und wenn dadurch wegen dieser Ueberfüllung, beschleunigter Thätigkeit und wegen des Zusammenziehens der Gefäfse, die Circulation erschwert wird. Wird dagegen jene Ueberfüllung beseitigt, werden die Hindernisse, welche den Rückflufs des Blutes aufhalten, gehoben, ist die Gefäfsthätigkeit normwidrig, und kommt es darauf an, den Krampf, welcher sich aufs Gehirn geworfen hat, über den ganzen Körper zu vertheilen; so ist unter diesen Verhältnissen das Fieber ein gutes Prognosticon. — Dem nachfolgenden Aphorism des Hippokrates entspricht die Erfahrung nicht: Quibus cerebrum syderatum est, intra tres dies intereunt, si vero hos superaverint sani fiunt *). Sehr oft sterben Apoplectische aufser dieser Zeit. — Oft vermindert sich die Apoplexie, wo sich die Hemiplegie einstellt, indem jene dann in diese übergeht, und es scheint, als sei der Kranke von ihr hergestellt. Jene Schlagflüsse, welche aus Verletzun-

*) Aphor. 50.

gen der innern Orbital-Theile, als z. B. des os ethmoideum, der basis cranii und der Schläfen hervorgehen, geben eine übele Prognose.

Wenn die Apoplexie das letzte Stadium erreicht hat, und dann der, zuvor sehr kleine, Puls nun grofs und ausgedehnt wird, auch andre böse Erscheinungen fortdauern: so ist wenig Hoffnung da, wie es Rode, Moll, Baillou, Baglivi und mehrere genaue Erfahrungen beweisen.

Gleicher Mafsen ist diefs der Fall, wenn sich die Pupille sehr erweitert, und sich beim Eindrucke des lebhaftesten Lichtes nicht mehr zusammenzieht, wenn der Mund des Kranken schäumend ist, wenn der Kranke nicht mehr schlukken kann, und wenn das Getränk ihm aus der Nase ausfliefst oder in die Luftröhre eindringt, oder wenn er es nur mit der gröfsten Anstrengung hinunter zu schlucken vermag. Nicht minder schlimm steht es, so oft das Gesicht sich entfärbt und erdfarbig wird, so oft nur ein geringes Nasenbluten erscheint, die Gesichtszüge sich verändern, die Apoplexie nach der Epilepsie oder einem organischen Fehler des Kopfes erzeugt wurde, und so oft der Kranke die ihm beigebrachten Clystiere sogleich wieder von sich giebt, oder sie gar nicht bei sich behält. Sobald man einen Apoplectischen in die Beine sticht, und er nur das eine zurückzieht: so bleibt das andre gelähmt, wenn er auch davon kömmt *).

---

*) Je ausgezeichneter der Status apoplecticus des Kran-

Zweites Capitel.

§. 40.

Von den besonderen, den einzelnen Arten der Apoplexie angehörigen Zeichen.

Hat man sich durch die allgemeinen Zeichen von dem Dasein der Apoplexie fest überzeugt, so ist alsdann nur der erste Schritt zu einer der Behandlung nützlichen Diagnostik gethan. Nun kommt es darauf an, die Art des Schlagflusses zu bestimmen. Dies ist der schwierigste semiotische Theil, welcher aber auch zugleich der wichtigste ist.

§ 41.

Von den besondern Zeichen der sanguinischen Apoplexie.

1) Anamnestische Zeichen.

Trockene, frische Nord- und Westluft, das Frühjahr, trockene, hoch gelegene und dem Luftzuge sehr ausgesetzte Wohnörter, jene Constitu-

ken ist, je mehr derselbe in der Familie desselben erscheint, die Apoplexie plötzlich eintritt, dieselbe eine Panplegie ist, der Anfall lange Zeit hindurch dauert, die Anfälle der Krankheit nicht in den ersten 7 Tagen verschwinden, sondern öfter wiederkehren; desto übler ist die Prognose. Als schlimme Zeichen sind noch die facies Hippocratica und unwillkührlicher Abgang der Excremente zu erwähnen. Haase l. c.

A. d. U.

tion der Atmosphäre, welche zu Haemorrhagien und zu sanguinischen Krankheiten Anlaſs giebt, mehrere Schlagflüsse, welche gleichzeitig vorgekommen waren, und bei denen eine Anhäufung und Ergieſsung des Blutes im Gehirn Statt gefunden hatte; habituelle Blutungen aus der Nase, und andre unterdrückte Haemorrhagien; eine auſserordentliche Stärke und Bewegung des Herzens, Unmäſsigkeit im Genuſs der Speisen, des Weines und spirituöser Getränke, eine zu nahrhafte Kost, das Verabsäumen gewohnter Aderlässe, eine sitzende Lebensart, Cephalalgie, langes Schlafen, Hitze, Photophobie, Halsgeschwülste, das Neigen des Kopfes nach einer Seite, ein Druck auf die Jugular-Venen und auf die Aorta descendens, narcotische Gifte, wenn der Kopf lange Zeit dem Feuer und der Sonne ausgesetzt ist; ferner Brustkrankheiten, Dickleibigkeit, Klopfen der Schlagadern u. s. w.

2) Pathognomonische Zeichen

sind: ein sanguinisches Temperament, ein Alter zwischen 50 — 70 Jahren, ein aufgedunsenes, rothes und sogenanntes blühendes Gesicht, ein Anlaufen der Gefäſse, vorzüglich der Jugular-Venen und der Temporal-Gefäſse, ein heiſser Kopf und vor Blut strotzende, gewöhnlich halb geöffnete, glasartige, hervorgetretene, starre Augen. Oft fallen die Kranken plötzlich und mit einem Schrei nieder, oft ist der Anfall überraschend. Wegen eines Krampfs in den Gesichtsgefäſsen, der von dem gereitzten Gehirn oder von der Unterdrückung der Lebenskräfte durch die Schwere des Anfalls entsteht, ist das Gesicht bleich, die Lippen und Zunge aufgeschwollen und grünlich gefärbt *). — Oft ist der Puls voll und hart, ein ander Mal wieder schwach und unterdrückt, aussetzend und ungleich. Doch darf man auf dieses trügliche Zeichen nicht achten, falls die übrigen entgegengesetzt wären. Wenn bei jungem, kräftigem Alter die anamnestischen und pathognomonischen Zeichen eine allgemeine oder örtliche plethora anzeigen, so ist der Schlagflufs ein activer; wenn aber im höhern Alter sich zu der Plethora asthenische Zeichen hinzugesellen, so ist er passiv **). Baglivi sagt: a secta vena melius habent; a vomitoriis, aliisque impetuosis solent exacorbart ***),

§. 42.

Von den besondern Zeichen der pituitösen Apoplexie.

1) Anamnestische Zeichen.

Eine feuchte, kalte Witterung, niedrig gelegene, feuchte, schmutzige Wohnörter auf tieflie-

*) Annal. de Montp. Mars 1811. p. 313.

**) Noch gehören hieher: der habitus apoplecticus, heftige Kopf - Congestionen, drückender Kopfschmerz, Schwere in den Gliedern, Verdunkelung des Gesichts, Schwindel, anhaltendes Sausen und Brausen in den Ohren, Pulsation der Kopfgefäfse, Herzklopfen, Kälte der Unterextremitäten, Beklommenheit im Thorax, vermehrte Wärme des Körpers, tiefes Schnarchen des Kranken und Schaum an dem Munde desselben. A. d. U.

***) Baglivi oper. omn. p. 110.

gendem und sumpfigem Erdreich, Indigestion, Genufs von unverdaulichen, wenig nahrhaften Speisen, Mifsbrauch wässiger Getränke *), unreinliche, ekelhafte nicht genug schützende Kleidung, ein vorgeschrittenes Alter, die Reconvalescenz; ferner Katarrhe, Cachexien, Wassersuchten, Schwäche, Zurücktreten der Oedeme, kaum sichtbare Venen, dann eine kalte Temperatur, aufgedunsenes, schmutzig grün oder grün gefärbtes Gesicht, Aufgedunsenheit des Umfangs der Augenlieder, so wie der Knöchel; ferner Schwindel, Torpor, Schläfrigkeit, eine beständige Langmuth, Gefühl von Kälte und Starrheit der Glieder.

2) Pathognomonische Zeichen.

Diese Krankheit, sagt Aretaeus, erscheint sehr langsam, beginnt mit einer aufserordentlichen Schwere des Kopfes, mit erschwerter Beweglichkeit, ungewöhnlicher Mattigkeit, mit einem Gefühl von Kälte und einen beständigen Hang zum Schlaf. Der Puls ist unterdrückt, aussetzend, selten, dünn (Baglivi), abwechselnd ungleich und intermittirend; dann tritt ein Erstarren hinzu, Schwäche und Stottern, besonders gegen den Abend zu und des Nachts. Oefters überfällt dieser Schlagflufs den Kranken plötzlich, wie man es an dem Wassersüchtigen, dessen Stoll erwähnt, so wie aus den Beobachtungen Foderé's **) und Wepfer's ***) sehen kann. Die

*) Nr. 17. **) Nr. 15. ***) Nr. 17.

Respiration ist hier weniger gestört, als in den vorigen Arten, wie Tissot und Buchan es behaupten, und der Kranke erbricht sich sehr leicht. Nach Baglivi sind hier Brech- und Laxiermittel von Nutzen, der Aderlaſs hingegen verschlimmert die Krankheit *).

§. 43.

Von den besondern Zeichen der nervösen Apoplexie.

Die nervösen Schlagflüsse, wiewohl sie alle von einem Reitze, Krampfe oder einer nicht bekannten idiopathischen und symptomatischen, die thierischen Funktionen lähmenden Umstimmung der Gehirnmasse abhängen, sind dennoch Resultate einiger entfernter so eigenthümlicher Ursachen, daſs man ihnen keinen besondern Character geben kann, ohne dabei in Verwirrung zu gerathen **).

Ich will nun den Character einiger Hauptarten dieses Schlagflusses aufzustellen suchen.

---

*) Opera omnia p. 110.

**) Selten hat die nervöse Apoplexie Vorboten, wo solche aber eintreten, beziehen sie sich mehr auf ein Leiden des sensibeln und irritabeln Systems. Die Zeichen der Congestion fehlen hier, das Gesicht ist kalt, bleich, eingefallen, der Körper kalt, der turgor vitalis verschwunden, der Puls klein, schwach intermittirend, unordentlich, und der Kranke sieht endlich fast einem Todten ähnlich. A. d. U.

I. Nervös-idiopathische Apoplexien.

*) Mit Materie.

a) Die rheumatische Apoplexie.

1) Anamnestische Zeichen.

Eine sehr bewegte Atmosphäre, auffallende Veränderungen in der Temperatur, der Winter, der Wechsel der Jahreszeiten, rauhes und feuchtes Wetter, kalte und scharfe Zugluft, besonders wenn man in Schweifs ist, Cacochymie, rheumatische Syncrasien, ein nervöses Temperament, eine Constitution, wobei rheumatische und nervöse Krankheiten herrschen, Rheumatismus des Kopfes und des Halses, eine Metastase dieser Krankheit, Cephalalgie und Kälte auf dem Wirbel des Kopfes.

2) Pathognomonische Zeichen.

Apoplectische Symptome, trockene Haut, unregelmäfsig erscheinender Schauer, bald darauf folgende Hitze, vorzüglich bei Nacht; ein geringes Fieber, ein harter, kleiner, seltener Puls, eine Speckhaut des abgezapften Venen-Blutes. Schweifstreibende, antirheumatische Mittel sind von sehr gutem Erfolg, und das Nachlassen der Krankheit durch hinzutretenden Schmerz oder durch eine Crisis vortheilhaft. Die Verminderung giebt aber zu fürchterlicher Cephalalgie Anlafs.

b) Nervös-arthritische Apoplexie.

1) Anamnestische Zeichen.

Geneigtheit zur Gicht in den gewöhnlichen Zeiten, wo sie häufig ist, anomale und nervöse

Symptome, immerwährendes Unwohlsein, Anorexie und ein nicht zu vertreibender Schmerz an den Extremitäten, oder wenn derselbe bloſs durch den äuſsern und innern Miſsbrauch des Opiums verschwindet.

2) Pathognomonische Zeichen.

Symptome einer fürchterlichen und gewöhnlich in wenig Tagen tödtenden, oder in Schmerz und Geschwulst übergehenden Apoplexie.

e) Die sogenannte gazöse Apoplexie.

1) Anamnestische Zeichen.

Man erkennt die sogenannte gazös-atmosphärische Apoplexie nur durch Leichenöffnungen. Noch schwieriger ist ihre Behandlung; doch ist sie glücklicher Weise sehr selten. Die mephitische erfolgt in verschlossenen, nahe an Abtritten gelegenen Räumen. Sehr oft ist man nicht im Stande, ihre Ursachen anzugeben. Zuweilen sind sie darin zu suchen, daſs man in Zimmern wohnt oder schläft, die durch Kamine mit andern in Verbindung stehen, wo Kohlenfeuer unterhalten wird, oder weinige Substanzen in Gährung begriffen sind u. s. w.

2) Pathognomonische Zeichen.

Sehr selten erfolgen nach diesen Apoplexien Lähmungen; die Kranken leiden an einem Schmerz des Unterleibes in der regio epigastrica, an Schwindel, Sausen, Schwäche und Zittern der Füſse; sie empfinden Hitze, bekommen Convulsionen, die Augen glänzen, ragen hervor, das

Gesicht wird roth, aufgedunsen, die Gliedmaſsen sind sehr beweglich, besonders wenn die Kohlensäure Ursache war; ferner äuſsert sich ein Gemisch von Fühllosigkeit und Convulsionen, wenn die Krankheit von dem gas plomb (siehe §, 11.) und von den Ausdünstungen der Keller, Cloaken u, s. w. herrührt. Im letztern Falle tritt mehr Blässe, grünliche Farbe des Gesichts und allgemein verbreitetes Frösteln ein. Bei allen diesen Schlagflüssen sind zu bemerken: Mangel der Respiration, Stillstand der Pulsation, mehr oder weniger Ungewiſsheit des Todes, die nur mit der Zeit und mit dem Eintritt der Fäulniſs aufhört.

d) Apoplexie mit Materie im venösem Blut.

1) Anamnestische Zeichen.

Ertrinken, Mangel an Luft etc.

2) Pathognomonische Zeichen.

Das Ertrinken, Kälte und Rauhheit des Körpers, Schaum vor dem Munde, Scheintod und Ungewiſsheit, ob noch Leben da ist. Portal versichert, Ertrunkene gesehen zu haben, welche erst nach 7 — 8 Stunden, von der Zeit an gerechnet, wo sie aus dem Wasser gezogen waren, wieder ins Leben gerufen worden sind. Ferner ein aufgehobener Kehldeckel, Anschwellen der Zunge, Mandeln, so wie des Zapfens und der Lippen, ein tympanitischer Leib, und ein schwar-

*) Instruct, sur le trait. des asphyxiés, p. 92.

zes und aufgedunsenes Gesicht. Das per venae sectionem abgezapfte Blut ist schwarz und gerinnt nicht.

e) Apoplexie mit Materie in der Milch.

1) Anamnestische Zeichen.

Die Niederkunft, Unterdrückung oder verminderte Absonderung der Milch, Lochien, Leidenschaften, beständiges Wachen, langer Schlaf, Photophobie, Ohrenklingen, Röthe und überfliegende Hitze des Gesichts.

2) Pathognomonische Zeichen.

Apoplectische Symptome, öfters ein angeschwollenes, bleiches Gesicht, starke Respiration, gehobener Puls, der zugleich etwas beschleunigt und gleichförmig ist, dann aber langsam, klein und ungleich wird.

f) Urinöse Apoplexie.

1) Anamnestische Zeichen.

Ischurie.

2) Pathognomonische Zeichen.

Eine Geschwulst in der regio hypogastrica, urinöser Schweifs, Hinfälligkeit und apoplectische Symptome.

g) Exanthematische Apoplexie.

1) Anamnestische Zeichen.

Disposition zu Ausschlagskrankheiten und Zusammenwohnen mit Menschen, welche an jenen Krankheiten leiden.

2) Pathognomonische Zeichen.

Fieber mit Schläfrigkeit, eine grofse Unruhe, Erbrechen, Sehnenhüpfen, Convulsionen, Abwesenheit des Ausschlags am dritten, vierten Tage oder eine Metastase desselben, plötzliches, irrationelles Verschwinden desselben und endlich apoplectische Zeichen.

Die sanguinischen, pituitösen und nervös-idiopathischen Apoplexien mit Materie verlaufen regelmäfsiger, als die übrigen, und haben weniger anomale Symptome.

*) Ohne Materie.

a) Sthenische Apoplexie.

1) Anamnestische Zeichen.

Leidenschaften, nervöse, reitzbare Temperamente, ein trockner, schlanker, magerer Körperbau, übermäfsige Geistesanstrengung, Zorn, Hysterie, Hypochondrie.

2) Pathognomonische Zeichen.

Lebhaftes Zittern, Sehnenhüpfen, röchelnde, unregelmäfsige Respiration, natürliche oder leidende Gesichtszüge, Verdrehungen der Augen, blasser, häufiger Urin, ein kleiner, harter, gezogener, ungleicher, veränderlicher, unregelmäfsiger oder ganz aussetzender Puls, fast natürliche Wärme; endlich partielle Schweifse und Ungleichheit im Verlaufe der Krankheit.

b) Asthenische Apoplexie.

1) Anamnestische Zeichen.

Alter, Südwinde, natürliche oder bereitete Schwäche, Reconvalescenz nach schweren Krankheiten, bedeutende Ausleerungen, vorzüglich des Saamens; anstrengende Arbeiten, welche die Kräfte überschreiten; leicht erfolgende Müdigkeit, Niedergeschlagenheit, der Physiognomie, Gefühl von Unglück, vollkommene Unthätigkeit und habitueller Schwächezustand. Was die Asphyxie der Neugebornen anbetrifft, so mufs man hier ein schwieriges Gebähren und eine lange andauernde Compression der Nabelschnur auf das Orificium uteri annehmen.

2) Pathognomonische Zeichen.

Es sind dieselben wie bei der sthenischen Apoplexie; nur gehören hieher noch die Zeichen der Schwäche. Die krampfhafte Bewegung ist hier nicht so bedeutend, öfters kaum zu bemerken; der Puls schwach, klein, langsam, und die Physiognomie zeigt grofse Niedergeschlagenheit an. Bei der Asphyxie der Neugebornen findet eine aufserordentliche Blässe, ein ausgedehnter, zusammengeschrumpfter Körper, Unempfindlichkeit und Abwesenheit der Respiration und des Pulses Statt, die jedoch auch bei andern Schlagflüssen vorkommt.

II. Nervös-sympathische Apoplexien.

*) Mit Materie.

a) Die gastrische Apoplexie.

1) Anamnestische Zeichen.

Der Sommer, grofse Hitze, Arbeiten oder Wohnen an der Sonne, heftiger Zorn, Empfindlichkeit, bitterer Geschmack, chronische Anorexie, gallichtes Erbrechen, Cardialgie, Hartleibigkeit, gallichtes Temperament, eine Constitution zu biliösen Fiebern, Cruditäten, Schwäche des Magens, eine eben begangene Ueberladung desselben, Mifsbrauch im Genufs roher Früchte und Gemüse-Arten, welche schwer zu verdauen sind, und häufige, sehr übelriechende Ausleerungen. In Betreff der Würmer mufs man annehmen ein jugendliches Alter, ein mucöses Temperament, eine Idiosyncrasie als Folge der Würmer und Ausleerungen derselben durch den Mund und Stuhlgang u. s. w.

2) Pathognomonische Zeichen.

Eine schmutzige, weifs oder gelblich belegte Zunge, eine gelbe und schmutzige Albuginea; rothes und leichenfarbenes Gesicht, der Umrifs der Nase und des Mundes durch ihre gelbliche Blässe im Contrast mit der auffallenden Röthe der Wangen; ferner ein stinkender Athem, ein seröses und gelblich grünes Venen-Blut, die lebhaft rothe, kleine und sehr wenig zusammenhängende Blutklümpchen. Sind Cruditäten vorhanden, so findet man Durst und einen nach Nahrungsmitteln und spirituösen Getränken stark riechenden Athem. Bei Würmern trifft man einen süfslich sauern Athem, Abgang der Würmer und Erstickungszufälle im Schlunde an, und sieht im Auge nur die Albuginea, indem das Gesicht bald bleich, bald roth ist. Ferner bemerkt man Sehnenhüpfen, Erweiterung der Pupille, Jucken in der Nase,

einen

einen kleinen ungleichen Puls', starken Leib, und rothe Flecke auf der Zunge. Bei allen diesen Fällen gesellen sich noch zu: gallichtes, schleimiges Erbrechen, Zittern der Unterlippe, getrübter Urin, ein öfters deprimirter und frequenter oder intermittirender und sehr selten harter Puls. Ein Druck, welcher hier auf die regio epigastrica wirkt, giebt Anlaſs, daſs der Kranke unwillkührlich die Hand nach dieser Stelle führt; ferner Windsucht, Knurren im Leibe, aufgelöste, häufige, übelriechende doch heilsame Ausleerungen. Oefters ist eine Saburra zugegen, ohne daſs sie durch Zeichen angedeutet wird. Ein ander Mal spricht sich die Gastricität durch die ihr eigenthümlichen Zeichen aus, ohne daſs jedoch ihre Ursachen vorangegangen waren, wodurch wir zum Irrthum verleitet werden. Tueffer erwähnt einer tödtlichen Apoplexie, wobei sehr ausgesprochene gastrische Zeichen zugegen waren, und welche als Folge einer eiternden Balggeschwulst erschien, die in einer der Hemisphären des Gehirns ihren Sitz hatte *). — Die betäubenden Gifte geben folgende Zeichen: Cardialgie, Erbrechen, krampfhafte Bewegungen, Hitze, groſsen Puls, Hinfälligkeit, tiefe Betäubung u. s. w.

b) Apoplexie mit Materie in den Brust-Organen.

1) Anamnestische Zeichen.

Brustkrankheiten.

---

*) Biblioth. med. V. 13. p. 27.

2) Pathognomonische Zeichen.

Solche apoplectische Zeichen, die sich nach der primitiven Krankheit richten.

c) Apoplexie mit Materie in der Peripherie.

1) Anamnestische Zeichen.

Heftiger Schmerz an irgend einer Stelle des Körpers mit materieller Ursache.

2) Pathognomonische Zeichen.

Wie bei der vorigen Art.

d) Apoplexie mit Materie im Gefäſssystem.

Die Akme eines zerstörenden, putriden Fiebers.

*) Ohne Materie.

Hier muſs man sich nach den Zeichen des primitiven Leidens umsehen.

§. 44.

Von den besondern Zeichen der traumatischen Apoplexie.

Die Folgen oder die nervösen Symptome, welche nach Verwundungen der Aponeurosen des Gehirns erscheinen, simuliren sehr oft diesen Schlagfluſs. Oft kann es sich ereignen, daſs ein gewöhnliches Nasenbluten, nach einem Falle oder Schlag auf den Kopf, uns auf den falschen Schluſs führt, daſs eine Fractura cranii da sei, deren Folge nun der Schlagfluſs wäre. Daher muſs man hier bei der Diagnose sehr ganau zu Werke gehen. Der gastrisch-biliöse Zustand, welcher so oft Folge eines Falls oder Schlages auf den Kopf ist, greift öfters das Gehirn sympathisch an, und giebt den Schein einer traumatischen Apoplexie. Bei einem Kranken, der nach vorhergegangenen Sturz, Schwindel, Hang zum Schlafen, Ohrenklingen, Cephalalgie, Uebelkeiten, Erbrechen u. s. w. bekömmt, ist deswegen nachzuforschen, ob eine Kopfwunde mit Verletzung der Aponeurosen und Ergiefsungen daselbst zugegen ist, und ob Verletzung des pericranii und gallichte Ergiefsungen in den Eingeweiden mitgegeben sind. — Sind jene Ursachen da, so mufs man es zu beurtheilen wissen, welchen Einflufs sie auf die Erzeugung der Apoplexie haben können; sind dieselben aber nicht gegenwärtig oder blofs in dem Grade gegeben, dafs sie keinen Einflufs aufs Gehirn haben, sind Schädelbrüche gegenwärtig oder fehlen sie auch, so kann man dreist annehmen, dafs dieser Fall Anlafs zum Schlagflusse geworden war.

§. 45.

Von den besondern Zeichen der organischen Apoplexie.

Sehr oft ist es schwierig, sich der organischen Verletzungen des Gehirns zu vergewissern, die nicht von äufsern Ursachen herrühren. Man kann diefs nur aus den secundairen, chronischen und hartnäckigen Krankheiten, welche den Schlagflufs erzeugen, beurtheilen, als z. B. aus einer chronischen Cephalalgie, bei der keine Mittel günstig einschlagen, ferner aus einer habituellen Migräne, aus Gichtanfällen, Blässe, aus einem leidend aussehendem Gesicht, hartnäckigen Epilepsien u. s. w. Erfolgt nun unter diesen Umständen ein Schlagflufs; so ist es sehr selten, dafs er nicht hieher gehörte.

Drittes Capitel.

---

§. 46.

Von denjenigen Zeichen, durch welche man die Apoplexie von andern ähnlichen Krankheiten unterscheidet.

Diejenigen Zustände oder Krankheiten, welche mit der Apoplexie einige Analogie haben, sind: der Schlaf, die Epilepsie, Catalepsie, die Syncope und der Tod.

1) Der Schlaf. Mag er so tief sein, wie er will, so hört er nach Anwendung von Reitzmitteln und vorzüglich des Ammoniums wenigstens momentan auf; nicht also die Apoplexie. Beim Schlaf ist die Lage des Körpers natürlich, bequem, die Muskeln desselben sind in einem schlaffen Zustande, die Gliedmafsen gebogen; in der Apoplexie aber ist die Lage in Supination, der Körper fällt immer gegen die Füfse hin, die Gliedmafsen liegen regellos da. Beim Schlaf ist die Epidermis weich und geschmeidig, der

Schweiſs gleichförmig, in hinreichender Menge und warm, die Präcordien weich und nachgiebig, die Respiration gleichförmig und sehr regelmäſsig; bei der Apoplexie hingegen befindet sich die Epidermis in einer Contractibilität, oder wird mit einem ungleichen, oft kalten Schweiſs angefeuchtet, die Präcordien sind erhaben und ausgedehnt, die Respiration langsam, verzögernd, unregelmäſsig, beschleunigt, röchelnd, oder fehlt ganz und gar. Beim Schlaf ist der Puls groſs, weich, langsam und regelmäſsig, das Gesicht von ruhigem Ansehen, die Gesichtsfarbe etwas mehr geröthet, als gawöhnlich, und lebhaft, aber nicht getrübt, die Gesichtszüge sind mehr entwickelt, als im natürlichen Zustande, und die Physiognomie regelmäſsig. Bei der Apoplexie aber ist der Puls oft stärker, hart und träge, oder klein, unregelmäſsig, langsam, beschleunigt, schwach, oder fehlt ganz und gar u. s. w., das Ansehen ist traurig, leidend, das Gesicht oft entstellt, sehr geröthet, oder mit einer Leichenblässe überdeckt, die Physiognomie äuſserst verändert, endlich sind Paralysen und Hemiplegien zugegen.

2) Die Epilepsie. Sie und die Apoplexie treten öfters mit gleicher Schnelligkeit ein. Bei beiden erscheinen Verlust des Bewuſstseins, Convulsionen und Betäubung; doch findet bei der Epilepsie ein mehr convulsivischer Zustand Statt, die animalischen Functionen sind mehr gestört, die Geistesverwirrungen mehr ausgeprägt, die Bewegung der willkührlichen Muskeln ungewöhn-

lich, sehr verschieden und oft lächerlich, auch die Eingeweide, besonders der Magen, die Därme, die Harnblase, ja selbst die Saamenbläschen sind davon nicht ausgenommen. Bei der Apoplexie ist ein Vorherrschen des soporösen und comatösen Zustandes, es treten oft Paralysen ein und die Respiration wird röchelnd. Die Symptome der erstern sind vorübergehend, nicht so die des Schlagflusses; es können indeſs beide so unregelmäſsige Anfälle sein, daſs sie den Arzt in Ungewiſsheit setzen. Man hat epileptische Anfälle gesehn, wobei Sopor und ein Röcheln zugegen waren, die lange andauerten, ohne daſs sich dabei Schaum vor dem Munde zeigte; und ich bin überzeugt, daſs es Apoplexien mit Convulsionen und Schaum vor dem Mund giebt *). Könnten hier nicht die anamnestischen Zeichen zur Aufklärung der Diagnose von Wichtigkeit sein? Entgegnet man etwa: gesetzt aber, es sei von einem zum ersten Male eingetretenen schweren epileptischen Anfall mit comatösen Symptomen die Rede, wie dann? — so erwiedere ich hierauf mit der Frage: ob es nicht so schwere Epilepsien giebt, welche bei ihrem ersten Anfalle den Kranken tödten?

Ohne durch seine eigene Erfahrung davon überzeugt worden zu sein, würde Aretaeus es nicht ausgesprochen haben, daſs der erste Anfall

---

*) Wie in dem Ertrinken, in der Strangulation und in einigen sanguinischen Apoplexien. Siehe Nr. 1 und 35.

der Epilepsie verderblich sei, sobald diese Krankheit plötzlich und heftig einfällt. Van Swieten sagt: Vidi in muliere parturiente et annosa jam, licet primipara, in ultimus nixibus puerperii paroxismum epilepticum contigisse horrendum et lethalem, quamvis nunquam hunc morbum experta fuisset *). Aber ich erwiedre darauf: welche Beweise haben jene beiden Schriftsteller, dafs diese, beim ersten Anfalle tödtliche Epilepsie nicht eine sehr heftige Apoplexie gewesen sein mochte?

Ein epileptischer Anfall ist entweder momentan oder lange dauernd. Ist er blofs vorübergehend, so verschwindet er, ehe der Arzt hinzukömmt, und läfst, wiewohl er die Gestalt einer Apoplexie hat, keinen Zweifel über sein Wesen. Wenn er die gewöhnliche Dauer überschreitet, so gehe man nur auf die anamnestischen Zeichen zurück, und wenn gleich der Uebergang der Epilepsie in Apoplexie keine gute Prognose gewährt, so wird dann doch eben so, wie bei der letztern zu verfahren sein. Hätte man sich aber geirrt, so würde daraus immer kein grofses Unglück entstehen, weil in beiden Krankheiten dasselbe Organ primitiv sympathisch angegriffen, und mehrentheils eine Analogie in der Ursache vorhanden ist. Der erste Anfall einer Apoplexie ist, wie bei jeder Krankheit, in seinem Beginnen, seinem Verlauf etc. gewöhnlich schwach, und be-

*) Van Swieten Comment. §. 1071.

steht nur in einer Photophobie, einem Schwindel und kurze Zeit dauerndem Krampfe; ist jener Anfall aber lange dauernd und schwer, zeigen sich apoplectische Symptome, dann ist es eine wahre Apoplexie.

3) Die Catalepsie. Sie hat mit der Apoplexie die Unterdrückung der Thätigkeit der äufsern und innern Sinne gemein. Der Kranke scheint zu schlafen; doch ist hier das Eigenthümliche, dafs er in derselben Stellung bleibt, inder ihn die Krankheit ereilte. Die Augen sind geöffnet oder geschlossen, der Mund, die Physiognomie, die Stellung des Körpers, alles beharrt in der uranfänglichen Position. Etwas ganz Besonderes liegt noch darin, dafs man nach Willkühr die Stellung des Kranken verändern kann, und er dieselbe immer beibehält, wie man sie ihm zuletzt giebt. Die Unterdrückung der Sinne ist hier oft vollkommen, manchmal aber auch nicht, weil noch ein geringer Grad von Empfindung übrig bleibt, wiewohl dem Kranken die willkührliche Bewegung fehlt, und nur durch äufsere Einwirkungen wieder hervorgebracht werden kann. Diese eigenthümlichen Eigenschaften sind zur Unterscheidung jener beiden Krankheiten von einander hinreichend. Oefters geht aber auch die Catalepsie in Apoplexie über.

4) Was die Syncope anbetrifft, so ist dieselbe, nach den heutigen Ansichten, eine blofse Herzenskrankheit. Der Kranke wird hinfällig, stottert, wird sehr schwach, blafs, stolpert, die

Füſse zittern, die Knie sinken ein, der Puls wird langsam, bleibt ganz aus, das Gesicht sieht verändert aus, der Kranke wird kalt, und die animalischen Functionen sind gestört. Die Schwäche geht dann vom Herzen zum Gehirn über *). Bei der Apoplexie, selbst bei der asthenischen, welche von übermäſsigen Blutausleerungen entsteht, findet das Gegentheil Statt; die Schwäche beginnt vom Gehirn aus, und geht späterhin zum Herzen über. Bei der Syncope ist das Sinken der Kräfte mehr marquirt, die Zufälle sind bedeutender, die Herstellung ist aber leichter und geschieht schneller. Alles dieses fällt bei der Apoplexie weg. Man kann ferner diese beiden Krankheiten von einander sehr bald durch die verschiedenen Paralysen, welche die Apoplexie so oft begleiten, so wie durch die röchelnde Respiration und durch die vorhergegangenen Ursachen unterscheiden.

5) Der Tod. Der Schlagfluſs ahmt den Tod so täuschend nach, daſs es Falle giebt, wo man für Apoplectische alles Nöthige zur Beerdigung vorbereitet **), ja sie selbst schon zu Grabe getragen, auch wohl gar begraben hatte. Ein ähnliches Beispiel ereignete sich hier in meiner Nachbarschaft. Hiervon mögen sich wohl die

*) Im Allgemeinen können wir den Schluſs ziehen, sagt Kreyſsig (Krankheiten des Herzens etc. 1ster Theil, S. 324. Berlin 1814), daſs Verminderung der Energie des Herzens, oder vorübergehende Abspannung und Erschöpfung der Kräfte des Herzens, die wesentlichste Bedingung der Ohnmacht sei.

**) Sprengel l. c. B. 3. A. d. U.

Geschichten von Auferstehungen herschreiben. — Ich habe irgendwo gelesen, daſs Jemand, wenn er seinen Namen unterzeichnete, immer dabei bemerkte: drei Mal gestorben, drei Mal begraben und drei Mal auferstanden.

Dieser Scheintod gleicht dem wahren Tode so vollkommen, daſs öfters kein Zeichen existirt, durch welches man den einen vom andern zu unterscheiden im Stande wäre. Wirklich kann der Puls während des Lebens völlig aufhören, und die Respiration sich so vermindern, daſs man sie selbst durch die Spiegelfläche, so wie durch jene Probe mit einem Glase Wasser, das man auf die Brust setzt, nicht zu entdecken vermag. Die Sensibilität kann so sehr abgestumpft sein, daſs alle Reizmittel fruchtlos sind. Oft kommt es vor, ich selbst kenne ein solches Factum, daſs auch nach dem Tode noch die Bewegbarkeit der Gelenke fortwährt, und die Cornea nicht einsinkt. Es versteht sich daher von selbst, daſs, um den Scheintod von dem wirklichen unterscheiden zu können, einige von diesen Zeichen allein nicht hinreichend sind, sondern man hier mehrere zusammennehmen muſs. Da jedoch auch dies noch nicht vor aller Täuschung sichert; so warte man die Zeit ab, wo die Fäulniſs eintritt, welche durch den Leichengeruch und durch grüne, auf der Oberfläche des Körpers zum Vorschein kommende Flecke sich ankündigt. *)

*) Hufeland über die Ungewiſsheit des Todes etc. Weimar 1791. A. d. U.

Dritter Abschnitt.

§. 47.

Therapie und Prophylaxis der Apoplexie.

Im ersten Abschnitte habe ich hinlänglich bewiesen, daſs die Apoplexie nichts weiter ist, als die unmittelbare Wirkung der, eine gewisse Zeit andauernden Unthätigkeit und krankhaften Verminderung der animalischen Functionen, welche wiederum von der Compression oder Erregung des Gehirns aus verschiedenen Ursachen abhängig ist. Die Mittel nun, welche man dieser Wirkung entgegensetzt, sind: Aderlässe, Blasenpflaster, der Mohnsaft, das Cauterium actuale, Vomitive, tonische, stimulirende, schwächende und contrastimulirende Mittel u. s. w. Könnte uns die Materia medica wohl noch wirksamere darbieten, wenn man sie mit Einsicht anwendet? — Die Mühe, Ungewiſsheit und Unwirksamkeit, die man hier bei der Behandlung vorfindet, liegt nicht an die Mittel, und daran, daſs die Wissenschaft bei diesem Gegenstande mehr zurück steht, als bei andern. Jene Mängel lassen sich vielmehr ableiten:

1) Von der Gefahr der Krankheit, eines Leidens, welches nichts anders ist, als die Folge des Ergriffenseins eines sehr zarten, zum Leben nothwendigen Organs.

2) Von dem plötzlichen Eintritt der Krankheit, der oft dergestalt Statt findet, daſs man nicht einmal zur Entwerfung eines rationellen Heilplans Zeit hat, und die Heilmittel nicht wirken können; und

3) davon, daſs, da diese Krankheit ihren Sitz im Gehirn- und Nervensysteme hat, die Lebenserscheinungen so gestört, und die Naturkräfte dermaſsen unterdrückt werden, daſs die Natur kaum der rationellesten Kunst zu Hülfe eilen kann, und davon, daſs es oft ganz unmöglich ist, sich dessen, was zu den verschiedenen Arten der Krankheit unerläſslicher Weise gehört, zu bemächtigen, welches für eine wichtige Erkenntniſs und für die zweckmäſsige Auswahl der Heilmittel durchaus nothwendig ist.

Welche Schwierigkeiten auch alle diese Umstände der rationellen Behandlung in den Weg setzen; so glaube ich, daſs, nachdem man die Ursachen berücksichtigt, einen reiflich überlegten Curplan ausgedacht, und die Resultate der Erfahrung und Beobachtungen benutzt hat, im Grunde alles das, was derjenigen Ursache, welche eine Compression aufs Gehirn verursacht, aus der ein sthenischer Krampf entspringt, dessen Folge dann wiederum der Schlagfluſs ist, entweder vorbeugt, oder aber sie vermindert oder ganz hebt, in sich alle prophylactische und therapeutische Mittel begreift, welche man mit günstigem Erfolge dieser schrecklichen Krankheit entgegen zu setzen vermag. Da diese Mittel aber nur dann günstig einwirken können, wenn ihre Auswahl nach den innern Ursachen dieser Krankheit geschieht; so werde ich die Prophylaxis und die Therapie der Apoplexie nach denselben Ursachen und nach denselben Verschiedenheiten abhandeln, wie ich sie im ersten Abschnitte bearbeitet habe.

Erstes Capitel.

§. 48.

Von der Behandlung der sanguinischen Apoplexie.

Wenn jene, im zweiten Abschnitt §. 41. abgehandelten Zeichen das Dasein einer sanguinischen Apoplexie zuverläſsig anzeigen; so fängt man damit an, alle Kleidungsstücke des Kranken zu lüften, denselben mit Vorsicht in ein luftiges, mehr kühles als warmes Zimmer zu bringen, und ihn so auf eine Matratze von Pferdehaaren zu legen, daſs die Füſse mehr herabhängen, und die Brust etwas tiefer als der Kopf zu liegen kommt. Man entblöſse den Kopf, oder bedecke ihn höchstens mit einer sehr leichten Haube. Der Körper muſs ja nicht so warm bedeckt werden, daſs vermehrte Schweiſse entstehen könnten. Hierauf berücksichtige man nun die Ursachen, welche eine Congestion des Blutes nach dem Kopfe mit Heftigkeit und in großser Quantität hervorbringen, oder die dem Rückflusse des Blutes ein Hindernifs in den Weg legen, und entferne endlich das im Gehirn angehäufte und ergossene Blut, indem man es absorbirt oder wo anders hinleitet. Da diese Krankheit aber activ und passiv ist, so erfordert sie eine verschiedene Behandlungsweise. Daher will ich die Therapie in folgende zwei Artikel abfassen.

§. 49.
Von der Behandlung der sanguinisch-activen Apoplexie.

Diese Krankheit gehört zu den gefährlichsten und bösartigsten, und jegliche Verzögerung kann hier die schlimmsten Folgen nach sich ziehen. Der Arzt mufs schon beim ersten Anblick die Ursachen, die Species und die Abarten zu erkennen wissen, und dann sogleich die Indicata bestimmen. Er mufs ferner nicht allein seine ganze Aufmerksamkeit auf die Pathologie und Semiotik dieser Krankheit richten, sondern auch die Grundsätze der Behandlung kennen. Diese aber sind:

1) Aufhebung jener Ursachen, die eine heftige Congestion des Blutes nach dem Kopfe verursachen, und die den Rücklauf desselben hemmen;

2) Ableitung der Lebensbewegungen von dem Orte des Zuflusses nach entfernten Theilen;

3) Auflösung und Zertheilung der Säfte, die im Gehirn angehäuft, oder in der Gehirnhöhle ergossen sind;

4) Eine vom Arzte bei jenen Indicatis zu treffende Auswahl, wobei das Uebermafs der Lebenskräfte, so weit es sich thun läfst, vermindert wird.

Die erste Indication wird man erfüllen:

1) wenn man alle jene Ursachen, welche die Thätigkeit der Gehirngefäfse sehr erregen, und die das Blut nach dem Gehirn leiten, hebt, zu welchem Ende man jeder Gemüthsbewegung, als heftigem Zorn u. s. w., der Insolation, jeglichem mechanischen Reitze, zügelloser Freude, heftiger Geistesanstrengung und der übermäfsigen Thätigkeit des arteriellen Herzens u. s. w. vorbeuge.

2) wenn man jegliches Hindernifs, welches den Rückflufs des Blutes aus dem Gehirn hemmt, und vorzüglich die wahre oder falsche, absolute oder relative Plethora aus dem Wege räumt. Der Aderlafs, welcher fast immer in dieser Krankheit indicirt ist, bildet als ein Hauptmittel zur Hebung der Plethora (welche zugleich Ursache der Erregung und des Hindernisses ist), hier eine Hauptindication, und zwar vornämlich, wenn Unterdrückungen der Menstruation und Hämorrhoiden im Spiele sind, wenn gewohnte Aderlässe ausgesetzt wurden, oder wenn der Schlagflufs im Frühjahre bei einer typhösen Constitution eintritt. Man mufs den Aderlafs schnell und in reichlicher Menge verrichten, und hierbei kein

anderes Maafs annehmen, als dasjenige, wo er die Lebenskräfte, welche zur Auflösung des im Gehirn angehäuften und ergossenen Blutes erforderlich sind, angreifen sollte *). Baglivi sagt: In

---

*) Indicationen zum Aderlasse bei Apoplexien sind folgende:

1) Ist der Kranke jung oder auch nur stark und blutreich, und erlaubt es der Puls, so stelle man die Venaesection an, in sofern anzunehmen ist, dafs ein Druck aufs Gehirn Statt findet, der durch Verminderung der Blutmasse in den Gehirngefäfsen gehoben wird.

2) Bei hochbejahrten Menschen mufs man nur bei deutlicher Indicaction zu Blutausleerungen die Venaesection anwenden, und selbst dann mit grofser Vorsicht.

3) Hält der lethargische Zustand des Kranken lange an, ist das Gesicht roth, findet Röcheln Statt u. s. w.; so säume man ja nicht mit der Eröffnung der Jugularvene. — Es geht aus dem Begriffe der Krankheit hervor, dafs der blutige Schlagflufs reichliche Venaesectionen erfordert.

S. Vieusseux über künstliche Blutausleerungen etc. aus dem Französischen übersetzt und durch Zusätze etc. vermehrt von Klose. Breslau 1819.

Hofrath Hildebrandt (in Hufeland's Journal etc. Bd. 5. Heft 2. p. 92.) sagt: Derjenige Schlagflufs, bei dem Blutanhäufung im Gehirn Statt findet, erheischt Aderlässe um desto dringender, je gröfser zugleich die Vollblütigkeit ist. Selbst gastrische Apoplexien, welche ein Brechmittel bedingen, machen einen vorhergehenden Aderlafs nöthig, wenn sie mit Congestionen nach dem Kopf verbunden sind. Wo aber weder Vollblütigkeit, noch ein sthenischer Zustand, noch Congestionen nach dem Kopfe einen Aderlafs indiciren, hingegen der gastrische Zustand vorwaltet, reichen Brechmittel, ableitende Mittel, Klystiere von Glauber-Salz und höchstens Schröpfköpfe am Nacken. Aderlässe sind

In sanguineis Apoplexiis post phlebotomiae copiosum usum, vidimus statim excitatos aegrotos et in melius abivisse. Dieser, von ihm angenommene Grundsatz war ihm so nützlich, daſs er ihn als ein Geheimniſs verschwieg *). Ueberdieſs ist es ausgemacht, daſs Dodonée bloſs durch den Aderlaſs eine sehr schwere Apoplexie bei einer 72jährigen Frau geheilt **); und Zacatus Lusitanus eine Frau, welche zur Zeit, da ihre Regeln eintraten, apoplectisch wurde, dadurch hergestellt hat, daſs er ihr binnen acht Stunden viermal, und zwar in reichlicher Menge, zur Ader lieſs ***). Dionis wiederholte ihn sieben Male ****). Duret hat die Apoplexie ebenfalls durch bloſse Blutentziehung gehoben, und er bemerkt, daſs ein Apoplectischer, welcher 3 Tage

in diesen Fällen, wo Entkräftung zugegen ist, schädlich, ja selbst tödtlich. — Eben so bestimmt Hufeland (l. c. Bd. 11. H. 1. p. 165.) für den Aderlaſs die Fälle, wo starke, plethorische Körper gegeben sind, welche durch irgend eine erregende Ursache, durch excitirende Potenzen oder mechanische Hemmung des Rückflusses des Blutes apoplectisch werden, oder wenn die Apoplexie sich unmittelbar nach einem gehemmten Blutfluſs einstellt. — Man vergleiche noch Dr. Müller's Erinnerungen über den Aderlaſs in krampfhaften Krankheiten. Hufeland l. c. Bd, 18. H. 4. p. 52.

A. d. U.

*) Op. omn. p. 57.

**) Hoffmann patholog. speci morb. p. 175.

***) Foderé disquisitio. p. 89.

****) Hoffmann pathol. spec. morb. p. 175.

litt, nur einer Nasenblutung seine Genesung zu verdanken hatte *). Lanzisi erwähnt einen ähnlichen Fall, wobei das erste Mal 11 Pfund, und 14 Tage darnach 4 Pfund Blut verloren giengen **). Der Nutzen und die Nothwendigkeit dieses Hauptmittels ergiebt sich nicht allein aus den Grundsätzen der Pathologie, welche ich in dem ersten Abschnitt erläutert habe, sondern bewährt sich auch durch die Erfahrung, wovon ich unzählige Beispiele anführen könnte. — Man verrichte daher, wenn ein Arm gelähmt ist, die Venaesection an dem gesunden. Ist keine Hemiplegie gegeben, so ist die Auswahl des Armes ganz gleich. Man lasse 12 — 15 Unzen Blut, je nachdem die Umstände es gestatten, und nach Maſsgabe, wie der Anfall schwer oder gelinde ist. Die Oeffnung muſs ziemlich groſs sein. Man wiederhole nöthigen Falls den Aderlaſs, und behalte stets vor Augen, daſs es leichter ist, den Organismus zu schwächen, als die zu sehr geschwächten Kräfte wieder herzustellen. Die Natur, welche, ihren eigenen Kräften überlassen, öfters über sehr schwere Krankheiten siegt, trägt hier deshalb nichts zur Heilung bei, weil der Mittelpunkt ihrer Thätigkeit selbst durch die Krankheitsursache angegriffen ist. Wenn man nun ihr durch die Verminderung dieser Ursachen neue Kraft zu verleihen bezweckt, muſs man sich

*) Foderé disquisit. p. 83.

**) Burseri pract. medic. Vol. 5. p. 132.

wohl hüten, ihre Heilkräfte dabei zu lähmen, und ihr so die Mittel zu nehmen, wirksam werden zu können. So sagt Aretaeus sehr wahr, dafs, wenn man zuviel Blut abläfst, man den Kranken tödten kann, wenn aber der Aderlafs nicht hinreichend gewesen ist, man die erwünschte Wirkung nicht erlangen wird. Sollte man sich aber in der Quantität geirrt haben, so sei es immer besser, zu wenig, als zu viel Blut abzuzapfen; denn den erstern Fehler vermag man zu verbessern, nicht so den letztern. Ist man zweifelhaft, so soll man sich nicht durch das Seltsame des Pulses irrig machen lassen; sondern man berücksichtige hierbei die Wärme des Körpers, den Zustand der Physiognomie und die animalischen Kräfte, und richte ferner sein Augenmerk auf den Grad, in welchem der Organismus ergriffen ist, auf die Gegenwirkung der Blutgefäfse, auf die muthmafsliche Thätigkeit der absorbirenden Gefäfse und auf die Wirkung jener künstlichen Ausleerungen. Es ist selbst nothwendig, dafs der Arzt beim Aderlafs gegenwärtig ist, und denselben theils nach dem Bogen des Blutes, theils darnach bestimmt, wie der Puls freier wird, sich hebt oder sich zusammenzieht und abnimmt; so wie endlich nach der rothen oder bleichen Gesichtsfarbe, und nach der regelmäfsigen oder ungeregelten Respiration.

Ist die Jahrszeit sehr warm, entstand die Krankheit durch die Einwirkung der Sonne oder des Feuers, so dafs die Gefäfse zwar sehr anschwellen, aber zugleich geschmeidig sind, und die Vollblütigkeit mehr scheinbar ist; so sei man hinsichtlich des Aderlassens sehr vorsichtig, und nehme mehr zu kühlenden Mitteln, als z. B. zum Salpeter, Cremor tartari, säuerlichen Getränken und zu Lavements von derselben Beschaffenheit seine Zuflucht *). Man lasse dem Kranken frische Luft zukommen, reiche ihm kaltes Wasser und mache Fomentationen damit. Schon Dauter hatte jene kalten Umschläge auf dem Kopf, die er oft wiederholen läſst, gepriesen **), und Ca-

---

*) Eine sehr zweckmäſsige Zusammensetzung kühlender Mittel ist die im Königl. clinischen Institute für Chirurgie und Augenheilkunde zu Berlin gebräuchliche Potio antiphlogistica:

Rp. Cremoris tartari. drachm. iv
Nitri puri. drachm. j.
Aquae lauro-cerasi cohobatae drachm. j
Syrupi cerasorum. unc. j
Aquae fontanae. unc. vj

M. D. S.

Alle zwei Stunden zwei Eſslöffel.

Als säuerliches Getränk lassen sich Citronenwasser, ein säuerlicher Hafertrank, Reiſs- und Graupenwasser, säuerliche Molken, eine Abkochung aus schwarzen, mit dem Kern zerstoſsenen Kirschen etc. vorzüglich empfehlen. S. Reiher's allgemeine pathologische Diät oder Lebensordnung für Kranke, Schwerin und Wismar 1790. Bei Schlagflüssen, wo ein activer Zustand des Blutsystems oder örtliche Blutanhäufung im Gehirn vorhanden ist, empfiehlt Hufeland (l. c. Bd. 8. H. 1.) das beständig fortgesetzte Anfeuchten des zuvor abgeschornen Kopfes mit Naphtha vitrioli. A. d. U.

**) Moll delect. opuscul. med. Frank. V. 9. p. 228.

rette machte eine Beobachtung bekannt, wo er eine schwere Apoplexie durch die anhaltende Anwendung von Eisumschlägen heilte *).

Zu den Ursachen, welche das Blut nach dem Kopfe hintreiben, und seinen Rückfluſs von da hemmen, zählt man mit Recht den Krampf der ersten Wege. Nie muſs man bei der Behandlung der Apoplexie dieſs unberücksichtigt lassen, und, wenn Blähungen, Kolikschmerzen, Beklommenheit und Erbrechen bei ihrem Beginnen zugegen sind, so hat man mit den gewöhnlichen Mitteln die krampfstillenden und Blähungen abtreibenden zu verbinden; doch immer mit der gehörigen Vorsicht, welche der Zustand der Erregung erfordert. Der Liquor mineral. anodyn. Hoffm., die ätherischen Mittel, die aqua menthae, aqua flor. naph., ein Decoct. chamomillae, Infusum anisi, cortic. aurantiorum, der Campher, Lavements aus Salvei u. s. w. mit Oleum lauro-cerasi, Oleum rutae u. m. a. sind alsdann von vortrefflicher Wirkung; anders ist es hier mit dem Opium **).

---

*) Es scheint, daſs diese Apoplexie zu der sanguinisch-passiven gerechnet werden dürfte.

**) Dr. Theque (Nuovi Comment. di Brera 1820. Febr. de buoni effetti della polvere di James nell apoplessia) empfiehlt das pulvis St, James bei Apoplexien, wobei Kopfcongestionen zugegen sind. Die Bereitungsart dieses Mittels giebt Kleffel (Zusätze und Verbesserungen zu Schwediauers Werk von der Lustseuche, Berlin 1803. p. 138.) genau an. A. d. U.

Gieng dem apoplectischen Anfall ein Gefühl von Ameisenkriechen und Kälte, von den Füſsen bis zum Kopf hinauf, voran, leidet der Kranke öfters an einem habituellen Frost der Füſse, während daſs sein Gesicht dabei heiſs, angeschwollen und geröthet ist, erstreckt sich die Hitze gleichsam wellenförmig nach den oberen Theilen hin, hat der Puls eine gewisse Frequenz, ist er zugleich hart (was gewöhnlich der Fall ist); so giebt dieſs zur Ausführung der zweiten Indication Anlaſs, nämlich durch gröſsere oder kleinere, oft zu wiederholende Aderlässe an den Füſsen, oder auch durch warme Fuſsbäder und erweichende Fomentationen und durch Blutegel ad anum oder ad vulvam, je nachdem Hämorrhoiden oder Menstrua auf die Krankheit Einfluſs haben, das Blut vom Gehirn abzuleiten. Ferner bringe man alsdann Lavements aus erweichenden Kräutern mit Seife oder mit Kochsalz, auch trockne und blutige Schröpfköpfe an den Lenden, Schenkeln und Waden in Anwendung *).

*) Sehr zweckmäſsig ist hierzu Dr. Sarlandiere's Bdellometer, welches ich dem Deutschen Publiko bekannt gemacht habe (Dr. Sarlandiere's Beschreibung eines neuen Blutsaugers etc. von Dr. E. Graefe. Berlin bei Reimer 1820), und welches von meinem Bruder, dem Geheimenrath Dr. Carl Graefe, eine sehr vortheilhafte Veränderung erfahren. Ich kann dies Instrument aus eignen Beobachtungen und Erfahrungen sehr empfehlen, und hoffe, daſs seine Verbesserung im Journal für Chirurgie und Augenheilkunde von Graefe und v. Walther, welches seiner im 2ten Hefte des ersten Bandes schon erwähnte, bekannt gemacht wer-

Einige Aerzte verordnen hier sehr oft Purgantia, und auch ich sah davon unter obigen Umständen einen sehr günstigen Erfolg. Doch kann man nur von den gelind abführenden Mitteln einigen Nutzen erwarten, weil der Krampf und die Circulation sonst leicht vermehrt würden. Tissot beschränkt sich hier auf kleine Gaben des Weinsteinrahms, der Manna, des Salpeters, der Tamarinden, und bemerkt zugleich, daſs eine Purganz aus Senna und Magnesia sulphurica, welche 3 Tage hindurch bei einer Apoplexie angewandt worden war, einen zweiten tödtlichen Anfall zur Folge hatte *). Lieutaud behauptet in seinem Précis de médécine pratique, daſs eine 55jährige Person, der man, wegen Unwohlseins, in einem Zeitraume von 3—4 Tagen zweimal die Ader öffnete, und darauf ein Brech- und Laxiermittel reichte, an demselben oder am andern Tage an der Apoplexie hinweggerafft wurde. Das Pulvis d'Aillard, welches man bei einer, von einem blutigen Schlagflusse reconvalescirten Frau gebrauchte, tödtete dieselbe durch einen Rückfall **); eben so geschah es mit einer andern Person ***). Auch Hoffmann erzählt von einer

---

den wird. Schlieſslich bemerke ich noch, daſs der geschickte Mechanikus Herr Dübler in Berlin jenes Instrument mit groſser Genauigkeit verfertigt.

A. d. U.

*) Tissot Lettres V. 2. p. 19. Vers. de Le Cat.

**) Foderé disquisitio. p. 169.

***) No. 51.

Apoplexie, welche durch eine Arzenei, worin sich Jalappa befand, entstanden war, und dadurch einen tödtlichen Ausgang hatte, dafs man dem Patienten ein Medicament von ähnlicher Beschaffenheit von neuem verordnete *).

Was ich oben von den purgirenden Mitteln sagte, gilt auch von den Vesicatorien, welche man nur mit der gröfsten Umsicht legen darf, wenn man nicht erfahren will, was Lordat bemerkt. Jene reitzenden Ableitungen, sagt er nämlich, die zu heftig wirken, um einen örtlichen Zuflufs zu zertheilen, vermehren durch ein allgemeines Zuströmen die Haemorrhagien und machen sie zerstörend, indem sie durch den Reitz, welchen sie hervorbringen, die Circulation noch beschleunigen. So sah Tissot im Jahre 1757 eine 60jährige Frau von sanguinischem Temperamente und vollem Körperbau daran sterben, dafs man ihr bei einem apoplectischen Anfall nach vorhergegangenem Aderlafs, Lavements, Purgantia und andre Mittel verordnete, worauf der ganze Rücken sich entzündete, die Bräune mit einem heftigen Fieber eintrat und Schlafsucht sich zeigte, die aber bald nachgab; dann Beängstigung, eine allgemeine Unruhe und endlich der Tod erfolgte. So gehört gewifs auch jene Apoplexie, die im Winter 1794 zu Rom herrschte, und wobei die Vesicantia so verderblich waren, hieher. Bag-

*) Pathologia spec. morbor. p. 181.

livi sagt, dafs jene Wirkung dann entstände: quam jam erat confirmata et gravissima. *)

Hier ist der Fall (obgleich Dessault dabei die consecutive Reitzlosigkeit der ersten Wege entgegenstellt), wo man sich vor den falschen Indicationen zur Anwendung der Brechmittel zu hüten hat, wozu einige trügliche Erscheinungen, vorzüglich Uebelkeiten und Erbrechen, die gemeiniglich als Folge der grofsen Gehirnerregung entstehen, Anlafs geben könnten. So sehr die Brech- und Laxier-Mittel in den sympathischen Abdominal-Apoplexien mit Materie nothwendig sind, so gefährlich sind sie in der sanguinisch-activen; denn wo der Magen seine ganze organische Erregungskraft und Sensibilität verloren hat, da gehen diese Mittel, welche weder eine Aus-

*) Baglivi (oper. omn. p. 57.). — Man sehe, was Desgranges über die Wirkung der energischen Reitze bei dieser Apoplexie sagt, als z. B. über den Senf, die Vesicatoria, über die Einreibungen mit spirituösen und aromatischen Mitteln, und welche Vorsicht bei ihrer Anwendung nöthig ist. Er erwähnt dieser Mittel, die bei einer Apoplexie angewandt wurden, welche von solchen Ursachen entstanden war, die viel Blut erzeugten und die Fiber gleichsam austrockneten, als da sind: eine animalische Kost, Unthätigkeit, spirituöse Getränke und ein sanguinisches Temperament, und bemerkt, dafs diese Ursachen Geistesschwäche, Lähmung, und den Tod zur Folge hatten. (Annal. de Montpell. p. 335. Nr. 36.). Es giebt aber auch Fälle, wo die Natur fehlerhaft beschaffen ist, und sich selbst verläfst. Da mufs man keinen Augenblick verloren gehen lassen, um die Kräfte aufzuregen, dem nahen Tode vorzueilen, und die oben erwähnte Behandlung schnell zu verordnen.

leerung, noch eine sympathische Erregbarkeit hervorzubringen vermögen, ganz unverändert in die zweiten Wege über, und vermehren hier, durch ihren Reitz den Andrang des Blutes, die Blutanhäufungen und Haemorrhagien im Gehirn; hat aber der Magen noch einen Ueberrest von Sensibilität und organischer Bewegung, dann werden dieselben Zufälle durch das Erbrechen, so wie durch den Durchbruch in die zweiten Wege noch vermehrt *), ohne dabei sympathisch das Gehirn aufzuregen, wie es nach Gebrauch der Moxa und eines Vesicans, an einer ganz andern Stell ange-

*) Das Erbrechen vermehrt die Congestion des Blutes nach dem Kopf, und erschwert den Rückfluſs desselben. Ohne mich bei der Theorie aufzuhalten, will ich bloſs auf die Erscheinungen, welche es bewirkt, eingehen. Das Individuum hat beim Brechen ein stark geröthetes Gesicht, die Gesichtszüge sind mehr entwickelt und hervorstechend, die Jugular-Venen angeschwollen, die Augen hervortretend, die Temperatur des Kopfs erhöht, es treten Kopfschweiſse ein, die sanguinische Cephalalgie wird gesteigert, und sehr oft sind Nasenblutungen damit verbunden. Welchen Vortheil man auch von den Brechmitteln bei dieser Apoplexie gezogen haben mag, wo sie nur durch die Sympathie des Magens oder von einem besondern Krampf der Kopfgefäſse erzeugt wurde, so bringt das Emeticum nicht minder denselben Zufluſs herbei und vergröſsert denselben, wenn er schon da ist vorzüglich bei plethorischen Personen, welche an allgemeinen Congestionen nach dem Kopfe leiden. Diese Erfahrung werden auch andre Practiker gemacht haben. Eben schlage ich in Stoll (Rat. medend. 2. Th. p. 234) nach, und finde, daſs eine Nasenblutung durch die Wirkung des Brechmittels vermehrt wurde.

wandt, der Fall wäre. Ein Brechmittel, sagt man, könne die Erregbarkeit des Gehirns hervorrufen, und würde dadurch die Blutanhäufung im Gehirn vermindern. Allein das Gehirn, welches hier nur durch die Gegenwart des Blutes gedrückt wird, übrigens aber seine Energie beibehalten hat, bedarf daher gar keiner Erregungsmittel, sondern man muſs dasselbe nur von der Last befreien, welche seine Functionen stört. Hinsichts der zweiten Eigenschaft des Brechmittels stelle ich nichts weiter entgegen, als Lordat's oben erwähnten Grundsatz. Uebrigens läuft man im gegenwärtigen Falle bei Anwendung eines Brechmittels in Gefahr, daſs der Kranke erstickt, welcher besinnungslos, wie er ist, nicht vermögend ist, weder das erforderliche Getränk zu trinken, noch jene Lage des Körpers anzunehmen, welche ihm das Erbrechen erleichtert. Solche Unglücksfälle habe ich schon öfters bei freiwilligem Erbrechen gesehen. Tissot will sogar nicht, daſs man jenes Erbrechen, welches hier nur ein bloſses Symptom ist, durch lauwarmes Wasser beschleunige *). Meines Bedünkens dürfte man bei Complication äuſserst behutsam zu Werke gehen müssen. Wie viel Unglück mögen hier nicht jene Stümper in der Arzeneikunde hervorbringen, welche so höchst oberflächliche Kenntnisse besitzen, und deren Praxis zum Verderben der Menschheit so ausgebreitet ist! — Ich habe

*) Avis au peuple, Vol. 1. p. 164.

oben einen Fall erzählt, wo eine apoplectisch gewordene Köchin nach einem übel angewandten Brechmittel starb. Ein ähnliches Beispiel sah ich auch an einem jungen Lastträger, wie auch an einem rüstigen Landmann, bei dem binnen drei Jahren ein apoplectischer Anfall dann immer eintrat, wenn er ein Brechmittel bekam. — So sah Law bei einem 44jährigen Geistlichen, an dem sich einige Vorläufer der Apoplexie zeigten, diese dadurch zu Stande kommen, daſs Patient ein Brechmittel nahm und Taback rauchte *). Wenn nun dieses Mittel jenen Schlagfluſs bei solchen herbeiruft, die ihn nicht nicht haben, was läſst sich dann von seiner Anwendung bei jenen Personen erwarten, welche schon vom Schlage gerührt siud? De Haen fürchtet das Brechmittel sehr, und Duffour versichert gesehen zu haben, wie zwei Apoplectische im Brechen ihren Geist aufgaben **). Foderé erwähnt einer, weiter unten von mir mitzutheilenden Beobachtung über den Todesfall eines Apoplectischen, welcher drei Gran Tartarus stibiatus genommen hatte, und wo die einzige Ursache eine Mahlzeit gewesen war †). Einen ähnlichen Fall sah Jason bei einem Priester, welcher mitten in einem Feste apoplectisch wurde ††). Von Morgagni wird bemerkt, daſs

*) Sydenham. Vol. 2. p. 333.

**) Journ. de médéc. pratiq. Nr. 42.

†) Foderé disquisit. p. 291.

††) ibid. p. 98.

ein Brechmittel, in einer Hemiplegie angewandt, eine schwere, ja tödtliche Apoplexie zur Folge habe. Felix Pergerus giebt alle jene Uebel an, die nach einem Brechmittel in den Fällen, wo das Erbrechen von Gehirnkrankheiten abhinge, entstehen können *).

Ist der allgemeine Andrang des Blutes nach dem Kopfe vermindert oder gänzlich beseitigt, und dauert der Schlagfluſs dennoch fort; so müssen wir der Natur zu Hülfe eilen, um jenes Organ von dem angehäuften Blute zu befreien, und die Absorption des Blutes und der Lymphe zu befördern suchen, wenn diese Flüssigkeiten in der Cavität des Gehirns angesammelt sind. Wie leicht das Blut wieder in die Wege der Circulation zurücktritt, sehen wir bei Blutergieſsungen, als Folge einer heftigen Contusion, an welchem Orte sie auch sein möge, wo selbst die Nerventhätigkeit durch den Schlag geschwächt wird. Wir wissen, in welcher kurzen Zeit die lymphatischen Gefäſse absorbiren, und die in den groſsen Höhlen des Körpers ergossenen Feuchtigkeiten wieder in Circulation bringen. Portal hatte in die Brust, in den Unterleib und in die Gehirnhöhle einiger Thiere verschiedenartige Flüssigkeiten injicirt, die man einige Zeit nachher bei Eröffnung dieser Höhlen nicht mehr vorfand **). Eben so muſs es sich mit den Ergieſsungen im

---

*) Burseri practiq. medic. V. 42.

**) Mémoires sur plus. malad. V. 2. p. 270.

Gehirn verhalten, wo sich lymphatische Gefäſse befinden. Hat man nicht Kopfwassersuchten gesehen, wo es ganz klar einleuchtete, daſs lymphatische Ergieſsungen im Gehirn die Ursache der Krankheit waren, und diese dennoch geheilt wurde? De Haen rechnete bei dieser Apoplexie stark auf die Absorption, und Coutenceau versichert, durch Thatsachen zu der Annahme berechtigt zu sein, daſs eine im Cranio ergossene Feuchtigkeit, wobei ein hitziges Fieber und ein allgemeines Leiden der Sensibilität und Bewegung Statt findet, in vielen Fällen resorbirt werden kann *).

Unter den Mitteln, welche man gegen diese Krankheit verordnet, wird eins von Foresti, Heli, Fracastor, Aretaeus, Zacatus, Morgagni u. m. a. sehr empfohlen, nämlich die Eröffnung der Jugular-Vene. Wenn diese Operation je nützlich sein kann, so ist es unfehlbar unter diesen Umständen, indem sie die Anhäufung in den Gehirnhöhlen und die daraus folgende Stockung des Blutes in den Gehirngefäſsen unmittelbar vermindert. Zu bemerken ist jedoch dabei, daſs die Compression dieser Vene nur mittelst des Fingers geschehen muſs, aus Vorsorge durch einen stärkern Druck den Rückfluſs des Blutes zu sehr zu hemmen. Giebt es denn aber kein anderes Mittel,

*) Journal de médec. et chir. V. 17. p. 90.

durch welches in dieser Krankheit, welche insgemein Folge der Erregung der Gehirnarterien ist, noch mehr zur Zertheilung der Stockung im Gehirn und zur Absorption der ergossenen Flüssigkeit beigetragen werden könnte? Z. B. durch die Eröffnung der Seitenäste der Carotiden mittelst der Arteriotomie an der Temporal- oder Frontal-Arterie, welche Hunter so sehr empfiehlt; oder auch durch Ansetzen der Blutegel an den Schläfen oder am Hinterhaupte, und vorzüglich durch trockene oder blutige Schröpfköpfe an der Nucha und am Hinterhaupte?

Was nun die Arteriotomie anbelangt, so hat Pajol, nachdem er sie durch eine zufällige Oeffnung der Temporalis beim schwarzen Staar, der nichts anders als ein örtlicher Schlagfluſs ist, für nützlich gefunden, durch die künstliche Eröffnung dieser Arterie verschiedene heilbringende Folgen erhalten. Doch erinnere ich mich nicht mehr, ob es eine sanguinische Apoplexie oder ein schwarzer Staar sanguinischer Natur war *). Dadurch wird das arterielle System des Gehirns in seiner Integrität wieder eingesetzt, und somit die Folgen gehoben, welche von einem vermehrten Zufluſs des Blutes nach dem Kopfe entstehen. Denn die Kopfarterien, welche bei sanguinischen Apoplexien zu allererst mit Blut überfüllt werden, bekommen dann sogleich wieder Luft. In Betreff der Schröpfköpfe, so können dieselben nach Val-

*) Anal. de Montpellier.

salva und Morgagni, nach der Erfahrung und aus vernünftigen Gründen alsdann von dem größsten Nutzen sein, wenn man sie am Hinterhaupt ansetzt und die Lanzettenspitzen tief eindringen läſst, weil sich hier zwei bedeutende Venen befinden, welche in die Tiefe des Gehirns eindringen, und mit den Seitenventrikeln des Gehirns in Verbindung stehen. Auf diese Weise kann es uns möglich werden, das Blut aus dem Gehirn selbst zu entfernen. So heilte Rhasis dadurch den Hamech, einen Sohn des Königs Heli *), und auch ich habe mehrere Apoplectische durch diese Procedur wieder hergestellt **).

Die vierte Indication dient nur dazu, die übrigen Anzeigen auf einen Weg zu leiten, wodurch sie nützlich einwirken können, und bindet sich daher an keinen bestimmten Typus. Sie lehrt uns, daſs wir bei dieser Behandlung nur solche Mittel anwenden sollen, welche die Kopfcongestionen mindern und zugleich deren Ursachen heben, das Gleichgewicht der Bewegungen wiederherstellen, und aus dem Gehirn jenes Blut entfernen, wodurch das erstere belästigt wird. Sie zeigt uns ferner an, wie jeder äuſsere und innere Reitz vermieden werden soll, und nur Fuſsbäder mit Senf, Vesicatoria an den Füſsen und am Nacken und reitzende Clystiere hier wirksam sind; aber auch diese nur dann, wenn der Zufluſs

*) Foderé disquisit. p. 150. **) Nr. 47.

Zufluſs des Blutes nach dem Gehirn verringert ist, alle bei der dritten Indication genannten Mittel unzureichend sind, das Blut abzuleiten, und wenn die augenblickliche Gefahr und die allgemeine Hinfälligkeit jene Reitze nothwendig machen. Die Diät darf nicht reitzend sein. Starke Fleischbrühen, fette Suppen und Wein dürfen nicht gereicht werden, sondern Ptisanen und Reiſsschleim, je nachdem die Kräfte des Kranken und die Umstände es erlauben; auch etwas Obst würde hier empfohlen werden können. Tissot erzählte, daſs ein vom Schlage reconvalescirter Kranker an der Apoplexie starb, weil er zu fette und zu nahrhafte Suppen, 2 weiche Eier genossen und 2 Unzen spanischen Wein getrunken hatte. Eben so müssen alle starken Riechmittel, alle Mittel, welche die membrana pituitaria reitzen, alle geistigen Getränke und Liquors, die man zu den antiapoplectischen rechnet, sorgfältig vermieden werden; denn sie beschleunigen und vermehren die Congestion nach dem Kopf und verschlimmern nur die Krankheit. — Sobald der Kranke wieder seiner Sinne mächtig wird, so entferne man alles, was seine Geisteskräfte angreift. Man weiſs, wie die geringste moralische Ursache nachtheilig einwirkt, wie das Gesicht dabei geröthet wird, und wie sensible Personen so sehr erhitzt werden. Wie oft kommt es nicht vor, daſs Bestimmungen über die Prognose, welche man, wiewohl sehr vorsichtig und so leise ausspricht, daſs man wähnt, der Kranke höre sie nicht, denselben beunruhigen, das Blut in Wallung bringen und dem Patienten von überaus übeln Folgen sind. Die Ptisanen dürfen nur ableitend und erquickend sein; zuweilen vermischt man sie mit etwas Nitrum. Sehr zu empfehlen ist eine Abkochung von triticum repens, adianthum nigrum officinale, und ein Infusum von Malvenblumen und Lindenblüthen. Ist ein trockner, catarrhalischer Husten gegenwärtig, dann verbinde man obige Mittel mit Brustmitteln.

Oefters ist die sanguinisch-active Apoplexie mit der nervös-sthenischen mit und ohne Materie complicirt, oder sie ist wohl auch Folge der letztern. Der Arzt muſs hier alle Umstände ausforschen, und vorzüglich die ursächlichen Momente berücksichtigen. Häufig scheinen die nervös-sthenischen Apoplexien sanguinischer Natur zu sein, wenn Plethora gegenwärtig ist. Doch kann hier der Irrthum nur selten von nachtheiligen Folgen sein, weil die Behandlung beider Arten mehr oder weniger analog ist.

In schwierigen Fällen kommt es sehr darauf an, die Entfärbung der Haut, die Schwäche und das Nachlassen der Temperatur, welche Folge der Heftigkeit dieser Krankheit und des Drucks auf das Gehirn wären, von ähnlichen Erscheinungen sorgfältig zu unterscheiden, deren Grund in einer wirklichen Schwäche und in einer zu starken Ausleerung liegt. Die ersteren, welche von dem vorhergehenden Zustand begründet werden, setzen oft Ueberfüllung der Gefäfse voraus *), und verlangen Ausleerungen, die man gewöhnlich blofs versucht, und nur dann, wenn sie von erwünschten Folgen sein sollten, dreist fortsetzen darf; letztere aber bedingen sogleich den Gebrauch der Ausleerungen. In beiden Fällen mufs man voraussetzen, dafs die allgemeine Circulation aus Mangel an Kräften und durch die Unterdrükkung derselben gehemmt ist. Man mufs alsdann ableitend-reitzende Mittel anwenden, als Lavements aus Senna mit Vinum antimonii, ferner Sinapismen und Vesicatorien an den Füfsen. Vielleicht wären hier auflösende Cataplasmen, auf den Kopf gelegt, von einigem Nutzen? Die active Apoplexie hat öfters einen chronischen Verlauf. Dann tritt eine weniger active Behandlung ein, welche sich aber immer auf die oben erwähnten Grundsätze stützen mufs **).

*) Sehr oft sind diese Zufälle eine Wirkung der Blutergiefsung im Gehirn und im Schädel. In diesem Falle wären die Blutgefäfse nicht angefüllt, und ein Aderlafs unnütz. Nur da könnte diefs vorkommen, wo die Plethora eine relative und sehr geringe wäre, weshalb man sich hier öfters genöthigt sieht, den Aderlafs zu versuchen. Solches dürfte aber nur äufserst selten geschehen, die sanguinisch-active Apoplexie setzt Kräfte und starke Vollblütigkeit voraus, welche durch das Ansammeln einiger Unzen Blutes im Cranio eine sensible und anhaltende Asthenie nicht herbeiführen konnten. Diese erfolgt nämlich im allgemeinen durch Compression, und erfordert zu ihrer Heilung schnelle, tüchtige und oft zu wiederholende Aderlässe, verbunden mit ableitenden Mitteln.

**) Nr. 48 — 51.

Prophylactische Behandlung.

Diese Art der Apoplexie wird nicht von so vielen Vorläufern angedeutet, als die sanguinisch-passive. Hat man sie aber zu befürchten, dann müssen jegliche Maſsregeln ergriffen werden, um dem Anfalle vorzubeugen. Ihre Vorläufer kündigen sich schon lange oder kurz vor dem Anfall an. — Im ersten Falle müssen die prädisponirenden und örtlichen Ursachen entfernt werden, welches dadurch geschieht, daſs man überlegt, was zu thun sei, was man zu thun aufhören, und was man nicht thun soll. Die erstere Indication zeigt vorzüglich Aderlässe an, welche zweimal des Jahres zur Aequinoctial-Zeit verrichtet werden müssen; mit diesen verbindet man erfrischende und eröffnende Mittel und den anhaltenden Gebrauch der Molken mit Cichorien. Man behauptet gleichwohl, Aderlässe vergröſserten die Vollblütigkeit. Ich enthalte mich hier jeglichen Urtheils, und will nur anführen, daſs, wenn ein Uebermaſs von Blut in der Oeconomie vorhanden ist, dann Krankheiten entstehen, denen zwar die Natur zuvorkommt, als z. B. bei Frauen durch die Menstruation, und bei Männern durch andere Haemorrhagien; aber gerade deshalb müssen wir diesem Fingerzeig der Natur folgen; denn nur dadurch können wir am sichersten und vortheilhaftesten heilen. Die abführenden Mittel, als den Weinsteinrahm, die crystalli tartari, die Cassia, Tamarinden und ableitende Lavements vergesse man dabei nicht. Sehr oft sind fleifsige Verbände eines Cauters an den untern Gliedmafsen im Stande, die Bewegung der Säfte in Schranken zu halten. Das Regimen mufs, vorzüglich am Abend, fast durchaus vegetabilisch und sehr leicht sein. Man trinke nur Wasser für sich allein, oder mit etwas rothen leichten Wein vermischt, ferner säuerliche Getränke und Limonade *). Man erhalte den Körper in steter, aber mäfsiger Bewegung. Hier hat Armuth, so schrecklich sie uns scheint, den wesentlichen Vorzug, dafs das Leben verlängert wird, weil der Arme stets thätig sein mufs. Die Erfahrung bestätigt diese Behauptung, denn die sanguinische Apoplexie ist nicht die Krankheit armer, wilder Länder, sondern derjenigen, wo Opulenz, Sorglosigkeit und Unthätigkeit herrschen. — Geistige Getränke, starke, nahrhafte Weine müssen sorgfältig vermieden werden.

Horaz sagt: (Epistol. 15. Lib. 1. Vers 19.)

Quod curas abigat, quod cum spe divite manet,
Im venas, animumque meum: quod verba ministret.

Auch dürfen weder Kaffe, Chocolate, aromatische Stoffe und Milch, noch andere animalische und zu stark nährende Kost gestattet werden. Man hüte sich vor jeglicher Unmäfsigkeit bei Mahlzeiten und jenen sybaritischen Gelagen, denen sich nur Vielfrafse hingeben, welche das,

*) Vergl. Reicher l. c. A. d. U.

was ihnen das Glück zuwandte, nur zu ihrem Verdorb benutzen. Alles das zusammengenommen erzeugt heutiges Tages nur zu häufig diese heillose Krankheit, wie zu jenen Zeiten, von denen Juvenal sagt:

...... Quanta est gula, quae sibi totos
Ponit apros, animal propter convivia natum?
Poena tamen praesens, quum tu deponis amictus
Turgidus et crudum pavonem in balnea portas.
Hinc subitae mortes, atque intestata senectus.

Satir. 1. Vers 125.

Sehr nothwendig ist es, daſs man einen zu langen Schlaf vermeide, und ihn nur dann suche, wenn die Digestion beendigt ist. Man sei mäſsig im Genuſs der Liebe, und strenge nicht zu sehr die Geisteskräfte an; denn das eine, wie das andere bringt die Functionen des Gehirns zu sehr in Thätigkeit, verursacht ein Zuströmen des Blutes nach dem Kopfe, und nutzt mit der Zeit dies wichtige Organ zu sehr ab. — Aus dem oben über diesen Artikel Ausgesprochenen geht nun hervor, wie unzweckmäſsig hier die Anwendung der Brechmittel ist. Nie darf man sie gebrauchen, bevor nicht eine gehörige Vorbereitung vorausgegangen, und dennoch nur in den dringendsten Fällen. — Ferner müssen solche Personen sich des Gebrauchs von Taback enthalten, und wenn sie daran einmal gewöhnt sind, so mögen sie wenigstens einen guten, reinen Taback wählen und sich dessen nur mit Mäſsigkeit bedienen. Eben so vermeide man jegliche Seelen-affecte, vorzüglich den Zorn. Man mufs ihn unterdrücken, wie Horace sagt:

Ira furor brevis est, animam rege, qui nisi paret,
Imperat, hunc fraenis, hunc tu compesce catena.
Epistol. 2. Lib. 1. Vers 62.

Allein nicht immer hat man diefs in seiner Macht; am allerwenigsten vermögen es reitzbare Individuen. Daher sorge man dafür, dafs jegliche Gelegenheit zu solchen Affecten vermieden werde. Nicht minder nehme man sich vor heftiger Kälte, vor Nordwinden, vor auffallendem Wechsel der Temperatur, und vor Einwirkung des Feuers und der Sonnenhitze in Acht, weiche dem Aufenthalt in heifsen Zimmern aus, gebrauche weder kalte noch heifse Bäder, enthalte sich des lauten anhaltenden Lesens, lauten Sprechens, Singens, des Gebrauchs aller Blase-Instrumente und Niesemittel, und meide endlich jegliche Kopfanstrengung.

Sieht der Arzt, dafs der Anfall nicht fern ist, so ist es ein höchst nöthiges Erfordernifs den Kranken zu beruhigen und ihm vollkommene Ruhe anzuempfehlen, denn die Furcht, apoplectisch zu werden, ist oft hinreichend, dafs der Schlagflufs wirklich eintritt. Darauf verordne er einen Aderlafs, den er, im Fall der Noth, am Fufse wiederhole; ferner die Anwendung der Blutegel an den äufsern Schaamlefzen oder am anus, je nachdem die Menses oder Haemorrhoiden mit im Spiele sind; dann auch lauwarme, einfache Fufsbäder oder mit Senf vermischt, ableitende, krampfstillende Mittel und Erfrischungen. Dabei mufs jeder Reitz entfernt werden, und vorzüglich alle jene Tincturen und Präparate, die man mit Unrecht Antiapoplectica nennt.

§. 50.

Behandlung der sanguinisch-passiven Apoplexie.

Hat man die Blutausleerungen bis zu dem Grade fortsetzen lassen, dafs die Verstopfung der Blutgefäfse und die Ergiefsungen des Blutes im Gehirn nur aus einem Mangel an Resistenz erfolgen, zieht sich diese Krankheit solcher Mafsen in die Länge, dafs das Gehirn einsinkt, indem seine Gefäfse und die Substanz selbst ermattet werden, weil es zu stark gegen die Anfüllung und Stokkung reagiren mufste, tritt diese Krankheit im 80sten Lebensjahre, wo jene Reaction höchst mangelhaft ist, oder bei solchen Individuen ein, wo jenes Organ an Schlaffheit leidet, und daher gar nicht reagiren kann, befällt sie endlich solche Subjecte, bei denen keine andre Ursache anzunehmen ist, als Compression oder Verstopfung der Gefäfse des Venen-Systems, welches das Blut nach dem Herzen führte; so mufs man hier in gleicher Art, wie bei der sanguinisch-activen Apoplexie:

1) jegliches Hindernifs, welches den Rückflufs des Blutes aus dem Gehirn stört, entfernen, und den Zuflufs desselben nach dem Kopfe von hier nach entfernten Theilen leiten;

2) die Congestion nach dem Gehirn zertheilen, und endlich:

3) dem Gehirne den gehörigen Tonus und Reiz geben.

Man löse daher vorerst alles das, was zusammenschnürt und comprimirt, und was sowohl im Nervensystem, als auch vorzüglich in den Jugularvenen die Circulation hemmt. Daher müssen die Geschwülste am Halse baldmöglichst aufgelöst und alle Brustkrankheiten gehoben werden, die den Ausfluſs des Blutes aus der Hohlvene stören. Vollblütigkeit muſs durch verhältniſsmäſsige Aderlässe so weit vermindert werden, bis die freie Circulation wieder hergestellt und die Zertheilung der Gehirn-Congestionen bewerkstelligt wird. Dieſs geschieht nun durch einen Aderlaſs am Arm, am Fuſs, und bei Neugebornen an der Nabelschnur. Jene Schlagflüsse, die bei Strangulirten vorkommen, erfordern meistens weiter nichts, als Lösen desjenigen, was das Zusammenschnüren verursacht. Eben so bedürfen jene Apoplexien, welche von einer Verkleinerung des Gehirns, und bei Neugebornen von einer Compression des Schädels herrühren, lediglich die Entfernung jener Ursachen. Von Haller sagt: Vidi Apoplexiam in puero recens nato, suspicatus sum caput ab obstetrice compressum, ab amilla aliqua nimis constrictum esse, jussi omnia vincula solvi, et mirum dictu, vix ad 20 minuta numerasse, cum sanus ad me rediit *).

---

*) Praelect. in Instit. §. 1350.

Bei fetten Personen mufs man bemüht sein, die Fettmasse, welche die Jugularvenen drückt, durch schickliche Mittel zu vermindern. Tritt die Apoplexie hier aber plötzlich ein; so hat man von jenen Mitteln, wodurch man diefs bewerkstelligen möchte, nichts zu erwarten. Höchstens ist ein Versuch, die relative Plethora zu heben, an seiner Stelle. Daher mufs man den Kranken sogleich zur Ader lassen und ihm ableitende Mittel verordnen. So sah von Haller eine sehr fette Person beim Spatzirengehen von einer Paralyse befallen, und letztere durch einen schnellen Aderlafs und Purgantia gehoben *). Allein wichtig und sehr nothwendig ist es, die Fettmasse mit der Zeit zu vermindern. Hierauf kann durch eine zweckmäfsige Diät und säuerlich salzige Laxantia eingewirkt werden, wie z. B. durch Cremor tartari etc. bei sanguinisch hitzigen Temperamenten, durch Seifenmittel, Oxymel scilliticum und fixe Laugensalze bei kalten mucösen Temperamenten. Bei chronischem Verlaufe dieser Krankheit läfst sich diese Indication schicklicher vollführen **).

Sollten die oben angeführten Mittel unzureichend sein, dann kann man hier mit mehr Dreistigkeit, als in der sanguinisch - activen Apoplexie, ableitende Mittel anwenden. Diese führen die etwanigen Kopf-Congestionen nach ent-

*) Praelect. in Instit. Vol. 4. p. 278.

**) Nr. 52 — 53.

fernteren Theilen hin, und wirken sympathisch reitzend aufs Gehirn. Nicht zu versäumen sind hier daher Frictionen von den Unterextremitäten, entweder ganz trocken oder Frictionen mit Ammonium und Canthariden-Tinctur, ferner die Urticatio, Sinapismen oder Vesicatoria. Ist die Krankheit sehr schwer, Gefahr drohend, und wollen alle, oben angeführten Mittel nicht helfen, dann wenden wir das cauterium actuale an. Ich habe ein Beispiel gehabt, wo durch die Unvorsichtigkeit des Krankenwärters die verordneten Fomentationen zu heifs angewendet wurden, und daraus an den untern Extremitäten eine Wunde entstand, welche gerade für den Kranken von den besten Folgen war. Nicht zu versäumen sind ferner reitzende Lavements und Abführungen mit Neutralsalzen, Senna u. s. w.; drastische Mittel innerlich gegebeu, würde ich nicht anrathen.

Sehr vorsichtig mufs man meines Erachtens bei alleu sanguinischen Apoplexien mit den Brechmitteln umgehen, wenn sie auch von einigen Aerzten empfohlen werden. Stützen dieselben sich auch auf ihre Erfahrungen, so waren solche Mittel doch nur bei gastrischen Fällen von Nutzen. Gewöhnlich pflegt man blofs gelungene Fälle seiner Aufmerksamkeit zu würdigen, und die mifslungenen oder gar den Tod zur Folge habenden dagegen gern stillschweigend zu übergehen. Daher glaube ich, dafs man bei einer sanguinisch-passiven Apoplexie nur dann einen Vortheil von Brechmitteln erwarten kann, wenn man sich ihrer als ableitende Mittel bedient, und sie in so kleinen Dosen verordnet, dafs sie blofs den Magen aufregen, und so sympathisch das Gehirn reitzen. Nur auf diese Weise hat ohne Zweifel der weise Hoffmann in den sanguinischen Apoplexien mit nützlichem Erfolge Brechmittel angewandt, die er mit antispasmodicis verband, und worüber er sagt: nonnunquam tantillum tartari emetici, ne tamen vomitum moveat, ad levem quemdam stimulum, nerveis stomachi fibrilis cum omnibus reliquis consentientibus *).

Zur Erfüllung der zweiten Indication dienen die Eröffnung der Iugularvene, Blutegel, an verschiedenen Theilen des Kopfes gesetzt, Schröpfköpfe am Hinterhaupte; ferner kleine Aderlässe am Fufse, die Eröffnung des Nabelstranges bei Neugebornen. Wenn dessenungeachtet eine Verstopfuug der Blutgefäfse noch vorhanden ist, so verordne man excitirende Mittel, welche an verschiedenen Stellen des Kopfes angewandt werden.

Die dritte Indication beschäftigt sich, aufser dem Gebrauch der, bei den vorhergegangenen Indicationen empfohlenen Reitzmittel, mit der Anwendung tonischer, auf das Gehirn unmittelbar reitzend einwirkender Mittel. Hieher gehören, als äufserlich anzuwenden: der Balsamus Fioravente **) und vitae Hoffmanni, womit der Kopf

---

*) Pathol. spec. morbor. p. 177.

**) Rp. Baccar. recent. Lauri Unc. iv.
Gum. Elemi.
— Tacamahac. ana Unc. j.

eingerieben wird, ferner das Unguentum betonicae, starke Riechmittel, weinige und aromatische Umschläge*), welche den glücklichsten Erfolg haben, die moxa**) und Umschläge von Eis und kaltem Wasser mit Salmiak. Innerlich verordne man schwache Aufgüsse von melisse, convallaria majalis, mentha, chamomilla, ruta, betonica und arnica. Mit diesen Medikamenten vereinige man den Gebrauch einer potio aus valeriana, china und phosphor. Dabei reiche mau dem Kranken Hühnerfleischbrühen, Molken und ähnliche Getränke, und verordne nur dann kräftiger einwir-

---

Gum. Galban.
— Oliban.
— Myrrh.
— Hederae ana. unc. iii.
Styrac. liquid. unc. ii.
Ligni Aloes unc. iii.
Galang. minor
Caryophyllor.
Cinnamom.
Nuc. Moschat.
Zedoar.
Zingiber.
Dictamn. alb.
Aloes succotrin.
Succini ana unc. j.
Spirit. vini rectificat. unc. xcvi.
Digere per novem dies. tunc adde Terebinthin. unc. xvj.
Abstrahatur inde Spiritus. S. Balsamus Fioraventi.

*) Séance de la Société de med. de Marseille, du 25. Nov. 1810. p. 65.

**) ibid. p. 86.

kende Mittel, wenn diese Apoplexie nicht mehr zur activen gehört.

Hat man einen scheintodten Erwürgten zu behandeln, so löse man zuvörderst den Knoten, lege ihn demnächst so, dafs der Kopf hoch liegt, und die Füfse herabhängen, öffne ihm dann eine Ader am Halse, am Arme oder am Fufse, verordne Frictionen, stimulirende Lavements, die moxa, Schröpfköpfe und Besprengen mit kaltem Wasser. Van Swieten erwähnt eines Mädchens, die gehenkt und dabei an den Füfsen gezogen wurde, damit sie desto eher getödtet werden möchte, die aber dessen ungeachtet glücklich davon kam. Er schreibt davon: quod calidis spirituosis remediis usi fuerint peritisimi medici, qui ejus curam gesserunt, oleis ac spiritibus calidis inumcerunt cervicem, tempora pedumque plantas, aromatica decocta per clysma injecerunt, unde sequenti die febris secuta fuit, sed simul moto et propulso sanguine, qui in vasis cerebri staguaverat, dum in laqueo haeserat; sensus interni ac externi redierunt. — Ich begreife nicht, warum hier das Einblasen der Luft versäumt worden ist. Dupuytren hat die Beobachtung gemacht, dafs ein Druck auf das achte Nervenpaar die mechanische Thätigkeit der Lungen aufhält, und eine asphyctische Apoplexie veranlafst *). Ist dies etwa auch bei der Strangulation der Fall? Man könnte hier meiner Meinung nach recht gut mit Einreibungen

*) Journ. de médéc. et Chirurg. Vol. 14. p. 47.

reitzender, auflösender Linimente auskommen, die man auf der Brust, am Halse und da, wo der Druck Statt fand, anbringt. Sollte man hiermit nicht ausreichen, dann hat man viel von der Wirkung der positiven Electricität zu erwarten.

Bei jener Asphyxie der Neugebornen, welche in Folge des Zusammendrückens des Kopfes beim Durchgange oder der Compression durch die Nabelschnur entsteht, und eine Abart der sanguinisch-passiven Apoplexie ist, soll man nach Hamilton die Nabelschnur dann nicht durchschneiden, wenn sie noch pulsirt, sondern damit so lange zögern, bis der zusammengedrückte Kopf seine vorige Gestalt wieder angenommen hat, und das Kind zu schreien anfängt. Ist aber in der Nabelschnur die Pulsation erloschen, so soll man den Kopf des Kindes mit Flanelltücher bedecken, dasselbe in lauwarmes Wasser legen, und den Körper leise mit der Hand reiben, auch die Nabelschnur mittelst erwärmter Flanellstücke warm erhalten. Sollte bei dem allen die Pulsation nicht wieder hergestellt werden, oder sich die Nachgeburt gelös't haben, so soll man zum Einblasen der Luft in die Lungen schreiten, indem man den Kopf des Kindes mit gehobener Brust gegen Feuer hält*). Weit einfacher und rationeller ist die Behandlung der französischen Geburtshelfer, wie der gute Erfolg es bewährt. Man öffnet nach ihrer Weise die Nabelschnur zum Behufe des Aderlasses. Bleibt

*) Maladies des femmes et des enfans. p. 287.

dieses ohne Erfolg, dann öffne man eine Ingular-Vene und setze hinter den Ohren Blutegel an, um so den Kopf vom Drucke zu befreien. Durch das Einblasen der Luft reitzt man unmittelbar die Lebenskraft des achten Nervenpaars, der Bronchial- und Intercoital-Nerven, und sympathisch die Nerven des Gehirns, wenn man mit dem Barte einer Feder, den man vorher in ammoniacalischen oder starken Essig-Dünsten, oder auch in Eau de luce und alkoholischen Dünsten geschwängert hat, den Schlund und die membrana pituitaria kitzelt, und wenn man ferner den Mund mit spirituösen Flüssigkeiten befeuchtet, und die Nerven der Oberfläche des Körpers mittelst Frictionen und warmen Tüchern reitzt.

Da diese beiden Arten des Schlagflusses *) durch nicht zu unterscheidende Nuangen zusammenhängen, so ist es sehr schwierig, ihre Grenzen festzusetzen; wir können nur zufällig und von ungefähr die Hauptverschiedenheiten erkennen. In zweifelhaften Fällen schlägt man jene Behandlung ein, die beiden gemein ist, und nur dann verordne man jene Mittel, welche bei einer oder der andern Species indicirt sind, wenn man sich eine richtige Diagnöse geschaffen hat **).

Der

*) Nämlich die active und passive sanguinische Apoplexie.

**) Dr. Hansa (in Hufeland l. c. Bd. 2. p. 356.) empfiehlt in leichten Fällen das Töplitzer Bad.

A. d. U.

Der blutige Schlagfluſs hängt oft von einem Zustande des Gehirns ab, welcher dem analog ist, worin sich Organe befinden, die von Haemorrhagien ergriffen werden. Diese sind entweder activ oder passiv: daſs die letzteren weit seltener vorkommen, ergiebt sich aus der Erfahrung. Eben so finden wir öfter solche Haemorrhagien, die sich besser durch Aderlässe und atonische Mittel heben lassen, als jene, welche durch tonische und adstringirende Mittel geheilt werden. Ferner muſs man auch in Betracht ziehen, daſs die leztern meist nach den activen eintreten, und verschiedene Behandlungsarten erfordern, nämlich: anfänglich schwächende und zu Ende tonische Mittel; aber man kann hier den primitiven Zustand sehr leicht wieder hervorrufen. Wenn durch die Anwendung der stärkenden Mittel die Kräfte zu sehr zunehmen, und die Sinne unterdrückt werden; so lasse man sie weg und schreite zum Aderlaſs, nehme aber auf das Fieber, welches oft heilbringend und an den critischen Tagen entscheidend ist, Rücksicht*).

Prophylactische Behandlung:

Die Vorboten der sanguinisch-passiven Apoplexie kündigen dieselbe gewöhnlich schon von ferne, oder bei ihrem Eintritt und nicht selten bei einem Rückfall an. Wir suchen hier die Praedispositionen zu entfernen, und vermeiden jegliche Gelegenheitsursachen. Zu den ersteren gehören

*) Nr. 54 — 56.

ein sanguinisches Temperament, eine Erweiterung der Gehirngefäſse, wodurch die Congestion nach dem Kopfe mehr begünstigt wird, sodann eine dünne Structur der Gefäſshäute des Gehirns, ein geringhaltiges Caliber der Venen, eine Schlaffheit, Weichheit und Schwäche des Gehirns, eine allgemeine Erregbarkeit und Reitzbarkeit, welche zu Krämpfen und Zusammenschnürungen der Gefäſse sehr viel beitragen; ferner Fettanhäufungen, die in verschiedenen Theilen des Körpers die Blutgefäſse drücken können. Man ersieht hieraus, daſs einige dieser Ursachen gehoben werden können, andre nicht. — Die Gelegenheitsursachen sind alle jene Acte, Einflüsse und Substanzen, welche den Kreislauf des Blutes im Kopfe hemmen, und die mehr in unserer Macht stehen. Man muſs nun, soviel als möglich, die ersteren zu heben und die letztern zu vermeiden sich angelegen sein lassen. — Auch hier gelten alle jene Mittel, die ich in dem prophylactischen Theile der sanguinisch-activen Apoplexie erwähnte. Ich will nur erinnern, daſs, obgleich bei einem bevorstehenden Anfalle dieses Schlagflusses der Aderlaſs höchst wichtig ist, man ihn nicht miſsbrauchen darf, in der Absicht, der Krankheit vorzubeugen. Denn wenn man auch für den Augenblick die Vollblütigkeit hebt, so verschiebt man sie bloſs auf eine längere Zeit, und nicht selten beschleunigt man dadurch den Anfall, indem das Gehirn geschwächt wird. Am zweckmäſsigsten wird man die überflüssige Masse des Blutes ohne Nachtheil verringern und das Gehirn in seiner gehörigen Energie erhalten, wenn der Geist stets mit solchen Objecten beschäftigt wird, welche die Sensibilität nicht ermüden und verletzen. Zur Erreichung dieses Zwecks dienen mannigfache und angenehme, mit körperlicher Bewegung verbundene Zerstreuungen, Mäfsigkeit in den Mahlzeiten, und eine gehörige Auswahl und Verschiedenheit der Speisen, besonders des Abends. Möchten doch diejenigen, welche das ganze Jahr hindurch nur auf ihren Verderb hinarbeiten, und den Vorschriften der Aerzte kein Gehör geben wollen, die Worte beachten, die ein beobachtender und einsichtsvoller Dichter niederschrieb:

. . . . . . Vides, ut pallidas omnis
Coena desurgat dubia? Quin corpus onustum
Hesternis vitiis animum quoque praegravat una,
Atque affigit humo divinae particulam aurae.
Alter, ubi dicto citius curata sopori
Membra dedit, vegetus praescripta ad munia surgit.

Horat. Satir. 2. lib. 2. v. 76.

Was soll man zu dem Mifsbrauch sagen, der heutiges Tages bei Mahlzeiten und schon vorher im Laufe des Tages geübt wird. Wie schädlich sind nicht jene Excesse des Mahles? Plurimum et repente vacuare, vel replere, vel calefacere, vel refrigerare, aut alio quovis modo corpus movere, periculosum: omne si quidem nimium, naturae inimicum*). Wie oft entsteht nicht dadurch der Schlagflufs, dafs der zuvor leere Magen plötzlich und schnell überfüllt, in Folge dessen das Gefäfssystem durch den hinzukommenden Strom eines scharfen Chylus heftig erregt wird, und man hierauf sich einer, oft 24 Stunden lang dauernden Ruhe hingiebt? Gesetzt, man nähme eine gewisse Anzahl von Personen an, die sich nur an Eine Mahlzeit gewöhnt hätten, und vergliche diese mit einer andern, eben so zahlreichen Körperschaft, welche bei übrigens ganz gleicher Auswahl der Speisen mehrere Mahlzeiten hielten; so würde sich daraus ergeben, dafs bei lezterer Lebensweise die Apoplexie weit häufiger ist. Die Gewohnheit, des Morgens zu frühstücken, welche jetzt so an der Tagesordnung ist, hebt diesen Uebelstand nicht auf; denn es folgt daraus, dafs man die Mittagsmahlzeit oder, wie Horace sagt, coena dubia auf eine Zeit verlegt, wo sie gerade sehr mäfsig sein sollte. Dies ist aufser Zweifel. Wie weise hatten es unsere Vorfahren eingerichtet, dafs sie ihre tägliche Nahrung zu verschiedenen Zeiten einnahmen, und zu Mittag mehr, als zu Abende afsen! Paulatim vero quod fit, sagt Hippocrates, tutum et praesertim si quis ab uno ad aliud transierit**). Die Nahrung mufs hier, wenn es die Energie der Systeme erlaubt, mehr aus dem Pflanzenreiche gezogen werden. Man gebrauche

*) Hippocr. Aphorism. 51.

**) Hyppocrat. Aphor.

von Zeit zu Zeit einige kühlende Abführungsmittel. Nimmt Fettigkeit zu sehr überhand, wie z. B. die des Mathon, von dem Juvenal sagt:

Causidici nova quum veniat lectica Mathonis
Plena ipso. Sat. 1. v. 32.

und disponirt sie zur Apoplexie, so suche man ihr dadurch Einhalt zu thun, dafs man einen zu langen Schlaf vermeidet, sich der Trägheit nicht überläfst, sondern vielmehr den Körper immer in Bewegung erhält und dabei säuerliche Salze, Mittelsalze, die scilla, Seife u. s. w. gebraucht. Unter gewissen Umständen ist auch die Salivatio mercurialis zu empfehlen. Sehr zuträglich sind weite Kleidungsstücke, Cauterien an den Extremitäten und warme, aus Essig und Senf bestehende Fufsbäder, vorzüglich dann, wenn der Kopf eingenommen ist. Der Patient mufs dabei den Kopf stets in die Höhe halten, sich vor Fufserkältungen, besonders im Winter, zu schützen wissen, und jeglichen Gemüthsaffect, so wie alle Leidenschaften, sorgfältigst vermeiden.

Zweites Capitel.

§. 51.

Behandlung der pituitösen Apoplexie.

Nach der Erfahrung der meisten Schriftsteller ist diese Apoplexie sehr oft mit der sanguinischen complicirt. Sie erkennen diefs an den Zeichen der

Apathie bei der ersten und an denen der Reitzbarkeit bei der letztern. In diesem Fall soll man den Anfang mit Aderlässen machen, und dann zu jenen Mitteln übergehen, welche die serösen Feuchtigkeiten, womit der Kopf überfüllt ist, auflösen, wenn zuvor die sanguinische Complication gehoben ist. Mir scheint es, daſs diese Festsetzung nur dazu entlehnt ward, um die Meinungen über jene Ansammlung des Serums, die man bei mehreren wirklich sanguinischen Apoplexien im Cranio vorfindet, mit denjenigen zu vereinigen, welche man von den Symptomen der sanguinischen Apoplexie hat, die im Verlaufe der Krankheit bemerkbar werden, denn ich bin fest überzeugt, daſs in der Wirklichkeit die bedeutendsten lymphatischen Affecte sich sehr schwer mit den sanguinischen vereinigen.

Hat man eine seröse Apoplexie zu behandeln, so suche man zu allererst die seröse Ansammlung fortzuschaffen. Ein Brechmittel ist hier von der gröſsten Wichtigkeit, und wird von sehr ausgezeichneten Aerzten empfohlen. Es erweckt die Energie und die Thätigkeit des lymphatischen Systems, befördert den Abgang der Serosität durch die Augen, Nase, und aus den glandulis buccalibus, und entfernt aus den Falten des Magens eine hinlängliche Menge Schleim, so daſs der Kopf sich erleichtert fühlt. Allein man fürchtet, daſs es in einigen Fällen das Blut und die Säfte im Gehirn lebhaft in Bewegung setzt, wodurch noch eine gröſsere Oppression und öfters auch der Tod erfolgt. Daher bezweifelt Bursieri*) den Nutzen des Brechmittels, und van Swieten sagt, daſs es Hinsichts des Erfolgs den Arzt immer in Ungewiſsheit läſst **). Eben so bemerkt auch Carrette, daſs Brechmittel hier mehr schädlich als nützlich wären, die Apoplexie möge nun eine sanguinische oder seröse sein ***). Dann aber ist ein Vomitif indicirt, wenn gastrische Complicationen mitgegeben sind, und ich glaube, daſs jener Vortheil, den man davon in der pituitösen Apoplexie zu sehen wähnte, mehr bei denjenigen Arten zu erwarten ist, wo man die nervös-sympathische biliöse für eine seröse hielt. Bricht aber der Kranke leicht und mit günstigem Erfolg, so halte ich es für zweckmäſsig, der Heilkraft der Natur zu Hülfe zu eilen.

Man wähle hier solche Mittel, welche, ohne den Zufluſs der Säfte nach dem Gehirn zu befördern, das geschwächte Gehirn aufregen, und die Lymphe und Serosität aus dem Gehirn ableiten. Drastica wären hier an ihren Platz, sie evacuiren die Serosität aus den Intestinaldrüsen, und wirken hier sehr heilsam durch die Sympathie, welche zwischen der tunica mucosa der ersten Wege und dem Gehirn herrscht. Daher soll man, nach dem Vater der Medicin, durch jene Mittel stark laxiren. Aretaeus empfiehlt den Gebrauch der

*) Institut. vol. 5. p. 146.

**) Comment. §. 1026.

***) Journal de méd. et chirurg. vol. 18. p. 356.

Hiera picra*) zu 4—5 Gran mit 2 Unzen Wasser, und die Colocynthen, Euphorbia, welche so lange angewendet werden sollen, bis der Kranke gereitzt wird, oder bis sich ein Fieber einstellt, der tonus der Arterien und die Physiognomie des Kranken wieder hergestellt werden **). Es giebt aber Fälle, wo der Stupor der Nerven in den Eingeweiden so groſs ist, daſs diese Mittel in gewöhnlichen Dosen unzureichend sind; dann muſs man die Dose verstärken. Rossi schreibt in diesem Falle 8 — 10 Gran tartarus stibiatus mit eben so viel trochisci alkandal ***) vor. Es erfolgt auf diese Mittel eine Leibesöffnung, und man vermeidet das Brechen. Diesen Mitteln wird noch durch oft zu wiederholende Lavements aus einer Unze Confectis Hamecli †) oder aus einer Unze electuarium diaphoenicon ††), oder auch aus Seife und aus

---

*) Eine von van Swieten zusammengesetzte Latwerge, die aus Aloe, Zimmt, aus der radix asari, spica indica crocus, mastix und Honig besteht. A. d. U.

**) Van Swieten Comment. §. 1028.

***) Rp. Pulp. colocynthid. a seminibus liberat. et comis. unc. v.
Gum. mimos. pulverat. unc. j.
misc. f. c. sufficient. quantitat. aq. Trochisci.
s. Trochisci Alkandal.

†) Eine alte Zusammensetzung aus drastischen Mitteln bestehend, nämlich: aus Rheum, Colocynthen, Absynthium, Senna, Manna, Pulpa tamarindor., Scammonium u. s. w.

††) Es besteht aus: Datteln, süſsen Mandeln, Honig, Zimmt, Ingber, Drachenblut, Fenchel u. s. w.

A. d. U.

3 — 4 Unzen Vinum antimonii zu Hülfe gekommen. Da aber auch diese Mittel sich öfters unwirksam gezeigt haben; so hat Bosquillon ein Lavement aus 1 Unze Kochsalz vorgeschlagen. Auch Stuhlzäpfchen können hier angewandt werden.

Zeigt es sich, dafs eine Crisis durch den Schweifs erfolgen will, so eilt man der Natur dadurch zu Hülfe, dafs man den Körper recht warm einhüllt und innerlich einige sudorifera, z. B. einen Aufgufs des Carduus benedictus und des Sassafras, so wie Abkochungen und andre Praeparate des Guajac verordnet. Sollte die Crisis per urinam erfolgen wollen, so thun hier scharfe Salze, scilla und digitalis purpurea wesentliche Dienste. Auch empfiehlt man Speichelflufs erregende Mittel, z. B. das pyrethrum, das hydrargyrum muriaticum corrosivum oder mite; ferner Niesemittel, als die iris florentina, den Helleborus und die betonica; doch darf letzteres nur mit gehöriger Umsicht geschehen, und nur, nachdem der gröfste Theil der Feuchtigkeiten schon ausgeführt worden ist.

Diesen Mitteln folgen nun solche, welche unmittelbar oder mittelbar die geschwächte Energie des Gehirns erhöhen. Man bezweckt diese Indication manchmal durch auflösende Mittel, innerlich angewendet, z. B. durch flüchtige Salze, Spiritus salis ammoniaci, cornu cervi, ferner durch ein Infusum lavendulae, rorismarinae, betonicae, durch ein Decoctum Salviae, arnicae, serpentariae, durch das Sulphur auratum antimonii. Dabei kommen noch äufsere Reitzmittel in Anwendung, als: Einreibungen des Kopfes mit Balsamen, wie Balsamum vitae Hoffmanni, mit Ammonium, Oleum absynthii, lavendulae, rutae etc. Barbette schlägt folgendes Liniment vor:

Rp. Olei succ. spi. castor. Scrup. jj.
Pulver. hyperic. mac. rut. express. unc. dimid.
illinat. cervix.

Ferner empfiehlt man starke Riechmittel, die Electricität, den Galvanismus, die urticatio, Einreibungen mit Canthariden-Tinctur, mit Ammoniak, und endlich Sinapismen und Vesicatorien. Nach der Anweisung einiger Practiker soll man sie am Kopfe anwenden. Baglivi sagt hierüber: in gravissimis soporibus, Apoplexia, aliisque hujusmodi morbis correpti momento fere excitati fuerunt applicato magno vesicatorio supra totam capitis peripheriam, abrasis prius capillis ut plures testantur historiae *). Avizenna und Sennert haben hier das Cauterium actuale an der Sutura coronalis anempfohlen. Wepfer und Mistichalli sind ihrem Rathe gefolgt, und heutigen Tages empfiehlt man sehr, die moxa an der erwähnten Stelle zu appliciren **).

Prophylactische Behandlung.

Gehen dieser Krankheit Vorboten voraus; so suche man die Lymphe zu evacuiren, und das Gehirn sowohl, als auch die Nerven zu stärken.

---

*) Baglivi oper. omn. p. 331.

**) Séance de la Soc. de méd. de Marseille d. 25. Octbr. 1810. Nr. 14. 15. 16. 17.

Der Kranke halte sich an trockenen und luftigen Orten auf, der Arzt verordne ihm stomachica, sobald Indigestion und eine Unthätigkeit des Magens vorhanden sein sollte; die Diät muſs zweckmäſsig und leicht sein, vorzüglich des Abends. Patient genieſse tonische und diuretische Weine oder gutes Bier, ferner Kaffee und gewürzte Chocolate. Dabei verschreibe man ihm Laxiermittel, z. B. das pulvis cornachinus *), Aloe, rheum, magnesia sulphurica und Lavements aus Salzwasser; ferner bittere Tisanen, die zugleich eröffnend wirken, bittere Weine, ein Infusum absynthii vinosum, centaureae minoris, capparis spinosae L., foeniculi u. s. w. Patient darf weder allzu lange schlafen, noch eine sitzende Lebensart führen; er vermeide jeden Exceſs, der ihn schwächt, so wie auch jeden feuchten Aufenthaltsort, und vorzüglich, sich der feuchten und kalten Witterung auszusetzen.

Drittes Capitel.

§. 52.

Behandlung der nervösen Apoplexie.

Jene Schlagflüsse, welche zu ihren Ursachen keine Compression und organische oder trauma-

*) Es besteht aus gleichen Theilen scammonicum, antimonium diaphoreticum und crystalli tartari. A. d. U.

tische Verletzungen haben, vielmehr nur Folge von Feuchtigkeiten, die das Gehirn belästigen, oder von einer eignen Disposition der Gehirnfiber sind, welche einer sympathischen oder idiopathischen Ursache ihr Dasein zu verdanken haben, diese Schlagflüsse bedürfen sämmtlich einer ganz eigenthümlichen Behandlung, die ich nun nach den Arten dieser Klasse durchgehen will.

§. 53.

Behandlung der nervös-idiopathischen Apoplexie.

Dieser Schlagflufs entsteht aus zwei verschiedenen Ursachen, nämlich entweder aus einer materiellen Schädlichkeit, welche auf das Nervenprincip einwirkt, oder aus einer besondern Disposition des Nervenprincips ohne eine materielle Mitwirkung, weshalb sich hier zwei Unterabtheilungen bilden *).

§. 54.

Behandlung der nervös-idiopathischen Apoplexie mit Materie.

Es unterliegt keinem Zweifel, dafs dieser Schlagflufs Folge der Einwirkung einer Schädlich-

---

*) Schäffer (Hufeland l. c. Bd. 30. H. 2. p. 95.) nimmt an, dafs Schlagflüsse, die von verminderter oder plötzlich aufgehobener Thätigkeit der Nerven entstehen, nicht immer und allein vom Kopfe ausgehen, sondern überall entstehen und eintreten können, wo sich Nervenganglien vorfinden. Schlagflüsse, welche vom Gehirn ausgehen, sind mehr oder minder, wenigstens im ersten Anfall, mit Bewufstlosigkeit verbunden; gehen

keit aufs Gehirn ist, welche meiner Einsicht nach nur dadurch influirt, daſs sie einen Krampf im nervösen und im Gefäſs-System des Gehirns hervorbringt. Demnach würde man hier mit krampfstillenden Mitteln ausreichen können; was dürfte man aber bei nervösen Krankheiten von ihnen erwarten, wenn man die Ursachen nicht erst heben wollte? — Ich will auch hier, wie in dem pathologischen Theile, diese Art des Schlagflusses nach den Verschiedenheiten seiner ursächlichen Principe durchgehen.

§. 55.

A. Behandlung der nervös-idiopathischen Apoplexie mit rheumatischer Materie.

Die allgemeine Indication ist hier, den Reitz der rheumatischen Schärfe, welcher die Gehirnfiber abstumpft und die Gehirngefäſse zusammenzieht, vermittelst ableitender Mittel zu entfernen, und jene Ursache nach weniger zarten und wichtigen Theilen oder nach den verschiedenen absondernden und ausführenden Organen hinzuleiten. Doch ist hier gewöhnlich das Temperament mehr oder weniger reitzbar, der Krankheitsstoff mehr oder weniger stimulirend, und hat mehr oder weniger Affinität zur Gehirnmasse, oder diese hält ihn wegen des Schwächezustandes, worin sie sich befindet, innig gebunden. Unterdessen ziehen sich

---

sie dagegen vom Unterleibe aus, so bleibt sich der Kranke stets bewuſst.

A. d. U.

aber die Kapillargefäſse im Gehirn auf eine der Circulation nachtheilige Weise zusammen; diese wird gehemmt, das Gehirn mit Blut überfüllt, und die ursprünglich nervöse Apoplexie geht nun in eine secundaire sanguinische über. Was für ein Mittel bliebe uns in diesem Fall übrig, die Grundursache der Krankheit zu heben, bevor wir nicht jene Zufälle entfernen, welche sich ihrem Fortschaffen entgegen setzen? Daher muſs man vor allem andern einen Aderlaſs am Arm vorangehen, dann einen am Fuſs folgen lassen, und beide müssen im Fall der Noth noch wiederholt werden. Sollte dieſs unzulänglich sein, so verordne man Blutegel und Schröpfköpfe am Kopf, und zwar so lange, bis der Puls freier wird, und man einen hinreichenden Grund hat zu vermuthen, daſs die Anhäufung des Blutes im Gehirn gemindert ist. Hierauf erst muſs man den Krankheitsstoff entfernen, indem man zu diesem Zweck dem Kranken lauwarmes Getränk reicht, und ihm während dem warme Fomentationen an den Füſsen, Fuſsbäder, auch Halbbäder, oder auch ganze, aber immer warme Bäder verordnet, sobald keine plethora hinzukommen sollte. — Wird der Puls freier und ist die Reitzbarkeit vermindert, dann erst muſs man den Zufluſs nach dem Gehirn dadurch zu beseitigen suchen, daſs man den im Gehirn befindlichen Reitz durch kräftiger einwirkende Mittel fortzuschaffen bemüht ist. Zu diesem Behufe verordne man Fuſsbäder aus Senf oder Essig, Schröpfköpfe, Vesicatoria oder ammoniakalische Einreibungen, Einreibungen mit Canthariden-Tinctur, und diese zwar in solchen Stellen, aus denen der Rheumatismus gewichen war, oder wo er vor dem Eintritt der Apoplexie sich aufzuhalten pflegte; ferner verordne man innerlich warme Getränke, einen Aufguſs des papaver rhoeas, der Fliederblumen, des Sassafras, eine Abkochung der Sassaparilla, des Guajac, mit etwas Ammonium aceticum oder Sal ammoniacum, auch einige Gaben des pulvis Doweri oder des Gummi guajaci.

Sollte dessenungeachtet die Krankheit unverändert bleiben, oder sich ger verschlimmern; so müssen, wenn man Blutcongestionen vermuthet, dieselben von neuem gehoben, und dann andere Evacuantia, als: diuretica, purgantia und lavements aus Neutralsalzen, oder aus Senna angewendet werden. In hartnäckigen Fällen gelingt die Heilung durch die Anwendung blutiger Schröpfköpfe am Hinterhaupte oder eines tüchtigen Vesicatorii.

Bei sanguinischem Temperament, bei zu befürchtenden Anhäufungen des Blutes und bei Extravasaten desselben im Gehirn, muſs man ja nicht mit Aderlässen und Ableitungen zögern. Ist das Temperament aber nervös, welches man aus der fehlerhaften Reaction ersehen kann, dann muſs man mehr temperirende und krampfstillende Mittel anwenden; ist es lymphatisch, deutet es sich durch den Stillstand der Lymphe an, dann verordne man stimulirende und auflösende Mittel *).

Fast eben so wird jene Apoplexie behandelt, welche Folge der zurückgetretenen Exantheme, als des Grindes, der Krätze, der Flechten, der unterdrückten Fufsschweifse u. s. w. ist; allein immer mufs man hier die ihnen eigenthümliche Behandlung verbinden.

Prophylactische Behandlung.

Jene Individuen, welche an rheumatischen und nervösen Krankheiten leiden und bei denen der rheumatische Schmerz sich vorzüglich im Kopf festsetzt, so wie diejenigen, welche schon einen Anfall der Apoplexie überstanden haben, müssen sich sorgfältigst nicht minder vor dem Aufenthalt an kalten und feuchten Orten, als vor kalter und feuchter Witterung in Acht nehmen. Der Arzt erlaube nicht, dafs sie bei schlechtem Wetter ausgehen, oder sich dem Wechsel der Temperatur unterziehen **). Solchen Personen liegt es sehr nahe, darauf bedacht zu sein, dafs sie den Kopf und die Füfse recht warm halten; sie müssen zu dem Ende flanellene Kleidungsstücke tragen, ein mäfsiges Regimen beobachten, und alle schwer verdauliche, reitzende Nahrung vermeiden. Der Arzt aber verordne ihnen Lavements,

---

*) S. Beobachtung 57—58.

**) Vergl. Hufeland l. c. Bd. 37. H. 2. p. 22.

A. d. U.

ments, den mäſsigen Gebrauch des Tabácks, und lasse ihnen ein Cauterium an den Füſsen legen. Leidet Patient an rheumatischen Schmerzen, und besorgt man, daſs eine Metastase nach dem Kopf im Wege sei, dann schreibe man den Gebrauch erweichender und reitzender Fuſsbäder vor, der Kranke strenge seinen Kopf nicht zu sehr an, vermeide vielmehr jeden traurigen Eindruck aufs Gemüth und den Zorn. Recht sehr muſs man sich davor hüten, heftige Schmerzen durch Aderlässe und heroische oder topische Mittel beseitigen zu wollen. Purgentia sind hier ohne alle Indication, doch gehören Diaphoretica öfters zu den Präservativ-Mitteln.

§. 56.

Behandlung der nervös-idiopathischen Apoplexie mit arthritischer Materie.

Diese Apoplexie entsteht, wenn eine regelmäſsige, aber heftige Gicht bei einem Individuo von sanguinischem Temperamente durch unzweckmäſsige Behandlung sich nach dem Gehirn wirft, wodurch die Gefäſse dieses Organs zusammengezogen werden, und eine Verstopfung darin zu Stande kommt. Oefters muſs man alsdann zum Aderlaſs schreiten, ihn nöthigenfalls wiederholen, und gleich darauf ableitende Mittel anwenden, welche den Krankheitsstoff an seine vorige Stelle zurückführen. Der Aderlaſs am Fuſs hat hier seinen doppelten Zweck, weil er zuvörderst als Vorbauungsmittel gegen Blutanhäufung im Gehirn dient, oder dieselbe, wo sie bereits eingetreten ist, auflöst, und weil er demnächst die Gicht an der alten Stelle wieder hervorruft. Sollten die Zeichen der Plethora nicht hervorstechend und marquirt sein, dann sind auch jene Aderlässe nicht so nothwendig, und man muſs eine so kostbare Zeit nicht verloren gehen lassen, sondern sogleich zu ableitenden Mitteln seine Zuflucht nehmen, indem der Gichtstoff bei längerem Aufenthalt im Gehirn daselbst einen Krampf erzeugt, wodurch der Schlagfluſs den höchsten Standpunkt erreicht. Die groſse Mobilität dieses Krankheitsstoffes macht, daſs man durch dieses Heilverfahren trotz den etwa obwaltenden Hindernissen öfters Hülfe leisten kann.

Ist die Gicht asthenischer Natur und das Temperament lymphatisch, der Kranke aber im Alter hoch vorgerückt, so muſs der Aderlaſs höchst vorsichtig angewandt werden. In den ersten beiden Fällen sind antispasmodica und revulsiva indicirt, z. B. einfache Fuſsbäder oder Fuſsbäder aus Senf, Essig und Seife, trockene Frictionen, Einreibungen mit Canthariden-Tinctur, ammoniakalischem Liniment, mit Liquor ammonii caustici und Oleum terebinthinae, und zwar an den schmerzhaften Stellen, auch heiſse Dampfbäder, Blutegel, trockene Schröpfköpfe, einige Purgantia, ableitende Lavements, Vesicatoria und starke Sinapismen. Unter den krampfstillenden Mitteln ist hier vorzugsweise das Laudanum zu wählen, besonders wenn die Gicht eine asthenische Beschaffenheit verräth, und wenn ihre Metastase nach dem Gehirn nicht durch den Mifsbrauch des Opiums geschah. Sydenham hat hier davon häufig Anwendung gemacht, und Fodére benutzt es noch jetzt *).

Prophylactische Behandlung.

Gichtkranke, welche sich vor dieser Krankheit in Acht nehmen wollen, müssen alles das vermeiden, was das Gehirn reitzen oder schwächen könnte, und dadurch zur Metastase der Gichtmaterie von den Extremitäten Anlafs giebt. Zu den erstern Ursachen gehören vorzüglich Geistesanstrengungen, Leidenschaften, welche zugleich schwächen, ein Excessus in venere, starke Getränke, aromatische, gewürzhafte Speisen, lange andauernder Schlaf, ein Nervenschwächendes Regimen, endlich irgend ein Reitz, den man ohne alle Indication auf dem Kopf anwendet. Zu den letztern sind alle repercussive Mittel zu zählen, die man an den untern Extremitäten in Anwendung bringt. An dem Theil, wo die Gicht ihren Sitz hat, mufs man die Energie unterhalten, damit sie von hier nicht irgendwo anders hin weicht. Sehr oft ist es mir gelungen, Gichtschmerzen am Halse, am Arm und am Unterleib dadurch zu

*) Nr. 51. 52.

entfernen, daſs ich hier erweichende oder, nach der neuern Sprache, atonische contrastimulirende, Fomentationen anwenden lieſs, während ich auf den Fuſssohlen einen Reitz hervorbrachte. Es ist demnach klar, daſs, wenn man bei der Gicht an den Füſsen diese Mittel anwendet, während Leidenschaften oder irgend andere Ursachen noch fortwährend aufs Gehirn wirken, dieser Schlagfluſs dessen ungeachtet entstehen kann. Daher muſs man hier, selbst beim Gebrauch der äuſsern Mittel, so sehr vorsichtig zu Werke gehen.

§. 57.

Behandlung der nervös-idiopathischen Apoplexie mit Materie durch Einwirkung der Gas-Arten.

Es ist durch die Erfahrung erwiesen, daſs die athmosphärische Luft, sobald sie in unsere Gefäſse eintritt, und das Gehirn erreicht, so wie auch eine ähnliche Gasart, die sich in der Blutmasse entwickelt, selbst wenn keine Fäulniſs vorhanden ist, apoplectisch tödtet. Bis dahin sind uns weder die Ursachen, noch die Umstände dieser Erscheinung bekannt; auch können wir keine diagnostischen Merkmahle und noch weniger die Mittel welche hier indicirt sind, festsetzen. Uebrigens ist diese Apoplexie so schnell tödtend, daſs dem Arzte keine Zeit zum Helfen übrig bleibt.

Was nun jenen Schlagfluſs anbetrifft, wo das

kohlensaure Gas die Ursache ist, und das nach unserer Vermuthung als ein Reitz aufs Gehirn wirkt, wenn es darin angesammelt ist, und im allgemeinen das animalische Leben abstumpft und schwächt; so ergiebt sich hier die Indication von selbst. Man suche den Kranken von dem gefährlichen Ort zu entfernen, und bringe ihn ins Freie. Sollte diefs nicht sobald geschehen können, so lüfte man diesen Ort. Man zerstört die mephitische Luft durch das Besprengen mit frischem Wasser und mit Kalkwasser. — Ferner besprenge man das Gesicht des Kranken mit Wasser, reiche ihm, wenn es angeht, viel säuerliches Getränk, gebe ihm Lavements aus Oxycrat, und reibe den ganzen Körper mit Essig ein. Portal versichert, die Kranken bekämen hierbei heftiges Kopfweh. — Diese mephitische Luft ist betäubend, und jene Mittel helfen bei allen Vergiftungen durch narcotica. War der Fall noch nicht sehr bedeutend, so läfst man den Kranken ein lauwarmes Fufsbad nehmen, im Gegentheil aber, wenn der Verunglückte sanguinischen Temperaments ist, wenn er an grofser Hitze leidet, sein Gesicht roth, die Lippen aufgelaufen sind, die Augen stark thränen, so verordne man 1—2 Aderlässe am Arm oder am Fufs, je nachdem die Umstände es gestatten. Ist aber der Fall sehr dringend, Scheintod vorhanden, und fehlen die Zeichen der Plethora, dann trachte man dahin, die Organe zu reitzen, indem man die membrana Schneideriana mit dem Barte einer Feder oder durch Salmiakgeist, Eau de luce und Riechessig stimulirt. Ferner verordne man reitzende Lavements mit einem Decoctum nicotianae, colocynthidum, mit einem Infusum Sennae, auch Neutral-Salze oder das Vinum antimonii; man scarificire die Fufssohlen und lege an denselben, sobald die Sensibilität hier noch nicht erloschen, rubefacientia auf; gebrauche aber, falls die Sensibilität schon völlig verschwunden, das Cauterium actuale. Sollten alle diese Mittel fruchtlos sein, so blase man atmosphärische Luft in die Lungen ein. Diefs geschieht durch die Nasenlöcher, indem der Mund fest geschlossen, der Unterleib des Kranken aber immer gedrückt wird, um auf diese Weise gleichsam der Bewegung bei der Respiration nachzuahmen. Man bedient sich hierzu eines kleinen Blasebalges oder auch einer Röhre, die man nach Fothergill in den Mund des Kranken bringt, wobei die Nasenlöcher hermetisch verschlossen werden. Portal schlägt hier die Tracheotomie dergestalt vor; dafs man darnach in die Oeffnung der Trachea eine Röhre einfugt, und auf diese Weise mittelst des Mundes die Luft einbläs't. Ich ziehe hier eine Spritze vor, welche Legalois bei Ertrunkenen, um sie wieder ins Leben zu rufen, anwendet. Die Canule dieser Spritze ist bis an die Basis seitwärts durchbohrt, wodurch sich beim Anziehen des Stempels Luft in der Spritze sammelt. Ist diefs nun geschehen, so hält man die untere Oeffnung der Canule mit dem Finger so lange fest zu, bis man die Luft auspumpen will. Allein es könnte vielleicht solche Luft, welche in den Lungen eines Menschen, der dieses Einblasen besorgt, natürlich erwärmt worden, durch ihre Temperatur den chemischen Erscheinungen der Respiration bei Erstickten zweckmäfsiger sein; dann dürfte man aber auch die Spritze zuvor nur erwärmen, und der Kranke würde eine Luft einathmen, deren Temperatur noch die der in den Lungen erwärmten überträfe, und wobei noch der Vortheil Statt findet, dafs sie ganz rein in die Lungen eines Individuums käme, welches aus Mangel an Oxygen und aus Ueberschufs an Hydrogen und Kohlenstoffgas in Gefahr ist zu sterben.

Eine fast ähnliche Behandlung erheischt jene Apoplexie, wo die Ursache ein anderes Gas, als das gas carbonicum ist. Ich will daher nur noch bemerken, dafs hier Brechmittel, wiewohl sie Portal verwirft, vorzüglich bei dem gas plomb sehr zweckmäfsig sind, zu welchem Behufe man Olivenöl so lange reiche, bis Erbrechen folgt. Alibert versichert, dafs schon sehr oft solche Verunglückte dadurch gerettet wurden *). Dupuytren und Thenard beobachteten, dafs die Luftart eines Abtrittes, worin mehrere Personen erstickten, ammoniakalisches Schwefelwasserstoffgas war, und weder das Wasserstoffgas, noch das ammoniakalische Gas, mit Atmosphäre gemischt, Thiere tödteten, sondern immer das Schwefelwas-

*) Alibert Therapeut. V. 2. p. 94.

serstoffgas. Sie schlossen also daraus, daſs letzteres allein jenen Tod herbeigeführt hatte *). Es ist schon anderwärts angeführt, daſs das salzsaure Oxygen bei gewissen Asphyxien sehr nützlich ist **). Dupuytren, welcher die Beobachtung gemacht hat, daſs dieses Gas das Schwefelwasserstoffgas neutralisirt, und die gegenseitige Wirkung beider Gasarten so schnell ist, daſs eine momentane Zersetzung Statt findet, und daſs ferner ein Theil des Oxygens dieses Gases sich mit dem Hydrogen der mephitischen Luftart verbindet und Wasser bildet, der andere aber, mit dem Ammonium verbunden, ein Salz erzeugt, welches sich crystallisirt, bestätigte seinen Nutzen bei dieser Art der Asphyxie. Er giebt dieserhalb den Rath, man solle dieses Gas in groſser Quantität an der Oeffnung jener Gruben oder auch in den Gruben selbst entwickeln, ehe man sie reinigt ***). Man könnte auch, doch mit Umsicht, besonders dann, wann sich Zeichen des Athems offenbaren, dem erstickten Körper eine Dosis von diesem Gas reichen.

In Betreff des prophylactischen Theils kann ich hier nichts weiter rathen, als daſs man sich von solchen gefährlichen Orten fern halte. Ist

*) Bullet. de l'école de Paris. Prem. ann. p. 148.

**) Annal. de Montpel. T. 1. p. 12.

***) Osservazioni di un' asfissia prodotta dal gas sviluppato di un aqua stagnante. In Brera novi commentary 1819. N. VII. p. 26. A. d. U.

man genöthigt, in der Nähe derselben zu verweilen und zu wohnen, so lüfte man seine Zimmer, besprenge sie mit Kalkwasser und entwickele darin fleifsig salzsaures Oxygen.

§. 58.

Behandlung der nervös-idiopathischen Apoplexie mit Materie, durch Ueberfüllung der Venen.

Die schicklichste Art, scheintodte Ertrunkene wieder ins Leben zu rufen, wäre: den übermäfsigen Wasser- und Kohlenstoff dem Blute zu entziehen, und ihm dagegen den mangelnden Sauerstoff zuzuführen *). Dies geschieht aber nur durch die Respiration. Könnte man hier indefs nicht vielleicht durch Lavements, Dämpfe und äufserlicher Anwendung dem Körper das Oxygengas beibringen? **)

---

*) Bichat (Experim. sur la vie et la mort p. 246.) unterscheidet hier zwei Perioden: 1) die, wo die Gehirnfunction nur unterdrückt, und 2) jene, wo die Circulation aufgehoben ist. Er fand, dafs jegliche Transfusion bei der letztern eben so unnütz wäre, als sie bei der erstern nützlich sei. Die Circulation und die Gehirnfunction stellen sich wieder ein, doch mufs bei dem allen die Ursache fortgeschafft werden.

**) Man könnte das Oxygen aus Kalk, Kali nitricum, Manganoxyd und Acidum muriaticum oxygenatum entwikkeln, und es mit Vorsicht anwenden, um nicht zu reitzend einzuwirken. Allerdings würde so dem Mangel des Oxygens abgeholfen sein, doch bliebe noch die nach-

Gewöhnlich behandelt man, und zwar mit einigem Nutzen, Ertrunkene auf folgende Weise: man legt sie behutsam, ohne den Körper stark zu bewegen, auf eine feste Unterlage, entkleidet sie hierauf, trocknet ihr Haupthaar und den Körper sorgfältigst ab, wickelt den Körper in eine wollene Decke ein, und bringt ihn an einen warmen Ort. Der Körper mufs auf die Seite gelegt werden, mit einer erhabenen Lage des Kopfes; sodann eröffnet man den Mund des Kranken, indem man zwischen die Zähne eine Holzplatte bringt, welche sie von einander hält. Man entfernt darauf alles, was die freie Respiration aufhalten könnte, und giebt hierzu dem Körper einen hinlänglichen Grad von Wärme, indem man an der ganzen Ausdehnung desselben, vorzüglich aber am Rücken, sanfte Frictionen vornimmt, welche mit warmen Flanell-Tüchern, entweder trocken oder mit Kampherspiritus, gemacht werden. An verschiedenen Theilen des Körpers legt man kleine Säckchen mit warmer Asche oder warmen Sand, oder auch mit erwärmtem Ziegelmehl gefüllt. Im Fall der Noth nimmt man den, am Ufer sich vorfindenden warmen Sand und macht damit Einreibungen. Man füllt Wärmflaschen mit heifsem Wasser, und legt diese in die Fläche der Hand, auf die Fufssohlen und unter die Achseln; auch kann man Flanelltücher, welche blofs mit

---

theilige Wirkung des Hydrogens und des Kohlenstoffs aufs Gehirn übrig.

warmem Wasser getränkt und dann ausgedrückt werden, als Umschläge über den ganzen Körper gebrauchen. Chaussier empfiehlt, aus einer Wärmflasche, worin man aromatische Kräuter thut, warme Dämpfe zu entwickeln, und diese vermittelst einer Röhre unter die Decke des Kranken hinzuleiten, wodurch die Wärme am zweckmäſsigsten jedem Theil des Körpers mitgetheilt wird. Das wesentlichste Mittel ist aber immer das Einblasen der Luft, weil hier alles von der Respiration abhängt. Dieſs geschieht mittelst einer hölzernen Röhre, die man in ein Nasenloch einpaſst, während man das andere und den Mund hermetisch schlieſst. Chaussier zieht hier folgendes Verfahren vor: man soll nämlich die Luft mittelst einer langen, cylindrischen und gekrümmten Röhre in die Lungen einblasen. Diese Röhre ist an einem Ende platt und gebogen; da, wo die Biegung beginnt, ist ein Stück Wasch- oder Brennschwamm befestigt. Man öffnet den Mund des Kranken, drückt die Zunge mit dem Finger abwärts, und bringt jene Röhre so weit in den Mund, bis das Stückchen Schwamm auf die Oeffnung des larynx stöſst, worauf von einem Assistenten mittelst des Mundes oder eines kleinen Blasebalges dem Kranken die Luft eingeblasen wird. Portal empfiehlt bei sanguinischen Personen, wo der Körper noch warm, das Gesicht violetfarben, aufgedunsen, schwarz oder roth, wenn die Jochadern aufgelaufen, die Gliedmaſsen biegsam sind, und wann Haemorrhagien aus dem

Munde oder aus der Nase erscheinen, einen Aderlafs am Arm oder am Fufs, um dadurch die Circulation zu beleben oder die Blutgefäfse des Gehirns auszuleeren *). — Durch die Urtication, durch ammoniakalische Dünste, welche man in die Nase steigen läfst, reitzt man die Thätigkeit und sympathisch auch das Gehirn. Zu diesem Zwecke kann man in eine Auflösung des Ammonium den Bart einer Feder oder einen Streifen Papier eintauchen, und damit in die Nasenlöcher dringen. Ferner verordne man das Schröpfen, Niesemittel **), reitzende Lavements, Sinapismen, Vesicantia und die Electricität. Alibert empfiehlt nach Aldini die Anwendung des Galvanismus ***). — Wiewohl ich nicht glaube, dafs hier der Tod dadurch erfolgt, weil sich in den Bronchen und in den Lungenzellen Wasser angesammelt hat, wie ich es selbst gesehen habe; so mufs ich doch bemerken, dafs jene hier eingedrungene Flüssigkeit die Respiration unterdrückt. Jenes Verfahren, wornach man Ertrunkene an den Füfsen aufhängt, sie gleichsam auf dem Boden rollt und dadurch den letzten Lebensfunken tilget, verwerfe ich zwar durchaus, halte es jedoch für zweckmäfsig, sie in eine solche Lage zu bringen, wodurch das Wasser leicht ausgeleert wird, und

*) Ich habe die Beobachtung gemacht, dafs in diesen Fällen das Blut schwarz ist, und nicht gerinnt.

**) Man nimmt hierzu den innern Kern eines Pfefferkorns.

***) Therapeut. medic. V. 2. p. 82.

sie vorsichtig und sehr leise zu bewegen. Sobald der Kranke erst schlucken kann, (denn früher würde man durch das Einflöfsen irgend einer Flüssigkeit nur die Asphyxie beschleunigen), so würde man mit günstigem Erfolg einige spirituöse Mittel anwenden können. Nach Desgranges soll man hier, so bald als möglich, dem Kranken allmählig einen Efslöffel voll Wasser mit 12 Tropfen Ammonium oder einen Efslöffel Kampherspiritus eingeben. Brechmittel sind hier contraindicirt, da die Gehirngefäfse zu sehr durch das Hydrogen und den Kohlenstoff gereitzt, und mit Blut zu sehr überfüllt sind. Wenn aber das Temperament nicht sanguinisch ist, und dem Kranken schon eine Ader geöffnet wurde, dann bedient man sich eines Vomitivs, sobald der Kranke schlucken kann, mit grofsem Erfolg. Das zweckmäfsigste Brechmittel würde nun der Tartarus stibiatus aus dem Grunde sein, weil er im Magen einen Krampf hervor bringt, ihn zusammen zieht und dadurch das Diaphragma hinlänglich gereitzt wird, um die Respiration und Circulation wiederherzustellen. Ich bin der Meinung, dafs es auch vermögend ist, dadurch das eingesammelte Wasser zu entledigen.

Wenn bei Neugebornen eine Ansammlung blutiger Flüssigkeiten in der Trachea und den Bronchen Statt findet, so giebt diese gleichfalls zur Asphyxie Anlafs. Hier mufs der Arzt jene Ansammlung schleunigst mit dem Finger entfernen, und dann sogleich zum Einblasen der Luft schreiten. (Nach Pinel soll hier das Einblasen durch den Mund geschehen. Mémoir. de l'académie de Toulouse 1788). — Falls die Zunge bei solchen Kindern umgestülpt wäre, so bringe man sie in ihre natürliche Lage. Hängt hier aber die Apoplexie von einer Reitzlosigkeit der Lungen ab, so belebe man ihre Function in der eben angezeigten Weise, bis dieselbe die natürliche Beschaffenheit angenommen hat.

§. 59.

Behandlung der nervös-idiopathischen Apoplexie mit Materie, wo die Ursache in einer fehlerhaften Beschaffenheit der Milchabsonderung gegeben ist.

Erleiden die Lochien eine Metastase nach dem Kopf, und sondern die Milchdrüsen keine Milch mehr ab, so steht ein Schlagfluſs und der Wahnsinn zu befürchten. Hier muſs der Arzt unmittelbar die Ursache jener Unterdrückung angreifen; er verordne in solcher Absicht erweichende Fomentationen auf dem Unterleibe und warme Fuſsbäder. Ich habe in manchen Fällen mit vorzüglichem Erfolg Halbbäder gebrauchen lassen; sie wurden des Tages zweimal genommen, sobald die Gehirnfunctionen zu leiden anfingen, und alle Erscheinungen eine Milchmetastase nach dem Kopf ankündigten. Oft wird es nöthig sein, daſs man binnen 24 Stunden sechs Mal erweichende Lavements geben läſst, und auch

Laxirmittel vorschreibt. Bei vollblütigen, sanguinischen und kräftigen Personen wende man einen Aderlaſs am Arm oder am Fuſs an, und lasse dem Kranken ein beruhigendes Getränk, Abkochungen und Aufgüsse, welche zugleich etwas eröffnend wirken, reichen. Passend sind hier Abkochungen von Verbascum thapsus, von Malven, Gerstenwasser mit Nitrum, und einem Syrup, der etwas auf das Uterinar-System wirkt, ferner verordne der Arzt Antispasmodica, z. B. den Liquor anodynus Hoffmanni, die Tinctura croci, castorei, u. s. w. Demnächst muſs man bemüht sein, die Milch nach den Brüsten hinzulocken, welches dadurch geschieht, daſs man sie mit warmen Tüchern oder erweichenden Cataplasmen und etwas Senfpulver umschlägt. Der Kopf muſs durch Schröpfen an verschiedenen Theilen des Körpers, vorzüglich an der Brust, durch Frictionen an den Unterextremitäten und endlich durch Vesicantia frei gemacht werden.

Prophylactische Behandlung.

Man beugt dieser Krankheit dadurch vor, daſs man sein Augenmerk auf die Milchabsonderung und den Abgang der Lochien hat. Wöchnerinnen, welche ihr Kind selbst stillen wollen, müssen alle praedisponirende Ursachen zu einer Unterdrückung jener Absonderungen sorgsam vermeiden; sind sie aber nicht entschlossen, das Kind selbst zu säugen, dann müssen sie eine passende Diät beobachten. Der Arzt verordne ihnen diaphoretische und diuretische Getränke, und von Zeit zu Zeit leichte Laxantia.

§. 60.

Von der Behandlung der nervös-idiopathischen Apoplexie mit Materie, wo die Ursache im Urin gegeben ist.

Hier kann der Arzt nichts weiter thun, als jene Ursachen heben, welche die Ischurie veranlassen. Er verordne demnach besänftigende, krampfstillende, in einigen Fällen erschlaffende, allgemeine und örtliche tonische Mittel, in anderen Fällen die so sehr nützlichen eröffnenden Mittel. Verlassen ihn diese Mittel, dann öffne er die Urinwege mittelst der Sonde, und der punctio vesicae, oder verrichte die opération à la boutonniere. Hierauf werden säuerliche Getränke gegeben, welche die Alkalescenz des Urins, die den übrigen Flüssigkeiten sich mittheilen könnte, aufheben. Haben die bisherigen Mittel noch nichts gefruchtet, dann ist der Kranke verloren, er stirbt, oder die Blase bekommt Risse. Könnte in diesem Falle nicht jenes urinöse Erbrechen erfolgen, welches so lange zu dauern pflegt, daſs Zeviani es 33 Jahre beobachtet hatte, und wovon man so viele Beispiele im Journal de Médéc. et Chirurg. etc. vorfindet? *) Oder könnte sich der Urin wohl einen Weg durch den ura-

*) Vol. 5. p. 203.

urachus bahnen, wie **Portal** es bemerkt hat? *) Bei einer 27jährigen Pariserin flofs 16 Monate hindurch alle Tage beinahe eine Pinte voll scharfes, salziges Wasser durch die Nase, wobei der Urinabgang sehr sparsam war. — Wenn diese Auswege wirklich da sind, und die Natur sie mit so grofsem Erfolge wählt, so bleibt uns die schöne Hoffnung noch übrig, mit der Zeit werde die Kunst so weit vorrücken, dafs sie diese Auswege erforschen und benutzen können wird.

Prophylactische Behandlung:

Es bleibt uns hier nichts zu thun übrig, als alles dasjenige zu vermeiden, was zur Entstehung einer Ischurie veranlassen könnte.

§. 61.

Behandlung der nervös-idiopathischen Apoplexie mit Materie, wo die Ursachen in Ausschlägen gegeben sind.

Wo die Apoplexie dadurch entsteht, dafs Ausschläge zurücktreten oder schwer ausbrechen, oder wo eine acute Krankheit eine Metastase nach dem Gehirn erleidet, da mufs der Arzt sein Streben darauf richten, 1) den Ausschlagsreitz zu besänftigen, 2) den hierbei sich äufsernden Krampf zu heben, 3) jener Ueberfüllung des Gehirns, die sich aus dem Krampfe herschreibt, zuvorzukom-

*) Mém. sur plus. malad, T. 1. p. 25.

men und dieselbe zu entfernen, und 4) den Ausbruch des Exanthems zu beschleunigen. — Im ersten Falle verordne er besänftigende Getränke, hebe den Krampf durch Antispasmodica und schreite bei Kopfcongestionen und der örtlichen Plethora zum Aderlafs; im letzten Fall verschreibe er Fufsbäder, Halbbäder, Dampfbäder, in einigen Fällen Aderlässe, auch Sinapismen, Vesicantia und Diaphoretica *).

Prophylactische Behandlung.

Man vermeide alle jene Mittel, welche die Crisis der Exantheme aufhalten, locke nicht allzu früh den Ausschlag hervor, und hüte sich, ihn zu unterdrücken.

§. 61.

B. Behandlung der nervös-idiopathischen Apoplexie ohne Materie.

Diese Krankheit erfolgt von Ueberreitzung, Spannung und Sthenie, oder von Erschlaffung, Niedergeschlagenheit und Asthenie, oder von vermehrter und verminderter Lebensthätigkeit, daher die **sthenische** und **asthenische** nervös-idiopathische Apoplexie.

§. 62.

Behandlung der sthenischen idiopathisch-nervösen Apoplexie.

Es ist hier von einem krampfhaften Zustande des Gehirns, wodurch der Centralpunkt der Gei-

*) Nr. 61. 62.

steskräfte geschwächt wird, die Rede; dieser Krampf entsteht aus einem Hartwerden (racornissement) der Fiber, oder wohl gar aus einer übermäfsigen Lebensthätigkeit des gesammten Nervensystems. Dadurch wird nun bei plethorischen Personen die Circulation im Gehirn gehemmt, und es entstehen consecutive Verstopfungen der Gefäfse.

Diese Krankheit erfordert folgende Indicationen:

1) Man vermindere jene Spannung und übermäfsige Lebensthätigkeit der Fiber im Allgemeinen;

2) Man löse den Krampf durch Antispasmodica und passende Ableitungen;

3) Man beuge endlich jener Anhäufung des Blutes vor, und suche sie zu zertheilen.

Der wichtigste Umstand, den wir hier zu berücksichtigen haben, ist die Verstopfung der Blutgefäfse im Gehirn, welche nicht selten eine, obgleich consecutive, sanguinische Apoplexie nach sich zieht. Bei sanguinischen und plethorischen Personen fange man daher, sobald ein Blutflufs unterdrückt sein sollte, mit der dritten Indication an, und bringe kleine Aderlässe und Blutegel ad anum oder ad vaginam in Anwendung, je nachdem Hämorrhoiden oder Monatflüsse in Stokken gerathen sind. Dabei suche man den sthenischen Zustand der Nerven zu besänftigen und verordne den reichlichen Gebrauch von Getränken, z. B. Molken, Kalbs- und Hühnerbrühen, einen Aufguſs von gelinden und temperirenden Antispasmodicis, als: Lindenblüthen, die Nimphaea alba, Primula vera offic., Mohnblätter, ferner Fuſs-, Halb- und Ganz-Bäder und erweichende krampfstillende Lavements. — Zur Erfüllung der zweiten Indication geben wir jene, durch die Erfahrung als nützlich bewährten Mittel, nämlich: destillirte Wasser und Syrupe oder andere Präparate der Orangenblüthen, der Melissa, Convallaria Majalis u. s. w., welche man mit Aether, Moschus, Camphor und Castoreum vermischt. Den letztern hat Alexander bis zu drei Gran nehmen können, ohne daſs er darnach eine Veränderung der Temperatur spürte. Endlich gehören hieher die asa foetida in Gestalt der Dämpfe oder in Lavements und das Opium. Letzteres beruhigt zwar das Nervensystem, allein man behauptet, und dieſs schon seit den Zeiten der Asklepiaden, daſs es auf das Gefäſssystem reitzend einwirkt. Nöthigenfalls kann man dasselbe hier in kleinen Dosen, mit einem Corrigens verbunden, nehmen lassen. Obgleich diese Eigenschaft des Opiums nicht ganz zu läugnen ist, so glaube ich doch, daſs man in dieser Behauptung zu weit geht. Nyesten, welcher mit dem Opium sehr viele Versuche angestellt hat, erklärt, daſs jener Vergleich, den man zwischen dem Mohnsaft und dem Weine macht, nicht ganz richtig sei. Dieser belebt nämlich immer die Lebensthätigkeit, und wenn er seine Wirkung auch bis zum Schwächen erstreckt, so entsteht dieſs nur dadurch, daſs seine Wirkung zu lange anhielt. Das Opium aber, sei es in schwachen oder starken Dosen gegeben, wirkt immer auf dieselbe Weise *). Bei der in Rede stehenden Art des Schlagflusses wird es von vielen angewendet, und Foderé empfiehlt es sogar bei nervös-idiopathischen Apoplexien mit Materie **).

Meiner Ueberzeugung nach sind hier alle jene Mittel, welche die Sensibilität noch mehr reitzen, nicht an ihrer Stelle; daher liebe ich hier nicht, dafs der Kranke von einer warmen, noch zu frischen Luft umgeben ist; selbst das Getränk mufs entweder ganz kalt oder verschlagen gereicht werden. Die Luft um den Kranken sei temperirt, das Bad lauwarm oder frisch. Wenn die apoplectischen Zufälle fortdauern, und wir den Gehirnkrampf aus dem Gehirn entfernen müssen; so dürfen wir nur mit grofser Umsicht reitzende Ableitungen anwenden. Hier ist der Moschus an seiner Stelle; denn er vereint die wohlthätige Wirkung des Opiums in sich, ohne das Gefäfssystem zu reitzen. Aus Erfahrung kann ich ihn für diesen Fall sehr empfehlen ***). —

Prophylactische Behandlung.

Ist ein Anfall oder Rückfall dieser Krankheit zu befürchten, so entferne man jegliche Ursache.

---

*) Alibert Therapeut. V. 2. p. 490.

**) Nr. 59.

***) Nr. 63.

welche psychisch einwirken dürfte. Der Arzt empfehle dem Kranken eine erheiternde, stille und ruhige Lebensart; die Wohnung des Kranken mufs angenehm und in einer Gegend gelegen sein, wo die Luft mild und rein ist. Der Kranke gebrauche Bäder und trinke anhaltend Milch, vorzüglich Eselsmilch, so wie Kalbs- und Hühnerbrühen. Er beschäftige sich mit körperlicher Arbeit, ohne sich jedoch dabei zu ermüden, und suche sich zu zerstreuen. Der Arzt empfehle ihm ein leichtes Regimen, und, sollte der Anfall bald zu befürchten sein, krampfstillende Mittel.

§. 63.

Behandlung der asthenischen nervös-idiopathischen Apoplexie.

Aufser denjenigen Mitteln, welche darauf zwecken, die Ursachen der Asthenie zu heben, gehören hierher auch die im vorigen Artikel angeführten Heilmittel, doch vorzüglich jene, die mehr stärkend als schwächend einwirken. Die Valeriana, China, Gentiana und andere bittere Mittel sind hier ganz eigentlich namhaft zu machen; nicht minder kühle Getränke, die Kälte *),

*) Wenn man die Kälte in einem sehr intensirten Grade anwendet, so zerstört sie die Energie der Lebenskräfte; wird sie aber in einem schwächern Grade angewandt, dann werden die Fibern gleichsam gespannt und geschickter gemacht, ihre Functionen auszuüben, obgleich hier der Wärmestoff entzogen wird. Wir sehen diefs aus der Wirkung der Kälte im Winter und bei Nord-

eine kühle, frische Luft, das Besprengen mit kaltem Wasser, und oft auch der innerliche Gebrauch mineralischer, eisenhaltiger Wasser. Der Aderlaſs ist hier schädlich, ja oft sogar tödtlich. Gay, der sich gegen dieses Mittel so heftig äuſsert, beweis't, daſs die gröſste Anzahl der von ihm behandelten Schlagflüsse, wenn sie nicht zu den pituitösen oder sympathischen gehörten, asthenischer Natur war. Nicht immer ist es dem Arzte möglich, diese Krankheit nach einer methodischen Kurart zu behandeln, d. h. die Asthenie sogleich zu heben *), und hierauf den Gehirnkrampf zu lösen. Die Gefahr ist hier dringend, der Arzt muſs gleich anfänglich darauf bedacht sein, die fehlerhafte Beschaffenheit des Gehirns, die aus der Nervenschwäche erfolgt, anzugreifen.

---

winden, und im Sommer aus der der Wärme und der Südwinde auf die Digestion und die willkührliche Bewegung.

*) Man bemerkt bei demselben Grade der allgemeinen Asthenie öfters einen Krampf. Die allgemeine Ursache ist dieselbe, und die Wirkungen äuſsern sich nur dadurch verschieden, daſs der Krampf an Theilen Statt findet, wo die Asthenie an und für sich verschieden ist, oder wohl auch, weil hier besondere Ursachen mitgegeben sind. Wenn man aber auf diesen allgemeinen Krampf einwirkt, so hören jene besondern Affecte auf. Nicht immer ist es möglich, diesen Gang zu verfolgen, und sehr oft müssen wir die Local-Affecte berücksichtigen, die von dem allgemeinen Krampf abhängen. Wir wenden daher an den afficirten Theilen direct einwirkende Tonica oder solche Mittel an, welche das Uebermaaſs des Lebensprincips an andere Theile hinleiten.

Zu diesem Ende beginnt die Cur mit tonischen Mitteln, und geht, falls die Gefahr sehr groſs ist, dann sogleich zu den excitirenden und krampfstillenden über, oder aber wählt solche, welche beide Wirkungen in sich vereinigen. In dieser Absicht verordne man das Succinum, Castoreum, den Moschus, Camphor, das Galbanum, ätherische Mittel, den Liquor anodynus Hoffmanni u. s. w. Das Opium wird von allen denjenigen, welche es bei sthenischen Krankheiten aus Furcht, es möge zu sehr reitzen, ausschlieſsen, hier als Antispasmodicum anempfohlen, da sie es als ein Mittel zur Belebung der Kräfte betrachten.

Das Rhus radicaus, welches mit der Eigenschaft, daſs es reinigt, auch ein stärkendes und krampfstillendes Vermögen besitzt, wird hier mit Nutzen angewandt. So hat es Pierre mit sehr gutem Erfolg gebraucht, und damit mehrere Paralysen, welche eigentlich nur partielle Schlagflüsse sind, geheilt. Man giebt das Extract davon zu 20 Gran zwei Mal des Tages, und steigt bis zu 60 Gran *), nach der Maaſsgabe, wie die Sensibilität des Magens beschaffen ist. Auch bereitet man davon einen Aufguſs, welchen man in stärkern Dosen reichen kann. Da die Excitantia die geschwächte Fiber sehr schnell wieder bele-

*) Die hier angegebene Dosis eines so heftigen Mittels, als das Extract. rhoid. radic., ist so stark, daſs ich glauben muſs, der Verfasser habe sich versehen, oder ein ganz anderes Präparat gemeint. Man giebt es gewöhnlich zu ½ bis 1 Gr. A. d. U.

ben, und der Krampf dadurch aufgehoben wird, so sind auch sie hier an ihrer Stelle. Daher empfehle ich den Phosphor zu einem Viertel-Gran mit schleimigen öligen Mitteln, oder auch einen Phosphoräther, aus acht Gran Phosphor und einer Unze Aether bereitet. Nachdem die Flasche wohl umgerüttelt ist, giebt man davon 15 bis 60 Tropfen, und hält darauf, dafs die Arzenei schleunigst eingenommen wird. Nicht minder ist hier das Ammoniak als ein reitzendes Mittel zu empfehlen; daher fand es auch Girard so vorzüglich als krampfstillendes Mittel. Man verschreibt davon sechs Tropfen mit einem passenden Vehikel. Majault heilte damit binnen sechs Tagen eine Lähmung der Zunge und der untern Extremitäten, und gab davon 12 Tropfen in einer Pinte einer Arnica-Abkochung. Diese Lähmung entstand als Folge der Kälte, und weder Vollblütigkeit, noch eine Cacochymie waren vorhanden. Eben so wirksam ist der Wein und andere alkoholische Mittel, so wie auch die Arnica montana, und äufserlich Linimente aus dem Balsamum Fioraventi, Vitae Hoffmanni, ammoniakalische Riechmittel, die Electricität, der Galvanismus, aromatische Frictionen, Einreibungen mit Ammonium und Canthariden-Tinctur, weinige und aromatische Kopf-Umschläge, ferner trockene Schröpfköpfe, Sinapismen mit Knoblauch, Ammonium carbonicum, und mit der Euphorbia vermischt, auch ganz gewöhnliche Vesicatoria.

Die Unempfindlichkeit des Nervensystems

oder die Unterdrückung der Lebenskräfte ist oft so grofs, dafs solche Mittel, welche unter andern Umständen als Gifte wirken würden, hier ganz und gar keine Wirkung hervorbringen. Oft bleiben uns aber keine andern Hülfsmittel übrig; daher mufs der Arzt ihre Anwendung versuchen. Er verändere ihre Dosis, gebe davon bald dieses, bald jenes, bis sie anfangen wirksam zu werden. Ist nun letzteres wirklich der Fall, dann erst vermindere man die Gabe, setze sie gänzlich aus, und suche ihre nachtheiligen Folgen durch Corrigentia zu beseitigen.

Durch die Einwirkung der Kälte erfolgt eine Asphyxie, welche nichts weiter ist, als eine nervös-asthenische Apoplexie. Sie erfordert nur die Anwendung excitirender Mittel und die Beibringung einer solchen Menge des Wärmestoffs, als durch deren Mangel die Krankheit hervorgebracht wurde. Diefs mufs aber sehr bedächtig und stufenweise geschehen, indem so leicht der Brand entstehen kann. Man verordnet Bäder, denen man anfangs nur einen Eimer heifsen Wassers beimischt, aber alle Viertelstunden ein Eimer zugegossen wird, bis das Wasser allmählig den Wärmegrad von 15—18 auch 20° R. erlangt hat. Während des Badens besprengt man das Gesicht des Kranken mit kaltem Wasser, reitzt die tunica Schneideriana mittelst eines Federbartes, und läfst ammoniakalische Dämpfe in die Nase steigen. Dann geht man zum Einblasen der Luft über, und wenn der Kranke erst schlucken kann, so giebt man ihm Bouillon, Wein und Aufgüsse aromatischer Kräuter, die man einige Stunden nach genommenem Bade durch einige Tropfen Ammonium verstärkt. Hierauf wende man Flanell-Reibungen am ganzen Körper an, welche entweder ganz trocken oder spirituös sein können, und zuletzt hülle man den Körper in warme Tücher ein.

Entstehen Schlagflüsse nach starken Blutergiefsungen, so mufs man zuerst ihre Ursachen heben, und dann dem Kranken nährende Stoffe, innere Reitzmittel und Refulsiva geben, jedoch mit stetem Hinblick auf den Causal-Moment ihre Auswahl treffen. Hierdurch wird nun die Lebensthätigkeit erhöht, und der Krampf über den ganzen Körper verbreitet. Beim Scheintode nehme man noch das Einblasen der Luft zu Hülfe.

Nach einer heftigen Erschütterung eines Blitzschlags tritt eine Asthenie des Körpers ein. Aus mehreren Symptomen, vorzüglich aber aus der Beschaffenheit der Wunde solcher Individuen, die durch keine andere, als tonische Mittel, z. B. durch ein Chinadecoct mit Camphor geheilt werden können, folgt nämlich, dafs diese Apoplexie zu ihrer Heilung tonischer, krampfstillender, innerer und äufserer Reitzmittel bedarf, weshalb hier die ätherischen Mittel, trockene und weinige Einreibungen u. s. w., an ihrem Orte sind.

Bei der Apoplexie der Neugebornen, wo eine Compression der Nabelschnur dermafsen Statt findet, dafs die Circulation blofs in der Vene gehemmt ist, darf man, nach aufgehobenem Hindernisse, die Communication des Kindes mit der Mutter nicht trennen, damit die Placenta Zeit bekömmt, ihr Uebermaaſs an Blut dem Kinde zuzuführen. Ist aber jener Zusammenhang aufgehoben, so bringt man die Nachgeburt, ohne den Nabelstrang zu trennen, in warmes Wasser, worin man ein spirituöses Mittel gemischt haben muſs. So erzählt Dourthal einen sehr gelungenen Fall. Er that nämlich die Nachgeburt in eine Pinte Wasser, mit eben so viel Bordeaux-Wein und einem Glase Branntwein vermischt. — Fretaux versichert, daſs ihm bei der Asphyxie der Neugebornen das Durchschneiden der Nabelschnur nur in seltenen Fällen Nutzen gebracht, er aber davon, daſs er denselben ganz gelassen, sehr glückliche Resultate gesehen habe. Nöthigenfalls kann man auch hier das Einathmen ammoniakalischer Dämpfe in Anwendung bringen, das Gesicht mit Wasser besprengen, weinige Fomentationen anwenden, und Luft in die Lungen einblasen *).

Prophylactische Behandlung.

Der Arzt mache es dem Kranken zum Gesetz, sich jeder Geistesanstrengung und allen unangenehmen psychischen Eindrücken zu entziehen. Der Kranke hüte sich vor dem unnützen Gebrauche ableitender und schwächender Arzeneien, und

*) Nr. 64.

vermeide jegliche Anstrengung seiner Kräfte, vorzüglich sei er in der Ausübung des Beischlafs mäſsig. Langes Wachen, Unmäſsigkeit jeder Art, wodurch die Lebenskräfte des Magens geschwächt werden, muſs er sorgsam vermeiden. Dagegen sei das Regimen nicht allzu schwächend, die Lebensart nicht unthätig, sondern der Kranke sorge für mäſsige körperliche Bewegungen. Er suche den Aufenthalt in gesunder, trockner, freier Luft, treffe eine zweckmäſsige Auswahl der Speisen, welche mehr animalisch sein müssen, und trinke, doch mäſsig, ein gutes Glas alten Wein. Nie darf er mit einem Male zu viel essen, sondern lieber oft und wenig. Uebrigens suche er sich angenehm zu zerstreuen, gebrauche kalte Bäder und innerlich einige tonische Mittel.

§. 64.

Behandlung der nervös-sympathischen Apoplexien.

Da diese Schlagflüsse ebenfalls mit und ohne Materie gegeben sind, so erfordern auch sie eine verschiedenartige Behandlung.

§. 65.

A. Behandlung der nervös-sympathischen Apoplexie mit Materie.

Weil die Humoral-Ursachen zu sympathischen Apoplexien an verschiedenen Theilen des Körpers ihren Sitz haben; so will ich, mit steter Berücksichtigung der Beschaffenheit dieser Ursachen, so weit es die Wissenschaft erlaubt, von der Behandlung derjenigen Schlagflüsse sprechen, deren Ursachen nun von diesen oder jenen Theilen ausgehen.

§. 66.

Behandlung der nervös-sympathischen Apoplexie mit Materie in den Abdominal-Organen.

Im ersten Abschnitt dieser Abhandlung habe ich das Dasein dieser Art des Schlagflusses hinlänglich bewiesen. Die Erfahrung lehrt uns, daſs unter ihre Zahl alle diejenigen gerechnet werden können, welche ihren Grund im Unterleibe haben, und zu diesen gehören wiederum die sogenannten biliösen. Unter den letztern verstehe ich solche, welche durch eine übermäſsige Ansammlung der in den ersten Wegen abgesonderten Säfte hervorgebracht werden *).

a) Ehe man zur Behandlung der zuletzt angeführten Krankheiten übergeht, begründe man zuvor eine richtige Diagnostik, da man sich hier um so leichter irren kann, als die tiefe Cerebral-

*) Dr. Cheyne (mitgetheilt vom Herrn Prof. Osann in Hufeland l. c. Bd. 38. in dem Artikel: Uebersicht über Fortschritte der Medicin in England) stellt die Frage auf, ob es nicht eine Form oder Art der Apoplexie gäbe, welche durch fehlerhaftes Leiden des Magens verursacht, und wo das Gehirn secundair ergriffen wird.

A. d. U.

Affection so leicht zu falschen gastrischen Symptomen Anlaſs geben könnte *). Sehr oft findet man eines Theils die Zunge schmutzig, dick belegt, ohne daſs Gastricität vorhanden wäre, und andern Theils sind wirklich biliöse Unreinigkeiten da, ohne daſs sie durch Zeichen angedeutet werden. Ueberdieſs ist die Diagnose hier deshalb oft schwierig, weil der bewuſstlose Kranke auſser Stande ist, uns von den anamnestischen Zeichen in Kenntniſs zu setzen. Ferner kann die Krankheit so acut sein, daſs, da man nur aus den gegenwärtigen Zeichen einen Schluſs zu ziehen vermag, der Kranke sehr groſse Gefahr läuft, wenn man sich irren würde. Ist man nun gewiſs, eine biliöse Apoplexie vor sich zu haben, so versäume man keine Zeit, jene schicklichen Mittel, deren Nutzen sich bis jetzt so bewährt hat, schleunigst anzuwenden. Schon Hippocrates zeigt von denen uns dieselben an; er sagt: quae bilem vehementer ducunt et vomitum et alvum movent **). Auſser den Citaten, welche man hierüber im ersten Abschnitt gefunden haben wird, führe ich noch an, daſs Moll ein Mädchen, welches nach einer Amennorrhae und einem Fehler in den Weichen plötzlich vom Schlage gerührt wurde, in kurzer Zeit durch die blo-

*) Dr. Vassal (in Hufeland l. c. Bd. 30. H. 4. p. 85.) Betrachtung einer anfangs verkannten Apoplexie.
A. d. U.

**) De morb. lib. 3. C. 3. 7.

ſse Anwendung von Clystieren und Brechmitteln geheilt hat *). — Ohne Zweifel konnte Riviere'n nur die Erfahrung den Muth geben, hier die Aqua divina, den Vitriol und die Tinctura nicotianae, mit Branntwein vermischt, sehr zu empfehlen und selbst anzuwenden. Er versichert, mittelst der Aqua divina einen Apoplectischen, welcher im Verlauf eines Jahres drei Rückfälle des Schlagflusses erlitt, glücklich und schnell hergestellt zu haben.

Biliöse Anhäufungen bringen einen Reitz des Magens hervor, der das Gehirn sympathisch in einen Krampf versetzt, oder das Sensorium bis zum Ausbruch der Apoplexie krankhaft umstimmt. Eben diese wirken sympathisch in den 2ten Wegen, und zwar auf eine zwiefache ganz entgegengesetzte Weise, indem sie die Gefäſsthätigkeit entweder vermehren oder vermindern. Im ersten Falle bemerken wir eine Röthe, eine vermehrte Wärme am ganzen Körper, Durst, rothen Urin und einen harten, frequenten, lebhaften Puls. Im zweiten, als dem am häufigsten vorkommenden Falle findet man Leichenblässe des Gesichts, einen weichen, trägen Puls und eine sehr verminderte Temperatur vor. Hier muſs man also die direct einwirkenden Mittel mit jenen verbinden, welche durch diese secundairen Zufälle indicirt werden. Wenn daher hier der Aderlaſs wegen der

*) Moll delect. opuscul. med. Frank V. 9. p. 231.

der Complicationen nicht angezeigt ist, so ist er oftmals durch die Wirkungen, welche ich eben erwähnte doch indicirt; man mufs nämlich der, bei dem hier angezeigten Erbrechen Statt findenden Gefahr des Eintretens eines sanguinischen Schlagflusses durch einen Aderlafs vorbeugen. — Im zweiten Falle ist jedoch der Aderlafs oft von tödtlichen Folgen; daher mufs man hier die direct einwirkenden Mittel in Verbindung mit den reitzenden in Anwendung bringen.

Wenn jene Erscheinungen bei biliösen Apoplexien vorkommen oder auch nicht zugegen sind, so mufs man immer Brechmittel gebrauchen. Bei stupiden, comatösen Kranken, wo es nicht so leicht wäre, ein Erbrechen hervorzubringen, mufs man dafür Sorge tragen, dafs zur Zeit des Erbrechens bei ihm ein Wärter verweile, um, sobald der Kranke sich erbrechen will, demselben eine gehörige Lage geben und den Kopf unterstützen zu können, damit das Ausgebrochene nicht in dem Mund zurückbleibt, in die Luftröhre dringt und so zu Erstickungszufällen Anlafs giebt. Sehr zweckmäfsig ist es, dafs man den Gaumen des Kranken mittelst eines Federbartes reitzt und dann folgende Mittel anwendet, als: Brechmittel in liquider Form, z. B. eine Auflösung von einer halben Unze Kali sulphuricum oder Magnesia in zwei bis drei Unzen Melissenwasser, worin man einige Grane Brechweinstein thut, ferner Abführungsmittel, die man nach Umständen auswählt; war z. B. das Opium die Ursache, so verordnet man Seife, Honig, den Syrupus cichorei u. s. w. als eröffnende Mittel. Ist die Krankheit sehr heftig, und befinden sich die Organe der ersten Wege in einem Stupor, so wähle man die wirksamsten jener Mittel, und zwar in starken Dosen. Daher finden der Brechweinstein, der Vitriol, die Tinctura nicotianae, reitzende Lavements und drastische Purgantia hier ihre gute Stelle.

Während man auf obgedachte Weise die Ursachen angreift, muſs man zugleich auch die Krankheit selbst berücksichtigen. So erfordert demnach der apoplectische Krampf antispasmodische Mittel, refulsiva nervina, rubefacientia und Frictionen der Unterextremitäten.

Sobald keine Contraindication da ist, gehören hier unter die Purgantia vorzüglich die spiesglashaltigen und salzigen Mittel. Diese stimuliren die Organe der ersten Wege, wodurch der Krampf aus dem Gehirn entfernt wird. In der Meinung, daſs darnach eine schnellere Wirkung zu Stande kömmt, rathen hier einige den Vitriol zu einem halben Gran an.

Prophylactische Behandlung.

Der Arzt empfehle dem Kranken trockene Wohnorte bei frischer Luft und gegen die Nordseite; der Kranke hüte sich vor allen heftigen Gemüthsaffecten, halte eine leichte Diät, vorzüglich des Abends, und wähle mehr eine vegetabilische magere Kost. Man gebe ihm von Zeit zu

Zeit eröffnende Mittel, Cremor tartari, stomachica und säuerliche Getränke.

b) Die Indigestion giebt nicht selten Veranlassung zur Entstehung der Apoplexie. Tritt dieselbe nach einer Mahlzeit ein, so folgt daraus nicht immer, dafs hier eine Indigestion die Veranlassung war, da sie oft von einer ganz anderen Art ist, und sich nur zufällig zu dieser Zeit einstellte. Sehr oft ist es der Fall, dafs der überladene Magen die Circulation in den Aesten der Arteria coeliaca, ja selbst, was man auch dagegen sagen mag, in der Aorta descendens hemmt. Diese wird nämlich gedrückt, das Blut, welches durch die spirituösen Getränke, welche man bei Mahlzeiten zu geniefsen pflegt, nach oben getrieben worden, wird noch durch den hinzugetretenen Chylus vermehrt, und so erfolgt eine sanguinische Apoplexie. — Durch eine Verwechselung kann hier leicht der Tod herbeigeführt werden; woher jener Arzt, der einem Apoplectischen zu früh ein Brechmittel reichte, gerechte Vorwürfe verdient *). So erzählt Portal, dafs ein gewisser Debré, ein sehr unmäfsiger Mensch, nach dem Mittagsmahle vom Schlage gerührt wurde; und man ihm ein Brechmittel eingab, welches jedoch ganz unwirksam blieb. Wie viel Unglück bringt hier nicht jener Grundsatz, der da sagt: (post hoc, ergo propter hoc!) — Portal, Borie und Bouvart verordneten bei jenem Kranken einen

*) Foderé disquisit. p. 99.

Aderlaſs, den sie binnen drei Tagen fünf Mal wiederholen lieſsen, und der Kranke genas. Portal führt noch mehrere solcher Fälle an *).

Foderé beschreibt die Apoplexie eines sechzigjährigen Wundarztes, der vom Unglück viel hat ausstehen müssen. Er bekam nämlich bei einer frugalen Mahlzeit, obwohl er darin sehr mäſsig gewesen war, Anfälle von Schwindel, denen bald der Schlagfluſs folgte. Der Kranke blieb hemiplectisch, sprachlos, jedoch bei voller Besinnung. Er schlug hartnäckig alle Mittel aus, und nahm nur einige Grane Brechweinstein, die ihm gereicht wurden, weil man eine Indigestion annahm. Der Kranke erbrach sich zwar, ward aber bald besinnungslos, bekam ein Fieber, röchelnden Athem, Convulsionen an der gesunden Seite und starb am fünften Tage, ungeachtet man ihm Vesicatoria gelegt hatte **). Erkennt man indessen mit Gewiſsheit die Gegenwart der Cruditäten, dann entfernt man dieselben mittelst Brechmittel und Salze. Wiewohl freiwilliges Erbrechen und Uebelkeiten sehr gute Zeichen sind, so können sie doch zweideutig sein. Ein Glück ist es, daſs sie nicht bei allen sanguinischen Apoplexien, vorzüglich nicht im Anfange derselben vorkommen, und bei andern Arten dieser Krankheit noch viel seltener sind. Am häufigsten werden sie noch bei gastrischen Schlagflüssen bemerkt. Dabei ge-

*) Portal, Mém. sur plus. malad. Vol. 2. pag. 217.

**) Nr. 2. 46. 49.

ben sie mehr Gewifsheit, vorzüglich dann, wenn der Puls gehoben ist, der Kranke stark gegessen und getrunken hat, wenn die Nahrungsmittel schwer verdaulich, die Getränke spirituös waren, wenn der Kranke ohnmächtig wird, sein Athemzug heftig ist, nach Säure, Wein und den eben genossenen Speisen riecht, wenn man aufserdem noch bemerkt, dafs die Gesichtszüge entstellt sind, der Kranke die Hand nach der Magengegend führt, und hier etwas, das ihn zu belästigen scheint, entfernen will, wenn er den Druck auf diesen Theil durchaus nicht vertragen kann, und wenn man bei ihm ein Zittern der untern Lippe wahrnimmt. Sobald nun die Wirkungen des Erbrechens hierbei von günstigen Folgen sind, dann hat man sich gewifs nicht in der Diagnose geirrt. — Unter diesen Umständen wäre hier ein Aderlafs höchst schädlich, wenn er nicht indirect Erbrechen verursachte, und den, durch die Indigestion herbeigeführten Gefäfsreitz besänftigt, so wie nicht minder da, wo Complicationen mit sanguinischen Schlagflüssen Statt finden. Allein Brechmittel sind hier unentbehrlich. Boerhave führt zwei Beispiele an, wo ein übermäfsiger Genufs des Weines tiefen Schlaf verursachte, welcher nur durch ein Brechmittel gehoben werden konnte *). Dienlich ist hier das oft erwähnte Kitzeln des Gaumens mittelst einer Feder, der innerliche Gebrauch des gewöhnlichen Oels und lauwarmen

*) Nosograph. philosoph. V. 2. p. 114.

Wassers, und sollte diefs unzureichend sein, einige Grane Brechweinstein. Einige weisen hier auch auf den blauen Vitriol hin. — Man gebe ferner dem Kranken ableitende Getränke und, bei heftigen Anfällen, antispasmodische und purgirende Mittel, Lavements etc., wie in der biliösen Apoplexie.

Sollte der Fall vorkommen, dafs eine betrunkene Amme, welche aufserdem Gemüths-Affecte gehabt hat, dem Säuglinge in diesem Zustande zu viel Milch reicht, die unverdaulich ist; so gebe man dem Kinde etwas Oliven-Oel ein, damit es Stuhlgang erhalte. Man kann diesem Mittel eine Purganz, wie z. B. etwas Ipecacuanha als Brechmittel beimischen. Ferner verordne man Fomentationen des Unterleibes, und, wenn die Irritabilität es zuläfst, ein Anodynum. Ist eine geronnene, sauere Milch im Magen des Kindes die Ursache zum Schlagflufs, dann gebe man eröffnende Mittel, Absorbentia, Alcalina und Carminatina, und beseitige die Erzeugung der Säure.

Prophylactische Behandlung.

Mäfsigkeit und stete Beschäftigung sind dem Kranken dringend zu empfehlen. Er gehe nicht eher schlafen, bevor die Digestion vollendet ist, wähle eine leichte, gut zubereitete Kost, und esse des Abends nicht zu spät, sehe auf Bewegung des Körpers, und gebrauche zuweilen Stomachica.

c) Jene Apoplexie, welche durch die Gegenwart der Würmer entsteht, erheischt dieselben

Mittel, denen man noch Anthelmintica beigesellt. Erforderlichen Falls wende man hier die Electricität und schmerzstillende Mittel an. Im Anfall selbst soll man nach Stoll das Opium, die Asa foetida und das Castoreum innerlich geben, und äufserlich ein Liniment verordnen. Das Opium soll nach ihm sehr auf die Würmer wirken, die Verbreitung ihres Reitzes gegen das Gehirn verhindern, und auch selbst den Anfall beseitigen. Diese Wirkung des Opiums ist klar, wenn man annimmt, dafs es den localen Reitz hebt, und den symptomatischen Krampf des Gehirns löset *). — Was die prophylactische Behandlung anbetrifft, so verweise ich hier auf den Artikel b.

Wo Obstructionen zugegen sind, soll man nach Tissot gummöse und bittere Pflanzenmittel geben. Mit diesen verbinde man Nervina, Antispasmodica und äufsere Ableitungen an den untern Extremitäten.

d) In Betreff jener Apoplexien, deren Grund in betäubenden Giften liegt, habe ich im ersten Abschnitt erläutert, dafs ihr Principium resinosum und acre auf den Magen und die ersten Wege reitzend einwirken. Sie bringen aufserdem eine locale Erosion und eine besondere Wirkung hervor, vermöge welcher ein Stupor und eine sympathische Unthätigkeit jener Theile erfolgen. Zu gleicher Zeit aber wird durch das Principium narcoticum, welches das Gehirn erreicht, der Stupor

*) Revolat Annal. de Montpellier.

vermehrt, und die Congestion nach dem Gehirn beschleunigt; daher entstehen jene comatösen, krampfhaften Zufälle, jene Ataxie.

Zuerst mufs man bemüht sein, die Nerventhätigkeit durch Anwendung ammoniakalischer Dünste, durch das Acidum aceticum, reitzende Frictionen, Schröpfköpfe und Vesicatoria etc. aufrecht zu erhalten. Dann suche man durch schleimige Mittel den örtlichen Reitz zu vermindern, ihn selbst durch Säuren zu entfernen, seine narcotischen Wirkungen durch krampfstillende Mittel, als Kaffe, ätherische Mittel, Eau de luce *), Liquor anodynus Hoffmanni und Ammonium in starken Dosen, zu schwächen. Dann erst mufs man diese Gifte durch Emetica und Purgantia aus dem Körper schaffen. Die Wirkung dieser Gifte äufsert sich zuerst im Magen und in den Organen der ersten Wege; darum wende man recht kräftige Ausleerungsmittel, und zwar in starken Dosen an. Sanctii hat bei einer Vergiftung durch Opium 10 Gran Brechweinstein gegeben; da der berechnete Erfolg aber durchaus verfehlt blieb, so mufste er diese Gabe zweimal wiederholen **). Eben so gab Paolet bei einer Vergiftung durch Schwämme 20 Gran desselben Mittels in Substanz nebst einem Lavement aus einer Abkochung der Coloquinten, und der Erfolg blieb gleichfalls aus. Der Cardinal Ca-

*) Das Eau de luce ist nichts anders als der Liquor cornu cervi succinatus. A. d. U.

**) Bulletin des sciences med. Vol. 8. p. 96.

prara, ebenfalls durch Schwämme vergiftet, lag schon 8 Stunden apoplectisch darnieder, hatte heftige Convulsionen, kalte Extremitäten, einen schwachen, intermittirenden Puls, und der Arzt konnte nur durch ein Decoctum nicotianae Erbrechen hervorbringen. Duchany hat in einem ähnlichen Falle zuerst 5 Gran und eine Viertelstunde darauf 10 Gran Brechweinstein gegeben, da die erste Gabe ohne alle Wirkung geblieben war. Er will, man soll alle Viertelstunden 10 Gran geben, und verordnet ihn zu einem Quentchen, indem er versichert, daſs hierbei keine nachtheiligen Folgen zu befürchten sind *). Pico, ein sehr ausgezeichneter Arzt zu Turin, empfahl schon im Jahre 1788 bei diesen Fällen den gewöhnlichen Vitriol und das Oxymel scilliticum zu 1—2 Drachmen mit Wasser zu nehmen. Er sagt: Dioscorides schon lobt jenes Mittel, weil es Erbrechen verursacht, ohne das Gift noch mehr nach den Eingeweiden zu treiben **). Da man aber den Grad des Stupors in den Eingeweiden nicht im voraus schätzen kann, so muſs man mit diesen heroischen Mitteln immer behutsam sein; man schicke ihnen lieber erst Emetica in starken Dosen voraus, und steige damit nöthigenfalls alle Viertelstunden. Prolet bemerkt, daſs der Reitz dieser Mittel nicht so nachtheilig sein kann, als der des Giftes. — Hat man das Gift nun entfernt, dann erst gebe man ätherische Mittel und Milch.

*) Gazette économiq. No. 1058.

**) Pico Methelemmato inaug. p. 269.

Jenen Mitteln mufs man immer Mucilaginosa und Anodyna beigesellen, als: Aetherea und den Liquor mineralis anodynus, von dem Pico sagt: Nullum melius huc usque inventum fuit ad sedandos tum perniciosi veneni effectus *).

Wiewohl man das Opium im Allgemeinen bei Vergiftungen verwirft, und obgleich Dardane bei Gelegenheit der Vergiftung durch Schwämme sagt: „Cane pejus et angue vitandum", so wird es doch wiederum von andern in starken Dosen dazu empfohlen, den Schmerz zu stillen und den Krampf zu heben. Man soll es mit ausleerenden Mitteln vereinigen, und alle halbe Stunden in einer solchen Gabe reichen, die stark genug wäre, zwei Personen damit vergiften zu können. Die Schmerzen würden dann aufhören, und sich Schlaf einstellen. Ich glaube aber, dafs eine Agonie, welche durch betäubende Gifte hervorgebracht ist, nicht durch neue Gaben solcher Mittel gehoben werden kann.

Ist das Gift in die Eingeweide getreten, so ist ein Emeticum nutzlos, und man mufs bemüht sein, es durch drastische Purgantia und Lavements herauszufördern.

§. 67.

Behandlung der nervös-sympathischen Apoplexie mit Materie in den Brustorganen.

Jene Schlagflüsse, deren Ursachen in den Brustorganen aufzusuchen sind, können nur dadurch

*) Pico l. c. p. 272.

geheilt werden, daſs man das Brustübel selbst hebt, und auf den Gehirnkrampf, der daraus entspringt, direct einwirkt.

§. 68.

Behandlung der nervös-sympathischen Apoplexie mit Materie in der Peripherie.

Ist an irgend einem Theile der Peripherie des Körpers ein heftiger Reitz vorhanden, so erfolgen nicht selten Apoplexien. Wenn jener Reitz Folge der Dentition ist, so erleichtert man den Austritt der Zähne durch Ansetzen der Blutegel, und bekämpft die Wirkung dieser Evolutions-Krankheit durch krampfstillende Mittel, Opium und Ableitungen etc.

§. 69.

Behandlung der nervös-sympathischen Apoplexie mit Materie im Gefäſssystem.

Wenn putride *) und schädliche Stoffe, welche in die Wege der Circulation eingedrungen

*) Unter dem putriden Stoff verstehe ich jenen, welcher in Leichen das Product der Fäulniſs, ferner des Brandes, der animalischen Ausdünstungen in Spitälern und Gefängnissen und der ansteckenden Fiebern ist. Er erzeugt dann Fieber, mit aufgelösten, übelriechenden und copiösen Ausleerungen begleitet, so wie auch Brandflecke und den Brand selbst. Diese Folgen jenes Stoffes begünstigen dann nach dem Tode vorzüglich den Prozeſs der Fäulniſs. Das Dasein dieses Princips, seine

sind, ein anhaltendes Fieber erzeugen, das Gefäfs-system durch ihre atonische Wirkung reitzen und eine sympathische Apoplexie zu Stande bringen, so zerstört jenes Fieber in Gefolge seiner Kochung die allgemeine Ursache des Schlagflusses. Nur auf diese und keine andere Weise werden putride Fieber geheilt; sonst sind es keine putriden Fieber, sondern vielmehr ein Zustand der Ataxie ohne Materie, welche von einer Nervenschwäche herrührt, und auf den tonische Mittel günstig einwirken. Daher mufs man hier, möge man auch dawider einwenden, was man wolle, jenes Fieber so lange unterhalten, bis das Stadium der Kochung eingetreten ist. Sollte letztere nicht eintreten, dann bringe man das Fieber wieder hervor, entferne die Ursachen, welche jene Kochung vereiteln, um so mehr, da im letzteren Fall eine vollkommene Kochung eher zu Stande kommt. Daher sind hier China, der Phosphor, die Serpentaria, die Radix contrajervae, der Wein, die Kälte und andere tonische Mittel indicirt. Man füge ihnen noch krampfstillende Mittel, als: Camphor, Castoreum, Succinum, Aetherea, den Liquor anodynus mineralis Hoffmanni, Chamillen und solche Mittel hinzu, die jenen Krampf dadurch vermindern, dafs sie ihn mehr verbreiten, wie z. B. Rubefacientia, Frictionen und Vesicatoria. Ist das

---

Wirkungen und Folgen haben wir tagtäglich vor Augen, und ich sehe nicht ein, warum man ihn nicht mit dem Beinamen putrid belegt, und warum man ein Fieber, welches davon entsteht, nicht putrid nennt.

Fieber aber der Art, daſs es einen normalen Gang beobachtet, und die Ursache jenes Fiebers von solcher Beschaffenheit ist, daſs eine sympathische Apoplexie zu Stande kommt, dann können wir weiter nichts thun, als den Gehirnkrampf mittelst der eben genannten Mittel bekämpfen.

Eben so verhält es sich mit jenen Schlagflüssen, welche bei heftigen Fiebern vorkommen. Hier giebt man, um das Krankheitsprincip zu zersetzen, während der Apyrexie China in starken Dosen, und im Paroxysmus tonische und reitzende, so wie krampfstillende und ableitende Mittel, um den Fieber-Anfall zu unterstützen und die Adynamie, welche den Gehirnkrampf herbeiführt, zu vermindern und zu zerstören. Zu den krampfstillenden Mitteln gehört hier vorzüglich das Opium *). Barthez wendete es hier mit vorzüg-

*) Mejan führt in seiner Beschreibung der Constitution vom Jahre 12 (Annal. de Montpell. V. 5. p. 139.) ein sehr bösartiges Fieber an, wobei sich tiefe Deliria, groſse Hinfälligkeit, Beklemmung, Neigung zum Erbrechen und andere Erscheinungen zeigten. Das Fieber befiel eine Frau, welche, weil sie es nicht vertragen konnte, China, in Verbindung mit Opium und Aether sulphuricum, zu nehmen ausschlug. Um den Schmerz und die Unruhe zu heben, verordnete ihr Mejan das Opium gummosum, wovon er ihr alle 4 Stunden eine Dosis von 2 Gran verschrieb, die im Ganzen vier Mal wiederholt werden sollten. Die ungeduldige Kranke aber nahm alle vier Dosen mit einem Male ein, und der Erfolg war so gut, daſs sie sich des Abends munter, ruhig und sehr zufrieden befand. Mejan verordnete daher noch 4 Gran jenes Mittels, mit dem Vermerk, alle 3 Stunden davon 2 Gran zu

lichem Erfolge an, und Hoffmann heilte bei einem intermittirenden Fieber damit einen comatösen Schlaf. Sarcanne lobt es sehr, und zwar in Verbindung mit Wein und China, und will so zugleich gegen das Fieber und den apoplectischen Krampf einwirken *).

§. 70.

B. Behandlung der nervös-sympathischen Apoplexie ohne Materie.

Hängt diese Apoplexie blofs von einer Störung der Lebensthätigkeit irgend eines Organs, mit Ausnahme des Gehirns, ab, das nur sympathisch leidet; so ist hier die Prognose günstiger. Wir müssen in diesem Fall die Lebensthätigkeit dieser Organe durch relaxirende, tonische und reitzende Mittel erhöhen, welche jedoch mit Umsicht anzuwenden sind. Dazwischen giebt man nach Befinden der Umstände nöthigenfalls antispasmodische und schmerzstillende Mittel. Reicht dieses nicht hin, so mufs der Arzt die vorhandene Umstimmung des Gehirns selbst berücksichtigen. Da mechanische Verletzungen verschiedenartiger Theile des Körpers, wie z. B. Verletzungen des Schädels, ein Schlag auf die Regio epi-

nehmen. Patientin blieb die ganze Nacht darauf munter und ruhig. Er wiederholte die Anwendung dieses Mittels des Abends und Morgens drei Tage hindurch, indem er die Dose um Einen Gran verminderte, und die Kranke wurde geheilt.

*) Storia raggionata etc. §. 244.

gastrica und auf die Schläfen oder Testikeln, dieselben Erscheinungen verursachen können, so kann man die hieraus erfolgte Apoplexie dadurch heilen, dafs man den Reitz jener Einflüsse besänftigt *).

Viertes Capitel.

§. 71.

Behandlung der traumatischen Apoplexie.

Wir haben hier folgende Indicationen zu berücksichtigen.

1) Wir müssen die Ursachen, welche das Gehirn reitzen und drücken, und die sich sogleich unsern Sinnen darbieten, fördersamst zu heben trachten.

2) Wir stärken dann das durch die Commotion geschwächte Gehirn, und beugen der Blutergiefsung daselbst vor.

3) Wir müssen die consecutive Entzündung bekämpfen.

4) Endlich müssen wir alle Splitter entfernen und jegliches Extravasat ausleeren.

Die erste Indication erfordert schleunige Entfernung der Gegenstände, welche das Gehirn verletzt haben, und sich noch in dieser Substanz befinden, z. B. Kugeln, Scherben, Knochensplitter etc.

Bei der zweiten mufs man bemüht sein, die Schwäche des Gehirns mittelst starker Riechmit-

*) Girard. Journ. de Médéc. et Chirurg. V. 7. p. 230.

tel, Umschläge auf den Kopf, zertheilender Mittel und stärkender Getränke zu heben. Nächstdem mufs der Arzt das Extravasat durch Refulsiva und Stimulantia, an zwei entgegengesetzten Theilen applicirt, zu zertheilen suchen. Er vereine zu diesem Zweck schleunigst Aderlässe am Arm oder Fufse, die in hinlänglicher Menge wiederholt werden müssen *). Werden sie am Fufs vorgenommen, so sei der Arzt sehr vorsichtig dabei, weil sehr leicht und öfters die Leber mit Blut überfüllt wird.

Die dritte Indication verlangt, dafs man der Entzündung vorbeuge, und, wenn sie schon eingetreten ist, sie hebe. Sie offenbart sich durch das Fieber, die Gesichtsröthe, Augenröthe, durch die vermehrte Temperatur, durch Deliria, und durch das Steigen der comatösen Erscheinungen.

Bei der vierten Indication haben wir darauf zu sehen, dafs die Extravasate ausgeleert werden. Wenn alle ärztliche Hülfe vergebens ist, dann bleibt uns nur die Trepanation übrig. Sie wird nahe an der Verletzung oder selbst auf dieser gemacht. Man mufs sorgfältigst alle Suturen, die Sinus und die grofsen Gefäfse vermeiden. Um die Stelle der Verletzung zu erkennen, mufs man die Kopfhaare abscheeren lassen, und man wird alsdann Röthe und Geschwulst der Kopfbedeckung ansich-

*) Pareus heilte eine traumatische Apoplexie bei einem 28jährigen Manne dadurch, dafs er ihm binnen 4 Tagen 80 Unzen Blut abzapfen liefs. (Van Swieten Comment. §. 280).

ansichtig. Ferner kommt man auch auf Fissuren und Fracturen, welche öfters an der entgegengesetzten Seite, wo der Schlag etc. geschah, sich befinden. Man erkennt jene Stelle daran, dafs der Kranke unwillkührlich die Hand darnach führt, und sich an der entgegengesetzten Seite eine Lähmung der Glieder zeigt. Diese Erscheinung schreibt sich von der Kreutzung der Gehirnfiber her, und kann öfters trüglich sein *). Endlich erkennt man sie auch durch die Lage des Kranken selbst. — Der Hirnschädel wird mittelst einer Incision entblöst. Man macht sie in Gestalt eines V. T. C. oder eines Kreuzes, und trennt sorgfältig das Pericranium vom Schädel ab. Findet man nun eine hinreichend grofse Oeffnung vor, um das Extravasat zu entfernen, so bedarf es keiner Trepanöffnung. Man mufs nur jegliche Knocheneindrükke, Ungleichheiten etc. entfernen. Reicht eine Oeffnung nicht hin, so macht man deren mehrere, aber vorsichtig und nicht zu grofs, damit nicht Gehirnbrüche entstehen. Hierauf entfernet man das Extravasat; wo es schon geronnen und fest

*) Schon Hippocrates bemerkt, dafs eine Beschädigung der einen Kopfseite Convulsionen, öfters auch eine Lähmung der entgegengesetzten Seite hervorbringt. (Ephemer. L. 5.) Dieses Phänomen rührt aus der Kreutzung der Gehirnfiber her, was aus der Anatomie (Gall Cranalog. p. 30.) und aus einer Menge von Beobachtungen deutlich hervorgeht. Es giebt aber auch hier Ausnahmen; denn Lullier z. B. beobachtete (Journ. de méd. et chirurg. V. 16, p. 16), dafs eine Verletzung des Gehirns eben an der Seite Statt fand, welche paralysirt war.

geworden sein sollte, da macht man Injectionen. Oft bemerkt man auf der Dura mater kein Extravasat, dagegen sieht man letztere etwas erhaben, livide und schwärzlich gefärbt und daran eine Fluctuation. Diese Stelle muſs nun mittelst eines Kreuzschnittes, und mit Vermeidung der Blutgefäſse behutsam geöffnet werden.

Ist die Verletzung etwas tiefer gegeben und ein Abceſs da, so frägt es sich, ob man die Pia mater, ja selbst die Substantia corticalis verschonen soll oder nicht? — Extremis morbis, extrema remedia. — Die Natur leert nicht selten jene Extravasate durch Augen, Ohren und Nase aus. Beobachtungen dieser Art sind vorhanden; sie aufzuzählen, würde aber zu weitläuftig sein. — Wenn in oder unter der Oeffnung der Pia mater ein Trombus vorhanden ist, so entferne man ihn mittelst der Pincette. Sollte das Eiter übelriechend und serös sein, so entferne und verbessere man es mittelst solcher Injectionen, welche auf das Gehirn indifferent wirken.

Es kommt zwar sehr oft der Fall vor, wo diese Operation den Kranken doch nicht rettet, weil die Verletzung zu stark war; darum muſs man sie jedoch nicht vernachlässigen wollen. Wenn man auch nicht allen Kranken damit durchhilft, so gewährt sie doch bei einigen, welche ohne dieselbe bestimmt verloren gegangen wären, Rettung, uud dieſs ist schon hinreichend. Ueberdieſs stirbt auch der Kranke nicht aus dem Grunde, weil er trepanirt wurde, wenn nämlich jene Operation gut gemacht wird.

Fünftes Capitel.

Behandlung der organischen Apoplexie.

Diese, für den Kranken die fürchterlichste Art der Schlagflüsse ist zugleich für den Arzt höchst schwierig. Was bleibt uns bei jenem Schlagfluſs zu hoffen übrig, wo die Ursache in der Desorganisation eines Organs gegeben, und im Centro der Lebenskraft, als einem so empfindlichen Theile, vorhanden ist? Wir können nichts weiter, als auf eine kurze Zeit den Fortgang des Reitzes und der Compression, durch welche diese Desorganisation den Schlagfluſs hervorbringt, hemmen, und gegen die Humoralfehler, welche zu deren Entstehung Anlaſs geben, durch schickliche Mittel zu Felde ziehen. Ist aber einmal jene Desorganisation da, z. B. Fettgeschwülste, Verknöcherungen, Knochengeschwülste, Tuberkeln, Steine, Polypen etc. *) im Gehirn; so ist an ihre Zertheilung, zumal in acuten Fällen, gar nicht zu denken. Wir sind gänzlich darauf beschränkt, die Fluida, welche in diesem Organ circuliren

*) Hufeland l. c. Bd. 28. H. 1. p. 116. erwähnt eines Schlagflusses, der durch eine Exostose am rechten Felsenbein entstanden war. A. d. U.

oder wohl gar schon darin stocken, zu vermindern. Bei sanguinischen Personen z. B. ist es das Blut; daher wir hier Aderlässe, Ableitungen, Schröpfköpfe am Kopf, Blutigel an den Schläfen, am Hinterhaupt und an den Hämorrhoidalgefäſsen verordnen. Bei lymphatischen Temperamenten ist es die Lymphe, woher wassertreibende, (urintreibende) Mittel und Vesicatoria indicirt sind. Uebrigens muſs man den Kranken sich öfters selbst überlassen.

Genug habe ich über eine, Hinsichts der Art und Weise, wie sie gemacht ist, zwar unbedeutende Arbeit, welche aber in Bezug ihres Gegenstandes und für meine Kräfte höchst wichtig ist, gesprochen.

Frei athme ich bei ihrer Beendigung, und rufe mit Virgil aus:

Sed nos immensum spatiis confecimus aequor
Et jam tempus equum fumantia solvere colla.

Virgil. Georg.
am Ende des zweiten Buches.

Zum ersten Abschnitt gehörige Krankheits-Beobachtungen.

No. 1.

Sanguinische Apoplexien.

Die primitive Ursache war eine Herzkrankheit. Patientin war schon seit ihrer Kindheit unvermögend sich etwas lebhaft zu bewegen, ohne aus dem Athem zu kommen; diese Erscheinung nahm immer mehr zu und blieb bis zum Tode, welcher im 25sten Jahre eintrat. — Im Sommer waren jene Zufälle immer bedeutender, und wurden von copiösen Schweifsen begleitet. Die Kranke konnte nicht auf der rechten Seite liegen, wachte nach einem kurzen Schlaf immer sehr früh auf, und konnte dann nicht mehr schlafen, auch selbst nicht mehr im Bette liegen bleiben. Enge Kleidungsstücke durfte sie gar nicht anhaben, vorzüglich aber dann nicht wenn sie gegessen hatte. Sie afs viel, besonders Brodt, und hatte immer Hunger, litt an heftigen Schmerzen in den Gliedern, an Nasenbluten, an Kopfweh, und sah bleich aus. — Kurze Zeit vor ihrem Tode hatte sie etwas viel gegessen und bekam heftige Anfälle von Betäubung; am Tage des Todes schwoll die rechte Backe plötzlich an, es traten so heftige Zahnschmerzen ein, dafs sie besinnungslos wurde. Endlich erbrach sich die Kranke zwei oder drei Male, bekam eine röchelnde Respiration und starb ungefähr 3 Stunden nach dem Eintritt der Zahnschmerzen, mit schäumigem Munde, sehr copiösen Schweifsen und unwillkührlichen Abgang des Urins.

Nach dem Tode wurde das Gesicht, vorzüglich aber die Arme grün gefärbt. Diese waren verhältnifsmäfsig zum übrigen Körper sehr stark gebaut. Die Rippen waren so biegsam, dafs man sie nicht brechen konnte. Das Herz war sehr voluminös, hart und dick; der linke Ventrikel war vorzüglich sehr stark, dagegen fand man die Valveln, die Herzohren und den linken Ventrikel ganz normal. Der innere Raum des linken Ventrikels war nicht viel gröfser als gewöhnlich; das Herz wog 1½ Pfund, die Längeachse betrug 5 Zoll, der gröfste Umfang mafs 12½ Zoll, die Wände waren 1 Zoll und nur an der Spitze 1 Linie dick. — Auf dem rechten Ventrikel lag eine Schicht Fett. Eben so war die Leber sehr voluminös und mit Blut überfüllt; die Milz war gleichfalls sehr grofs. Die rechte Hemisphäre des Gehirns enthielt in ihrer Höhle beinahe 3 Unzen Blut. An ihrem hintern und äufsern Theil bemerkte man einen Rifs, der mit Blut angefüllt war. Die Gehirn-Substanz war an dieser Stelle entfärbt und sehr weich. Auch in der linken Cavität bemerkte man eine Blutansammlung. Legallois auf die Autorität Morgagni's sich stützend, sieht jene Anomalität des Gehirns als Wirkung des Schlagflusses an.

Nr. 2.

Sanguinisch-active Apoplexien.

H. Trenca, ein Mann von ungefähr 65 Jahren, sanguinischen Temperaments, ein sehr geistreicher Mann, der nie an Gehirnaffecten gelitten hatte, lebte, entbunden von allen Geschäften, ruhig und bequem. Seine Digestion war gut, daher afs er mit Appetit. Uebrigens führte er eine sitzende Lebensart. Unter diesen Umständen bekam er während des Essens plötzlich einen Schwindel, dem Uebelkeiten folgten. — Sechs Tage nachher erzählte mir Patient diese Erscheinung, welche ich für einen leichten Anfall einer activ-sanguinischen Apoplexie erkannte, klagte über heftige Kopfschmerzen, Hitze und Schwindel. Sein Gedächtnifs habe, erzählte er mir, seitdem sehr gelitten und alle Augenblicke empfinde er eine Uebelkeit. Seine Physionomie fand ich leidend, sein Gesicht bleich, das Auge zerstört, den Puls voll und hart. Die Gefahr worin er schwebte entging mir nicht, daher empfahl ich ihm ein strenges Regimen, einen reichlichen Aderlafs am Arm; kühlende Getränke und ein Fufsbad. Ich fand sehr viel Cruor im Blute. — Patient besserte sich aber nach diesen Mitteln gar nicht, ich wollte den Aderlafs wiederholen lassen, allein er widersetzte sich, und führte seine vorherige Lebensart fort. Acht bis zehn Tage hierauf ward ich zu ihm gerufen, fand ihn aber schon tod. Der Schlag hatte ihn getroffen, und beim 2ten Anfall getödtet. — Aus der Nase war ihm Blut geflossen, an der rechten Seite des Gesichts bemerkte ich eine schwarze Ecchymose von der Gröfse einer Hand und einen schwarzen Streifen.

Nr. 3.

Im Winter des Jahres 1792 wurde ich zu einem Lastträger gerufen, der 42 Jahre alt, starker und sanguinischer Constitution war. Nach einem heftigen Zorn ward er plötzlich apoplectisch und ich fand ihn ganz besinnungslos, unbeweglich da liegen. Sein Puls war voll, stark und hart, sein Mund schäumte, der Athem war röchelnd und das Gesicht bleich. Patient hatte früher nie an Gehirnkrankheiten gelitten, auch fand sich in seiner Familie kein apoplectisches Mitglied vor. — Ich verordnete eine Venaesectio, worauf das Gesicht Bleifarben, der Athem noch mehr röchelnd wurde. Ueber das Gesicht ergoſs sich ein eiskalter Schweiſs und Patient starb 5—6 Stunden nach dem Anfall. — Man fand alle Gefäſse der Gehirnmembranen und des Gehirns von Blut strotzend und die Gehirnhöhlen damit angefüllt.

Nr. 4. (von Hoffmann).

Ein reicher Graf, 50 Jahre alt, von sanguinisch-plethorischer Constitution hatte vor mehreren Jahren paralytische Anfälle gehabt, wobei die Bewegung erschwert wurde. Er reiste nach Karlsbad, um das dortige Wasser innerlich und äuſserlich zu gebrauchen. Kaum war er aber in das etwas zu heiſse Bad gestiegen, als er sein Bewustsein verlor. Es traten Convulsionen ein, die Respiration war sehr beschleunigt, der Puls voll und hart, und das Gesicht roth. Man verordnete einen Aderlaſs, Niesmittel, wornach ein heftiges Niesen erfolgte, die Respiration aber röchelnd blieb. Die ganze linke Seite, mit Ausnahme der Hand, welche convulsivische Bewegungen äuſserte, war paralysirt. Der Kranke blieb bewustlos und starb nach 5 Stunden. Es floſs aus der Nase eine Menge Blut und blutiges Serum, noch 24 Stunden nach dem Tode.

Nr. 5. (v. Stoll).

Ein Koch von starkem, muskulösem Körperbau, mit breiter Brust, kurzem and dickem Hals hatte im Winter eine sehr heftige Pleuresie überstanden. Jene Krankheit hinterlies aber ein erschwertes Athmen, besonders beim Gehen und bei der Bewegung des Körpers. Er konnte nicht ruhig schlafen, denn kaum schloſs er die Augen, so bemächtigte sich seiner eine groſse Angst, er fuhr plötzlich auf und muſste nach freier Luft schnappen. Daher brachte er viele Nächte sitzend zu, was zur Folge hatte, daſs seine Extremitäten anasarcomatös wurden. Sein Puls war gedehnt, langsam und hart. Er wurde öfters zur Ader gelassen, doch dies half nur kurze Zeit. Uebrigens hielt Patient durchaus keine Diät. — Man brachte ihn ins Hospital, wo er die Scilla und drastische Diuretica gebrauchte. Diese Mittel hoben jene nächtliche Beängstigung auf, der Athem ward ruhiger und die Geschwulst der Extremitäten verschwand. Er wollte das Krankenhaus verlassen, aber kaum sollte er sich nach Mitternacht zu Bette begeben, als er aufschrie, epileptische Anfälle bekam, und den künftigen Tag am Schlage starb. — Das Herz war bei ihm um das dreifache gröſser als gewöhnlich, die Lungen waren schlaff, an der Pleura festgewachsen, die Gehirngefäſse sehr groſs und mit Blut überfüllt, in den Meningeen fand man etwas Serum.

No. 6.

Aus einer Dissertation zu Strafsburg von Pinel entlehnt.

Ein 58jähriger Mann, von pletherischer Constitution war dem Studio so eifrig ergeben, dafs er oft bis 2 auch 3 Uhr des Morgens arbeitete. Er war an Aderlässe gewöhnt, die er jedoch seit längerer Zeit aussetzte. Patient litt an einem hartnäckigen Katarrhhusten, an Augenschwäche, Dipoplie und Hinfälligkeit; sein Gedächtnifs war nicht mehr so gut, eben so waren seine Geisteskräfte geschmälert. Dabei empfand er unwiderstehlichen Hang zum Schlaf, Schwäche der Glieder, ein Schwanken beim Gehen, Trockenheit der Schleimhaut und Hartleibigkeit. Nach und nach gingen die physischen und psychischen Kräfte verloren. Es trat unwillkührlicher Stuhl- und Urinabgang ein, und endlich totales Aufhören der Lebenskräfte. Man fand eine wässrige Ergiefsung im Gehirn vor, die vermöge ihres Druckes auf die kleinen Gefäfse eine Plethora zur Folge hatte.

Hieher gehören auch die Beispiele, die man in den gelehrten Abhandlungen von Portal findet, und welche durch Aderlässe gehoben werden.

Krankheitsgeschichte

vom Uebersetzer mitgetheilt.

Im November 1820. wurde ich spät am Abend zu dem Hrn. Rittmeister v. B. gerufen. Er war ein Mann von 32 Jahren, plethorisch-sanguinischer Constitution, muskulösem Körperbau; ich erfuhr von ihm daſs er bereits seit seinem 14ten Jahre in Kriegsdiensten, die Feldzüge von 1806, die beschwerlichen Campagnen in Spanien, Ruſsland, und zuletzt den Freiheitskampf der Deutschen, worin er verwundet worden, mitgefochten hatte, sich aber stets wohl befunden, und nur an Hartleibigkeit gelitten habe. Er erzählte mir ferner, daſs er vor einigen Tagen von heftigen Kopfschmerzen befallen wurde, gegen welche man ihm ein Senfteigpflaster am Nacken anrieth, was er noch am selbigen Abend befolgte. Allein schon am andern Morgen war sein Gesicht ödematös angeschwollen, es traten sehr heftige Kopfschmerzen; starke Pulsationen der Kopfarterien und Schwindel ein. — Ein Arzt hielt die Krankheit für ein arthritisches Leiden, verordnete daher aromatische Kräuterkissen mit Camphor um die Backen und innerlich Diaphoretica, ich glaube den Spiritus Mindereri. Das Uebel nahm jedoch immer mehr zu, und so entschloſs sich Patient mich holen zu lassen. — Ich fand den Puls sehr voll, hart, wellenförmig und langsam, die Unterextremitäten kalt, den Kopf äuſserst eingenommen und das Gesicht hochroth gefärbt; Patient klagte über starkes Klopfen an der Temporal- und Occipitalgegend, über heftige Beklemmung und Schwindel, und sagte es erschienen ihm alle Gegenstände verkehrt und als drehe sich alles um ihn herum. Leibesöffnung war schon seit zwei Tagen ausgeblieben. — Es leuchtete mir deutlich ein, daſs eine sanguinisch-active Apoplexie im Wege war, deren

Gelegenheits-Ursache das Senfteigpflaster gewesen sein mochte.

Mit Entfernung der Kräuterkissen, beschränkte ich mich vorerst, da ihm am selbigen Tage zur Ader gelassen wurde, auf den Gebrauch antiphlogistischer Mittel, nämlich des Salpeters, Weinsteinrahms mit der Aqua lauro-cerasi, verordnete zum Behuf des Stuhlganges kühlende Laxantia, liefs 2 Senfteigpflaster an die Waden legen, kühlendes Getränk reichen, das Zimmer lüften und empfahl ein antiphlogistisches Regimen. — Am folgenden Morgen fand ich den Pat. bei weitem besser, alle Symptome hatten sich gemildert; ich liefs dieselben Mittel fortbrauchen, und da am 3ten Tage der Puls einen Aderlafs erheischte, so ward derselbe wiederholt. Aufserdem verschrieb ich eine Salmiaksolution mit bitterem Extract und verordnete eiskalte Kopfumschläge. Nach 14 Tagen hatte ich das Vergnügen meinen Kranken ganz herzustellen. Da er aber das ihm empfohlene Regimen und die Diät nicht befolgte, so bekam er einige Wochen nach seiner Herstellung einen Rückfall, der so plötzlich eintrat, dafs mir kaum die Zeit übrig blieb, die schicklichen Mittel anzuwenden. Sogleich öffnete ich ihm eine Ader, das Blut war dermafsen dick, dafs es anfänglich nur tropfenweise herauskam; es hatte viel Cruor, wenig Serum, und da der Leib sich tympanitisch anfühlen liefs, so verordnete ich Lavements aus Chamillenthee mit Liquor ammonii caustici, welche ich nachher mehrere Male wiederholte, und womit ich die vorher erwähnte Curmethode verband. Seit 3 Monaten erfreut sich mein Kranker, mit Ausnahme einer Conjunctivitis rheumatica die er sich späterhin zugezogen, welche ich aber in einigen Tagen vollkommen zu heilen hoffe, einer vollkommenen Gesundheit.

Nr. 7.

Sanguinisch-passive Apoplexien.

Vor zwei Jahren wurde ich zu einer 70jährigen Frau gerufen, welche ich comatös und durchaus bewufstlos antraf. Sie war an der linken Seite paralysirt, ihr Mund war nach der rechten Seite verzerrt, und der ganze Körper erstarrt. Schon mehrere Jahre vorher hatte Patientin Anfälle von Schwindel; ihr Gesicht wurde durch die geringste Ursache geröthet. Uebrigens führte sie eine sitzende Lebensart. — Es gelang mir durchaus nicht die Gelegenheitsursache dieser Krankheit zu erfahren, doch war ich überzeugt eine activ-sanguinische Apoplexie vor mir zu haben. Aus den Puls konnte man nicht viel erkennen. Die Wärme war gleichmäfsig verbreitet, die Gesichtszüge natürlich, bis auf den Mund. Das Gesicht selbst war etwas röther als gewöhnlich, die Augen standen halb offen, waren für das Licht durchaus unempfindlich, und die Respiration frei. Ich liefs sie mit unbedecktem, erhöheten Kopf, dabei die Füfse herabhängen, zu Bette bringen. Patientin schluckte eine ableitende Tisane leicht herunter. Nach zweien Aderlässen, die innerhalb

5 Stunden geschahen, nach warmen Fufsbädern, und kalten Kopfumschlägen, erlangte sie ihre vollkommene Besinnung. Den andern Tag verordnete ich einen Aderlafs am Fufse, alcoholische und Nervenstärkende Einreibungen, Senfteigpflaster an den gelähmten Theilen, und hierauf trat die Bewegung und die Geistesfunction vollkommen wieder ein. Die Hemiphlegie blieb noch zurück, die Aussprache war undeutlich und auch der Mund verzerrt.

Durch den fortgesetzten Gebrauch des Infusi salviae, Decocti arnicae, durch Frictionen der kranken Theile, hatte ich die Frau so weit hergestellt, dafs ihre Sprache wieder kam, und sie ausgehen konnte. Der Mund blieb aber noch verzerrt, das Sprechen erschwert und der Arm gelähmt.

Nr. 8.

Aus Stoll entlehnt.

Eine 75jährige Officiers-Wittwe, von vollem Körperbau, die früherhin immer gesund war, befand sich einstens nach einer guten Mahlzeit und nach dem Genufs guten Weines in einer ungewöhnlich heitern Laune, und ging zu Bette ohne sich über irgend etwas zu beklagen. Am andern Morgen fand man sie sprachlos im Bette liegen. Sie war an der ganzen rechten Seite gelähmt, und hatte die genossenen Speisen wieder ausgebrochen. Sogleich öffnete man ihr eine Ader am linken Fufs, und legte ihr drei Vesicatoria auf. Man brachte diese Frau nach drei Tagen ins Spital, wo ich sie ganz bewufstlos antraf, und schon am 4ten Tage war sie gestorben. — Zwischen den Meningeen fand man viel seröse Flüssigkeit, die Pia mater war ungewöhnlich hart und dicht, gleichsam wie eine aponeurotische Membran, die Gefäfse dieser Membran waren an der rechten Seite weiter als an der linken, und mit Blut überfüllt. Die Gehirnsubstanz war sehr schlaff, die Carotiden, vorzüglich die rechte, hatten an mehrerrn Stellen Verknöcherungen: im Sinus falci: befand sich ein kleiner Knochen: auch war die Aorta descendens Theilweise ossificirt, die Spaltung der arteriarum iliacarum hatte die Gestalt einer knöchernen Röhre.

Nr. 9. und 10.

Diese beiden Beobachtungen scheinen mir, wie es ihre Symptome und der Erfolg der Behandlung klar beweisen, zu der sanguinisch-passiven Apoplexie zu gehören. Man hielt sie anfangs für pituitös, weil man die Zeichen der pituitösen Apoplexie überschätzte.

Im Jahre 2, erzählt Duffour *), wurde ich zu einem gewissen V. gerufen. Er war ein Mann von 45 Jahren, sanguinischen Temperaments, und hatte einige Stunden vor meiner Ankunft einen starken Anfall des Schlagflusses gehabt. Sein Gesicht war bleich (ein Zeichen, welches nicht immer blofs die nervöse Apoplexie begleitet) **),

*) Journ. de méd. pratiq. N. 42.

**) Pag. 38. 54.

er hatte Schaum vor den Mund, (diefs findet man auch bei Erdrosselten, wo keine seröse Apoplexie zugegen ist), der Puls war zusammengezogen und klein, der Athemzug erschwert, (man findet diefs bei allen Apoplexien, wobei convulsivische Bewegungen Statt finden, ja selbst bei sanguinischen) *). Es war 8 Uhr des Abends als ich hinkam, daher zog ich Erkundigungen ein ob er viel gegessen hätte, allein ich erfuhr darüber nichts bestimmtes. Ich liefs ihm nun während der Nacht zwei Mal am Fufs die Ader öffnen, verordnete zwei Vesicatoria an die Waden, und verschrieb ein Emeticum in flüssiger Form. Nach zwanzig Tagen starb Patient.

Das Temperament war hier sanguinisch, die Behandlungsweise war eine solche wie man sie bei sanguinisch-passiven Apoplexien anwendet. Wäre die Krankheitsgeschichte vollständiger niedergeschrieben worden, so würde man ersehen haben, dafs das Regimen, die moralischen Ursachen, die Evacuationen und die vorhergegangenen Krankheiten meiner Idee über diese Krankeit entsprochen hätten.

Im Jahre 4. wurde Duffour zu einem gewissen P. gerufen. Er war ein Vierziger, ein Mann von sanguinischem Temperament, bei dem sich alle Symptome einer serösen Apoplexie zeigten. Er fand beim Kranken ein tiefes Seufzen, eine röchelnde Respiration, einen zusammengezogenen Puls,

*) Pag. 38. 43. 54.

Puls, Schaum vor dem Munde, Leichenblässe des Gesichts u. s. w. (Unter diesen Zeichen war blofs die Leichenblässe ein Symptom der lymphatischen Krankheit, aber auch diese ist zweideutig. Warum ging Duffour nicht vom ursächlichen Moment aus? Gewifs wäre er dadurch auf eine sanguinische Apoplexie geleitet worden, wie es das Resultat der Behandlung erweiset). Duffour liefs sogleich einen Aderlafs anwenden, der binnen 60 Stunden 3 Male wiederholt wurde; er liefs Vesicatoria am Nacken und an den Füfsen legen. Nach fünf Wochen wurde Pat. hergestellt, und hatte blofs eine Paralyse des linken Arms übrig behalten.

Nr. 11.

Von Petit zu Lyon.

C. Gerber, 32 Jahre alt, sanguinischen Temperaments, klagte über heftige Kopfschmerzen und Flimmern vor den Augen. Er hatte vorher eine mühsame Arbeit vorgenommen, wobei er seine Geisteskräfte zu sehr anstrengte. Nach einigen Fufsbädern legte sich dies Uebel wieder; allein bald zeigte sich ein Erstarren des Armes und der Füfse, worauf man ihn zur Ader liefs, Fufsbäder von Senf, Molken und einige Purgantia verordnete. Diese Mittel halfen nur auf kurze Zeit, denn es traten diese Erscheinungen wieder ein; da sich aber an der äufsern Seite des rechten Fufses eine Geschwulst zeigte, so nahmen sie ab. Letztere war von der Gröfse einer Mandel und sehr schmerzhaft; die Entzündung verbreitete sich von hier aus bis zum mittleren Theil des Fufses. Diese Geschwulst sah man für einen metastatischen Abscefs an, und öffnete sie, allein man erhielt nichts weiter als eine grofse Quantität Blut, so dafs eine Verletzung irgend eines Astes der Arteria tibialis sehr zu befürchten war. Es bildete sich späterhin ein Geschwür, welches sich vergröfserte, schwammig wurde und zu heftigen Blutungen Anlafs gab. In diesem Zustand kam Pat. am 17. Vendémiaire des Jahres 9. nach Lyon.

Anfangs hielt ich die Geschwulst für einen Blut-Absatz, der durch eine Metastase aus dem Gehirn dahin versetzt wurde, und glaubte sie deute auf eine apoplectische Disposition hin. Gewifs war der apoplectische Anfall nur durch die Haemorrhagie zurück gehalten worden. Ich hätte dies Geschwür gern als ein nützliches Ableitungsmittel benutzt, wenn es an einer andern Stelle, und nicht so schmerzhaft gewesen wäre. Ich hoffte es durch die Kunst ersetzen zu können, daher liefs ich das Geschwür mit ein, in einer Auflösung von Grünspan, Sublimat und Extractum Saturni getränktes Plumaçeau verbinden, über welches eine Compresse, mit Oleum hiperici vulgaris befeuchtet, gelegt wurde. Um das Ganze legte ich Theden's Binde an. Allein schon am folgenden Tag den 19ten, klagte Pat. über heftigen Kopfschmerz und einen Schmerz am Arm. Abends stellte sich am kranken Fufs ein Krampf ein, worauf ein heftiger Schlagflufs erfolgte, und der Kranke besinnungslos ward. Man liefs ihm sogleich am Arm zur Ader, reichte ihm einige Tassen Thee. Am 20. bekam er drei Gläser Chinadecoct, das erste enthielt noch eine Beimischung von einer halben Unze Epsomer Salz, die beiden übrigen 30 Tropfen Liq. anod. Hoffm. und zwei Unzen Syrupus e quinque radicibus *). Am selbigen Abend gab man ihm ein Lavement. — Den 21. befand er sich wohl, aber am 22. trat der Kopfschmerz wieder ein und dauerte bis in die Nacht. Am 24. des Abends traten dieselben Erscheinungen wieder ein, obgleich Pat. sich den Tag hindurch wohl befunden hatte. Er bekam aufser den obigen Mitteln Molken mit Körbelsaft und Terra foliata. Am 25. war die Zungenfunction erschwert, das linke Auge schlofs sich, und alles kündigte die nahe Gefahr an. Doch kam

---

*) Rcp. Radic. Apii graveolent.
— Fönicul.
— Apii petroselin. ana unc quinq.
Mundat et in frusta concis. infunde vase clauso per 24 hor. in aquae bullient. Libr. duob. c. dimid.
Dein cola sine expressione. Aliunde et seorsim Rcp. Radic. Asparag. officinal.
— Rusc. aculeat ana unc. quinq.
Mundat. et concis. affundant. aquae Libr. septem.
Bulliant. ad dimid. addend. sub fin. quod residuum est, infusi praecedentis. Bulliant etiamnum per aliq. horae minuta. Tum cola. Utrumque liquorem m. et adde
Sacchar. albissim. Libr. sex.
Eliqua et coq. in Syrup.
d. s.
Syrupus e quinque radicibus.

A. d. U.

man dieser noch durch Blutegel am Nacken und einige Vesicatoria am Arm zuvor. Uebrigens bekam Patient innerlich die China und die Molken noch fort, und aufserdem gab man ihm Lavements aus Valeriana. Der Kranke reiste gesund ab, starb aber sechs Wochen darauf an neuen Anfällen der Apoplexie.

Nr. 12.

Es war im November 1808. als ich zu dem Schiffskapitain Massa gerufen wurde, der schon seit 6 Tagen am Schlage darniederlag. Er war 80 Jahre alt, von starker Constitution, sanguinischen Temperaments, und war bis auf eine habituelle Verstopfung, immer gesund gewesen. Ich fand seine Physionomie etwas aufgereitzt, die Augen waren in die Höhe gerichtet, etwas thränend, und die Zähne, wie im Tetanus, zusammengeschlossen. Das Bewustsein war noch nicht ganz erloschen, der Kranke blieb aber unbeweglich und unempfindlich. Nach der Angabe des Wundarztes Herrn Melon hatte sich Pat. schon seit 3 Tagen über Kopfweh beklagt, die aber durch Fufsbäder und Senfteigpflaster gehoben wurden. Nach dem Anfalle selbst hat er bei ihm zu verschiedenen Malen vier Aderlässe gemacht, Blutegel an den Schläfen, am Halse, am Mastdarm gesetzt, Vesicatoria an die Waden gelegt, zwei Moxa am Kopfe applicirt, und mehrere andere ähnliche Mittel angewandt. Nachdem ich den Kranken wohl geprüft hatte, so ergab es sich dafs jene ableitenden

Mittel wegen Abnahme der Kräfte nicht mehr anwendbar wären. Ich ging daher zu den excitirenden und repulsiven äußeren Mitteln über, da Pat. nicht mehr schlucken konnte. Ich verordnete 2 Schröpfköpfe am Rücken, starke Sinapismen und ein großes Vesicat. am Nacken, aber alles dieses blieb fruchtlos und Pat. starb. Die Gehirngefäße waren mit Blut überfüllt und varikös, und in den Ventrikeln fand man eine wässrige Flüssigkeit.

Nr. 13.

Pituitöse Apoplexien.

Eine Wittwe von 55 Jahren, lymphatischen Temperaments, die öfters an eine febris pituitosa gelitten hatte, kam im Winter 1810 an einem kalten, regnigten Tage ins Hospital. Sie sah bleich aus, war cacochymisch, hatte eine äußerst einfältige Physionomie, lebte in großer Dürftigkeit und hatte meistens nur Wasser getrunken, daher sie sehr schlecht genährt und gekleidet war, und viel von Kälte leiden mußte. Die Umrisse der Augen waren immer angeschwollen, und das Zahnfleisch ödematös. Sie hatte früherhin häufig Salivation. — Bei ihrer Aufnahme klagte sie über Eingenommenheit des Kopfes, dabei war ihre Haut trocken und kalt, der Speichelfluß hatte aufgehört, und der Puls war schwach und klein. Noch am selbigen Tage verlor sie ihr Bewußtsein; der Mund war nach einer Seite hin verzerrt, die Augen waren verschlossen, sie verfiel in einen tiefen Schlaf und war ganz unempfindlich. Man versäumte nicht die Anwendung der drastischen, revulsiven Mittel, der spanischen Fliegen, einer Arnica-Abkochung und anderer erregender Arzeneien. Der tiefe Schlaf blieb aber auch am anderen Tage, sie konnte nicht mehr schlucken, und die Respiration wurde röchelnd. Am dritten Tage nahmen diese Zufälle zu, das Röcheln wurde immer stärker, die Physionomie war entstellt, die Nase wurde ganz schmal und der Mund blieb geöffnet. Es trat Leichenblässe und endlich der Tod ein.

Nr. 14.

Von Tissot.

Eine 70 jährige Frau, von einer sehr schlaffen Constitution, hatte nach einem apoplectischen Anfall eine vollkommen gelähmte Zunge und eine Hemiplegie der linken Seite zurückbehalten. Nach einem voraus geschickten Brechmittel legte man ihr Cantharidenpflaster auf, brachte mittelst eines passenden Getränks und kräftiger Diaphoretica einen Schweifs hervor, den man während 9 Tagen hindurch unterhielt, ohne dafs die Kranke ihre Wäsche wechseln durfte. Durch diesen Schweifs wurde sie vollkommen hergestellt.

Nr. 15.

Von Foderé.

Im Jahre 1794. als in den Hospitälern zu Marseille eine Epidemie des putriden Fiebers herrschte, befand sich hier unter andern auch ein junger Soldat als ein funfzehntägiger Reconvalescent dieses Fiebers. Eines Morgens springt er plötzlich aus dem Bette, fängt an ein Lied zu singen, fällt besinnungslos zu Boden und giebt seinen Geist auf. Man fand bei ihm alle Eingeweide sehr erschlafft, das Blut aufgelöst, und die Gehirnhöle voller Serum. Auch das Gehirn war so weich, daſs es flüssig zu sein schien. (Siehe auſserdem Foderé l. c. pag. 139.)

Nr. 16.

Ich hatte ein 40 jähriges unverheirathetes Frauenzimmer an einer Ulceration der Gebärmutter und an einem starken Menstruationsfluſs drei Jahre hindurch zu behandeln. Jene Krankheiten verwandelten sich in eine Ascites, welche späterhin in eine allgemeine Wassersucht überging. Die Hämorrhagia uteri war so bedeutend gewachsen, daſs sie fast kein arterielles Blut mehr hatte. Pat. schwoll sehr an, bekam soporöse Zufälle und Eiskälte, so daſs sie es nicht mehr fühlte, wenn man ihr heiſse Ziegelsteine auflegte. Ich lieſs ihr die Fuſsknöchel scarificiren, und es erzeugte sich eine starke Absonderung von seröser Feuchtigkeit, die zwei Monate unterhalten wurde. Hierauf erst konnte sie sich etwas freier bewegen, und kam mehr zu sich. Anstatt daſs sie früherhin immer schlief, wachte sie jetzt so andauernd, daſs ich ihr alle zwei Tage Laudanum geben muſste. Die Kunst erhielt sie einige Zeit lang durch Analeptica und Cardiaca, bis eine Aphonia eintrat und sie äuſserst ruhig ihr Leben endete.

Nr. 17.

Von van Swieten aus Wepfer entlehnt.

Ein 64 jähriger, aufgeweckter aber geistreicher Mann, der durch Tagelohn sein Brodt verdiente, wurde plötzlich mitten in seiner Arbeit von der Apoplexie getödtet. Wepfer öffnete seinen Leichnam, und fand in der Gehirnhöhle eine starke Anhäufung von Wasser, zwischen der Pia und Dura mater, zwischen der letztern und dem Gehirn, in den Gehirnventrikeln und selbst in der Cavität der Halswirbelbeine. Der Verstorbene hatte einen cacochymischen und aufgedunsenen Habitus. Kurz vor seinem Tode hatte er etwas geschwelgt, und darauf viel kaltes Wasser getrunken.

Morgagni und Valsalva haben mehrere Beobachtungen ähnlicher Art beschrieben, und bemerken, daſs sie nicht allein bei pituitösen Apoplexien im Gehirn Serum vorgefunden hätten, sondern auch bei cacochymischen Individuen zugleich. Die Apoplexie hätte letztere vorzüglich bei Südwinden befallen. Das Gehirn und die übrigen Eingeweide wären immer sehr schlaff gewesen.

Nr. 18.

Nervös-idiopathische Apoplexien mit rheumatischer Materie.

Von Lannet, Bayle u. m. a.

Man fand in der Charité einen Mann, der über nichts weiter als über einen allgemeinen Schmerz klagte, am Abende desselben Tages wo er in dies Krankenhaus aufgenommen wurde, in seinem Bette todt. Bei der Leichenöffnung fand sich nichts weiter vor als die Merkmahle einer Peritonitis. Diese Krankheit wurde für eine Apoplexia nervosa gehalten (ich würde sie lieber nervös-rheumatische nennen). — Stoll erwähnt eines Falls wo ein kleines Mädchen bei einer rheumatischen Constitution der Atmosphäre, an heftigen Schmerzen im ganzen Kopf, und an einem Fieber, das sich des Abends einstellte, litt. Dabei war die Sehkraft des rechten Auges getrübt, das linke Auge schielte, seine Stellung war schief und es trat Diplopie ein. Nach einer salzigen Mixtur worauf Leibesöffnung folgte, nach dem Gebrauche des Antimonii diaphoretici non abluti, des Roob Sambuci und eines Vesicans, wurde Pat. wieder hergestellt. Einen ähnlichen Fall bei einer Frau hatte er auf dieselbe Weise behandelt und geheilt *).

Nr. 19.

Im Jahre 1789. fand ich im Militair-Hospital zu Nizza einen Sergeanten von 45 Jahren, sanguinisch-biliösen Temperamentes. Er war etwas hypochondrisch, und klagte über einen Schmerz an dem rechten Brust-Muskel. Weder eine mechanische noch irgend eine andere Ursache mit Ausschlufs der regnigen Jahreszeit war vorhergegangen. Pat. litt schon mehrere Jahre lang an einen

*) Rat. medend.

Fehler im Magen, daher er nach einer etwas starken Mahlzeit immer brechen mufste. Sein Puls war voll und gespannt; man liefs ihm daher zur Ader; das Blut war mit einer dicken Speckhaut bedeckt; die Zunge war gelblich braun belegt, die Schmerzen nahmen zu und es stellte sich Fieber ein. Am andern Tag wiederholte man die Venaesectio, wornach das Fieber sich zwar legte, allein die Schmerzen bedeutend zunahmen. Der Schmerz setzte aus, und trat zur Mitternachtszeit immer wieder ein. Der Puls wurde klein und convulsivisch. Man rieb die schmerzhafte Stelle mit Balsamen und Camphorspiritus ein; allein diese Mittel halfen nur auf kurze Zeit. Am 3ten Tage gab man ihm innerlich die Tinctura opii vinosa, und da sich hierauf die Schmerzen legten, so wiederholte man dies Mittel alle vier Stunden. Was geschah aber? Am Abend war keine Spur von Schmerz übrig, allein der Puls war sehr klein und am anderen Morgen fand man den Kranken unbeweglich, bewufstlos und ganz unempfindlich.

Sein Gesicht war roth, die Wärme normal. Oefters traten convulsivische Bewegungen ein. Man wendete nun blutige Schröpfköpfe, Vesicatoria, Sinapismen und ammoniakalische Einreibungen an; Pat. starb aber mit Röcheln um ein Uhr Nachmittag.

Nr. 20.

Ein Schiffskapitain, Namens A. Revelli, 35 Jahre alt, von lymphatisch-nervösem Temperament, hatte schon seit mehreren Jahren an rheumatischen Affecten gelitten. Bei der Rückkehr von einer Seereise, bekam er vor 15 Jahren mit einem Male einen heftigen Schmerz am Nacken und ein starkes Klopfen an der rechten Temporal-Gegend. Es wehete gerade ein Ostwind. — Einen Monat darauf verging dieser Schmerz, allein ein desto heftigeres, inneres Kopfweh trat an dessen Stelle ein, so dafs es dem Kranken schien als stofse man etwas durch sein Gehirn. Während er eines Tages ein lauwarmes Fufsbad nahm, hatte er das Gefühl als raufe ihm Jemand die Haare vom Kopfe aus, und plötzlich stürzte er besinnungslos um. Man liefs ihm zur Ader, wendete alle nur mögliche Reitzmittel an, allein erst nach 10—12 Stunden kam er wieder zu sich. Er beklagte sich über eine heftige Cephalalgie und Uebelkeit; man gab ihm Oel ein um das Brechen zu beschleunigen, welches auch, wiewohl ohne Erleichterung, erfolgte. Am dritten Tage legte man ihm auf den Kopf Wärmflaschen mit heifsem Wasser gefüllt, worauf er in einen Schweifs verfiel der seinen Zustand erleichterte. Obgleich er schwach war, bleich aussah, so verliefs er dennoch das Bette, wurde aber von Zeit zu Zeit schwindlich, seine Sehkraft war etwas getrübt, er sah mit dem rechten Auge alles doppelt, und das obere Augenlied dieses Auges war gelähmt. Schon seit 3 Monaten hatte Pat. keine Efslust; es trat vielmehr eine Salivation ein. — Man liefs ihn zwei Mal laxiren, doch dies gewährte keine Erleichterung; man legte ihm am Nacken ein grofses Vesicans, welches die Sehkraft verbesserte, und endlich wurde die Paralyse des Augenliedes durch Fomentationen und durch eine Salveiabkochung gehoben. Allein an den Geschlechtstheilen fühlte er einen äufserst heftigen Schmerz, als wollte man ihm dieselben abreifsen; allé Haare dieser Theile fielen ihm aus und kamen nie wieder zum Vorschein. So litt dieser Unglückliche noch zwei Jahre hindurch, während welcher er fortdauernde Kopfschmerzen hatte, gar nicht arbeiten konnte, sehr schwach war und bleich aussah. Das eine Augenlied blieb halb gelähmt und die Sehkraft des rechten Auges gestört. Er starb an einem irregulären Fieber.

Nr. 21.

T. Fornani, 33 Jahre alt, unverheirathet, welche schon seit ihrer Kindheit an einer Atrophia particularis, als Folge eines nervösen Rheumatismus gelitten hatte und buckelicht war, wurde schon mehrere Male von rheumatischen Krankheiten befallen. Sie war an einem feuchten Tage ausgegangen, und hatte sich dadurch eine Phthisis mucosa zugezogen. Den Tag darauf klagte sie über einen heftigen Schmerz des Halses und Nakkens, der bis zum 15. Januar fortdauerte, wollte aber dagegen durchaus nichts gebrauchen. Am 16. stellten sich Schwindel, Leichenblässe, Cephalalgie und so grofses Unwohlsein ein, dafs sie noch an demselben Tage zu sterben glaubte. Sie erwähnte nichts mehr von dem Nackenschmerz. Auch jetzt noch verweigerte sie jedes Mittel. — Am 17. konnte sie ihr Bette nicht mehr verlassen, das Uebel nahm zu, es stellte sich Diplopie ein und Abends ein tiefer Schlaf. — Am 19. trat noch Lethargus, unordentliche Respiration, ein langsamer, kleiner und tiefer (profond) Puls ein. — Man verordnete ihr Ableitungen an den Füſsen, allein des Abends war sie ganz empfindungslos, bekam allgemeine Schweiſse und einen röchelnden Athemzug. Der Mund blieb offen stehen und Patientin starb am Morgen des 20.

Nr. 22.

Der Kapellmeister Castellari, ein Mann von 60 Jahren, einer ungewöhnlichen Wohlbeleibtheit und lymphatisch-sanguinischen Temperaments, der schon öfters an nervösen und rheumatischen Affecten gelitten hatte, bekam einen Schlag auf dem Kopfe mit einem Spiel-Balle, wornach er einen tiefen Kopfschmerz empfand. Da er sich einige Zeit darauf erkältet hatte, so nahmen die Kopfschmerzen zu, es zeigte sich ein schmerzhaftes Drücken in dem Unterleibe, daſs von allgemeinen convulsivischen Bewegungen begleitet wurde, und endlich trat eine vollkommene Bewuſstlosigkeit ein. Als ich eine Stunde nach diesem Vorfall zum Kranken gerufen wurde, fand ich ihn kalt, unbeweglich, gefühllos, seinen Mund geöffnet, nach einer Seite verzerrt und den Puls klein. Ich lieſs ihm sogleich eine Ader öffnen, wiederholte dieſs am selbigen Abend, verordnete warme Fuſsbäder und Diaphoretica mit Nervinis verbunden. Am andern Morgen kam er zum Bewuſstsein, der Körper war wieder warm geworden aber der Kopf noch eingenommen; seine Sprache war stotternd und mühsam. Der Krampf des Oberleibes wurde durch diaphoretische Fuſsbäder, Lavements und krampfstillende Mittel gehoben. Am folgenden Tage lieſs ich ihn mehrere Male laxiren, und gab ihm Ammonium aceticum mit dem Dowerschen Pulver in einem Aufguſs des Sassefras ein. Der Kopfschmerz und der Schwindel hielten noch an, der ganze linke Schenkel war eiskalt und empfindungslos. Man legte ihm ein Vesicans am Nacken und ein anderes am Schenkel. Nach 20 Tagen konnte Pat. das Bette verlassen, behielt aber fortan den Schwindel. Beim Gehen schwankte er beständig und durfte sich durchaus mit nichts beschäftigen. Ich lieſs ihm Salzbäder gebrauchen, innerlich verordnete ich Molken, Abkochungen diaphoretischer Mittel und von Zeit zu Zeit Antispasmodica. Den kranken Schenkel und den Kopf lieſs ich mit Unguentum nervinum, Tinctura cantharidum, Linimentum volatile einreiben; auf den kranken Schenkel endlich legte ich das Schmukersche Pflaster, doch alles blieb ohne Erfolg, nnd Patient reis'te wo anders hin, um von der Veränderung der Luft Hülfe zu erwarten.

Nr. 23.

1806, Anfangs Februars wurde ich zu einer Bauerfrau gerufen. Sie war 34 Jahre alt, und von einem lymphatisch-nervösen Temperament. Ich traf sie bewuſstlos und beweglos an. Die Augen waren geschlossen, die Haut rauh und zusammengezogen, die Temperatur gesteigert, der Puls frequent und die Kranke selbst ohne alle Empfindung. Ich erfuhr dafs sie einige Monate vorher an heftigen Kopfschmerzen gelitten hatte (damals war eine rheumatische Constitution der Atmosphäre, die vorzüglich auf die Nerven einwirkte), herrschend. Zwei bis drei Tage vor jenem Anfall hatte sie sich eines Brustschmerzes wegen, eine Ader schlagen lassen, wornach zwar der Schmerz nachliefs, Pat. sich jedoch nicht ganz wohl befand. Kurz vor dem letzten Anfall wurde sie vollkommen blind, brach Wasser aus und klagte über drückende Kopfschmerzen. Weder diese Ausleerung, noch Fufsbäder und Lavements waren hier von einem Erfolg. Der Aderlafs ward am Abende wiederholt, das Blut war mit einer Speckhaut versehen. Hiernach wurde die Haut geschmeidiger, die Wirkung der Reitzmittel zeigte sich sichtbar, und nach und nach kehrten die Zeichen des Lebens wieder zurück. Sie klagte aber über fortdauerndes Kopfweh, und erzählte, dafs sie, schon vor längerer Zeit an einem Schmerz gelitten habe, der vom Kopf anfing und bis zu den Rippen sich erstreckte, und welcher dann immer heftiger wurde, wenn sie eine Arbeit wobei sie sitzen mufste, vornahm. Vor dem letzten Anfall hatte sie plötzlich ein heftiges Kopfweh bekommen, welches ihr die Sinne raubte. — Ich liefs ihr nun Fufsbäder nehmen, Kopf-Einreibungen mit dem Unguento populeo und Balsamo Fioraventi machen. Innerlich verordnete ich das Ammonium aceticnm in einem Aufguſs der Melisse und des Papaver rhöas, ferner eine Auflösung von 3 Gran Gummi guajaci in 1 Unze Spiritus vini camphoratus. Dann verordnete ich ein Pflaster aus Emplastrum, Meliloti camphoratum mit Cantariden und lieſs es an die Schläfen legen, so wie endlich ein Vesicans am Nacken. Nach funfzehn Tagen wurde Pat. geheilt entlassen, behielt aber fortwährend den Kopfschmerz, welcher bei der geringsten feuchten und kalten Witterung zunahm. — Man wird mir vielleicht den Vorwurf machen, daſs ich zu viel auf die anamnestischen Zeichen halte, dieſs geschieht aber darum damit ich den rheumatischen Character dieser Art der Apoplexie recht heraushebe.

Nr. 24.

Eine Wittwe hatte ihr 66stes Lebensalter erreicht, ohne je krank gewesen zu sein. Sie war von einem lymphatisch-nervösen Temperamente, übrigens lebhaft und sehr sensibel. Im Winter des Jahres 1811. litt sie an heftigen Schmerzen bald am Arm bald wiederum an den Füſsen. Diese waren geschwollen, und verblieben seither in diesem Zustand. Ich fand auch bei andern, welche an rheumatischen Affecten litten, diese Zufälle. Der Monat Julius war nämlich Anfangs sehr warm, dann traten aber kalte Tage und Winde ein; daher die häufigen Rheumatismen. Am 15. Julius verlor Pat. plötzlich die Besinnung und

stam-

stammelte einige unverständliche Worte. Schmerzen hatte sie nicht mehr, auch war die Geschwulst der Füfse schon seit geraumer Zeit verschwunden. Da ich zu ihr kam, fand ich ein schwaches Fieber vor, die animalischen Functionen waren gestört, und der rechte Arm nebst dem rechten Fufs waren paralysirt. Ich verordnete Fufsbäder mit Essig, einen Aufgufs des papaver rhoeas und trockene Frictionen an den gelähmten Theilen; andere Mittel konnte ich gewisser Umstände halber nicht verschreiben. Am Abende exacerbirte das Fieber; am 3ten Tage verschwand die Schläfrigkeit, es traten allgemeine aber geringe Schweifse ein, und die Geistesfunction wurde nach und nach wieder hergestellt. Doch blieb die Lähmung immer dieselbe. Gegen den 6sten August erzählte mir Pat., sie fühlte noch Schmerzen zwischen den Schulterblättern, daher verordnete ich ihr Fufsbäder mit Essig oder Salz vermischt, das Ammon. acetic. mit dem Infuso papav. rhoead., alkoholische Fricktionen und ein Vesicans am Nacken. Sie befolgte diese Verordnung einige Zeitlang, und besserte sich etwas, da sie aber fernerhin meine Mittel zur Seite legte, so war ich genöthigt sie zu verlassen.

Nr. 25.

Von Foderé.

Ein Schneider, 60 Jahre alt, von schlankem Körperbau, übrigens äufserst lebhaft und zufrieden, der vor 6 Jahren durch Hausmittel sich einen copiösen und habituellen Fufsschweifs geheilt hatte, verfiel plötzlich in eine leichte Apoplexie, die ihm die ganze linke Seite lähmte. — Mit der Zeit trat die Bewegung und das Gefühl im gelähmten Theil wieder ein, aber die Finger blieben zusammengebogen, so wie auch die Unterextremitäten und die Wirbelsäule waren. Foderé sagt: Quod si suppressus sudor in homine coeteroquin vegeto tot mala producere potens fuit, quid non humeros a diuturnis aegritudinibus alterati? Quid non ichor a diuturno ulcere in corpore cachectico metastatice ad originem nervorum delato? — Es ist wirklich nicht zu läugnen dafs wenn zurückgetretene Flechten, Krätze, zertheilte Oedeme, ausgetrocknete Krebsgeschwüre, unterdrückte Ausflüsse, syphitische Schmerzen durch unzweckmäfsige Mittel vertrieben, wenn diese durch die gewöhnlichen Ausgänge oder durch die Haut nicht evacuirt werden, so verursachen sie nicht selten sehr schwere Krankheiten und nicht minder den Schlagflufs. Dieser entsteht um so leichter und schneller, je mobiler und schädlicher der unterdrückte Krankheitsstoff ist *).

*) Je schneller und heftiger die Apoplexie eintritt, je weniger Zeichen giebt sie von ihrem Ursprunge. Die von Petit und Ravel beobachteten fürchterlichen Schlagflüsse, denen heftige wandernde Schmerzen und Krämpfe vorangingen, hingen wahrscheinlicher von ähnlichen Ursachen ab. Ich stellte sie in ihrer geringern Heftigkeit dar, um ihre Natur leichter bezeichnen zu können. Man kann davon eher den Schlufs a minore ad majus machen.

Nr. 26.

Nervös-idiopathische Apoplexie mit arthritischer Materie.

Herr N. 60 Jahre alt, von sanguinisch-biliösem, plethorischem Temperamente, muskulösem Körperbau, empfand schon seit mehreren Jahren convulsivische Kolikschmerzen und gichtische Leiden, die sich etwas nach dem Gebrauche des Karlsbades milderten. Da er einstens krank wurde, so verordnete ihm ein Empiriker ein Pulver, das sehr adstringirend, beinahe wie Vitriol schmeckte. Er sollte alle zwei Stunden ein Pulver nehmen. Pat. hatte schon 12 Stück verbraucht, die Schmerzen wurden wirklich aber sehr schnell gehoben, doch trat am andern Tage plötzlich eine sehr schwere Cardialgie ein, eine grofse Unruhe, Kolikschmerzen und Ohnmachten. Pat. wurde dadurch sehr geschwächt, und starb am Schlagflufs. Der Leib schwoll ihm sehr stark auf, und eine Menge Serum quoll aus dem Munde heraus.

Nr. 27.

Idiopathisch-nervöse Apoplexie wo die Ursache im Urin gegeben ist.

Ein gewisser Bren, 75 Jahre alt, von sanguinischem Temperamente, und robustem Körperbau, litt schon seit früherer Zeit an Ischurie und hatte im Monat Juli einen heftigen Anfall dieser Krankheit. Man empfahl ihm Aderlässe, innerlich schmerzlindernde Mittel und ein ruhiges Verhalten, diefs alles blieb jedoch fruchtlos. Am 4ten

Tage versuchte man die Applicationen des Catheters, doch auch diefs half nichts, denn am Collo vesicae war ein unüberwindliches Hindernifs vorhanden. Am 5ten öffnete man ihm eine Ader, verordnete Halbbäder, Fomentationen, besänftigende und säuerliche Getränke. Der Unterleib war sehr empfindlich und oval aufgetrieben. Man wollte wieder cathetrisiren, aber vergeblich; der Kranke mufste viel ausstehen und es kam blofs etwas Blut heraus. Am 10ten erhob sich die Geschwulst bis nach dem Nabel. Der Puls war accelerirt, es stellte sich Schläfrigkeit ein, die Haut wurde weich, feucht und exhalirte eine warme, urinöse und stinkende Feuchtigkeit. Man schlug die Operation à la boutonnière oder die punctio vesicae superior vor, allein Pat. konnte sich dazu durchaus nicht entschliefsen. — Am 12ten und 13ten Tage Stupor und Schläfrigkeit. — Am 14ten tiefer Lethargus, häufige und übelriechende Schweifse. — Am 15ten eine entstellte Physiognomie, erschwerte Respiration, Bleifarbe des Gesichts, schmales Gesicht, Unbeweglichkeit, Röcheln und endlich der Tod.

Nr. 28.

Ein sehr thätiger Geschäftsmann hatte die üble Angewohnheit, den Urin lange an sich zu halten. Mit einem Male konnte er ihn gar nicht lassen. Er nahm am 3ten Tage Zuflucht zum Cathetrisiren, allein es half nicht mehr, und am 14. Tage mufste er sterben. Folgende Symptome begleiteten die Krankheit: Stottern am 6ten Tage, verbunden mit Schlaf und Träume, als wolle er Urin lassen; urinöse Schweifse und Athem, Convulsionen, Lethargus und endlich der Tod. In den Gehirnventrikeln fand man Urin *).

Nr. 29.

Foderé fand gleichfalls bei einer, an dieser Krankheit gestorbenen Person eine grofse Quantität urinöser Serosität in den Eingeweiden und im Gehirn. Er wurde einst zu einem Schneider gerufen, der an einer sehr schmerzhaften Ischurie litt. Die Blase war schon sehr angeschwollen als Foderé den Kranken sah. — Pat. hatte die abscheuliche Angewohnheit sich täglich zwei, ja drei Mal zu masturbiren, wiewohl er verheirathet war. — Foderé verschrieb ihm ein besänftigendes Mittel; allein alles blieb beim Alten. Pat. war nicht vermögend seine Nothdurft zu verrichten, noch ein Lavement zu nehmen, weil die Blase das Rectum und die Abdominal-Muskeln drückte. Das Catheter konnte man nicht durch das Collum vesicae führen, weil hier etwas Schwammiges, welches geronnes Blut zu sein schien, den Durchgang hemmte. Beim Herausziehen des Catheters kamen Blutstreifen mit heraus. Die Punction wollte Pat. sich durchaus nicht verrichten lassen. Auf Anrathen anderer gebrauchte er emollirende und öhlige Umschläge, allein schon am 2ten Tage trat Schläfrigkeit ein, am 4ten Röcheln, das Gesicht röthete

*) Haller, Praelect. in institut.

sich, schwoll an, es trat Coma ein, der Puls zog sich zusammen, wurde convulsivisch und unregelmäfsig; am 8ten Tage verlor Pat. Gefühl und Bewegung und am 9ten trat der Tod ein.

Nr. 30.

Nervös-idiopatische sthenische Apoplexie ohne Materie.

Im Herbste des Jahres 13 wurde ich zu einer 70jährigen Wittwe gerufen. Sie war von schlankem magerem Wuchse, nervöser Constitution, hatte gewöhnlich rothe Backen und war sehr reitzbar. Ihre Krankheit hatte damit angefangen, dafs sie plötzlich besinnungslos ohne vorhergegangene Ursachen umfiel. Das Bewufstsein und die willkührliche Bewegung waren erloschen, der Puls war ziemlich stark, und weder die Gesichtsröthe noch die Physiognomie waren verändert. Zeichen der Gastricität, der Asthenie fehlten. Alle bei dieser Krankheit üblichen Excitantia halfen gar nichts. Während ich nun bemüht war die Ursache ihrer Krankheit aufzufinden, bemerkte ich eine Arzeneiflasche die eine Flüssigkeit enthielt. Es war eine Auflösung des Brechweinsteins, welche sie Efslöffelweise nehmen sollte. Ich liefs sie dieses Mittel gebrauchen, und sah bald ein, dafs die Krankheit entweder eine sanguinische oder eine sthenisch-nervöse sein konnte; daher verordnete ich warme Fufsbäder und milde Antispasmodica. Da aber der Verlust der Sinne mehrere Stunden fortdauerte, so liefs ich ihr die Temporalis öffnen. Allein die Vorbereitungen zu dieser Operation geschahen so ungeschickt und plump daſs die Kranke wieder zu sich kam.

Nr. 31.

C. Albin, ein 40 jähriges unverheirathetes Frauenzimmer, von sanguinisch-nervösem Temperament, seit ihrer Kindheit an einer Atrophia articularis leidend, fiel plötzlich bewuſst- und besinnungslos zu Boden. Sie hatte früherhin an chronischen Rheumatismen und nervösen Affecten gelitten, und die Regeln waren ihr nach einem Anfall von Zorn ausgeblieben. — Ich fand ihren Puls voll und stark, der manchmal sehr dünn und gespannt wurde. Oefters bekam sie ein allgemeines Zittern, der Athem ward unregelmäſsig und oft röchelnd. Fruchtlos wurden Frictionen, das Eau de luce, Stiche, Ausreiſsen einzelner Haare, und Besprengen mit kaltem Wasser angewandt, sie blieb besinnungslos. Ich hielt die Krankheit für nervös, das Temperament war stark, schwächende Ursachen waren nicht vorhanden, eine Amenorrhoe war zwar da, doch diese hatte keinen Einfluſs auf die Kranke. Ich öffnete ihr eine Ader, das Blut floſs in starken und heftigen Strömen aus, bald aber blieb der Strom fort und das Blut floſs tröpfelnd heraus. Ich verordnete eine Chamillen-Abkochung, eine Abkochung von Lindenblüthen, von Nymphaea alba, und ein Lavement aus letzterem Mittel. Hierauf verschrieb ich:

Rcp. Aquae flor. Naph. unc. tres.
Liquor. mineral. anodyn. Hoffm. gutt. triginti.
Tinctur. castor. gutt. viginti.
Syrup. nymph. alb. unc. unam.
m.

Alle vier Stunden liefs ich jenen Trank wiederholen. Noch desselbigen Tages verordnete ich von neuem einen Aderlafs, und am andern Morgen einen zweiten. Ich liefs an den Füfsen ein Sinapism legen, die Unterextremitäten mit Ammonium einreiben, worauf die Wärme wieder zurückkehrte, die Kranke zu sich kam und geheilt wurde. Ein Jahr nach diesem Anfall bekam sie einen zweiten, den ich mit eben denselben Mitteln wieder heilte.

Nr. 32.

Vor 3 Jahren beklagte sich eine 65 jährige Wittwe über ein allgemeines Unwohlsein, ohne bestimmen zu können was ihr fehlte. Eines Morgens um 8 Uhr verlor sie plötzlich ihre Besinnung. Ich kam $\frac{1}{4}$ Stunde darauf zu ihr hin, suchte sie durch Besprengen mit kaltem Wasser, durch ammoniakalische Riechmittel, Friotionen etc. wieder ins Leben zu rufen, doch vergebens. Ich bemerkte dafs sie öfters von einem Beben, Frösteln, Zittern ergriffen wurde. Durch obige Mittel wurde diese Erscheinung nur noch vermehrt. — Der veränderliche Puls und die obigen Symptome brachten mich auf den Gedanken, dafs ich eine convulsivische Krankheit vor mir hätte. Da Patientin aber noch bei Kräften, der Puls hart, und kein schwächender Causalmoment gegenwärtig war, so schritt ich zum Aderlaſs, den ich am andern Morgen wiederholte. Ich lieſs an den untern Extremitäten warme Fomentationen machen, verordnete krampfstillende Mittel, ammoniakalische Einreibungen, Frictionen mit der Cantharidentinctur, Fumigationen und Lavements aus Asa foetida. Auf diese Weise kam Pat. wieder zu sich, und wurde nach Verlauf von 4—5 Tagen geheilt. Neun Monate darauf bekam sie einen Rückfall, man konnte ihr keine schleunige Hülfe leisten, und sie starb.

Nr. 33.

Von Foderé.

Erst neuerdings erlebte ich einen Fall, wo eine 51 jährige Bauersfrau, die an heftigen hysterischen Zufällen litt und welche auf dem Felde im Nachhausegehen von einem starken Anfall ihrer Krankheit überfallen, sich gegen den Sturmwind schützend, niedersetzte, epileptisch verschied.

Nr. 34.

Nervös-idiopathische asthenische Apoplexien ohne Materie.

Im Winter des Jahres 4 wurde ich zu einem Frauenzimmer von 25—30 Jahren gerufen. Sie war von einem lymphatisch-nervösem Temperament und von bleichem Ansehen. Der Puls war schwach, und die Hauttemperatur fast ganz kalt; Pat. selbst hysterisch. Sie klagte über Kopfweh, welches immer stärker wurde, und sie nöthigte sich zu Bette zu legen. Ich verschrieb ihr einige sanfte Adstringentia, und legte ihr ein grofses Vesicans am Nacken; aber die Cephalalgie nahm immer zu, die Sensibilität war so sehr gesteigert, dafs das Verbinden der spanischen Fliegen äufserst schmerzhaft war. Eines Morgens rief man mich schleunigst zur Kranken, und ich fand sie vollkommen apoplectisch. Unempfindlichkeit, Unbeweglichkeit und Bewufstlosigkeit waren in dem Massen gegeben, dafs alle Erregungsmittel nichts halfen. Es trat von Zeit zu Zeit Erbrechen, eine Anzeige des tiefen Gehirnleidens ein. — Sie starb im steten Erbrechen.

Nr. 35.

Eine kräftig gebaute, schwangere Frau hatte kurz vor ihrer Niederkunft einen heftigen Mutterblutflufs erlitten. Um diesen zu beseitigen wurde sie zur Ader gelassen. Die Niederkunft war sehr schwer von Statten gegangen, geschah mit Zangen, der Mutterblutflufs stellte sich wieder ein, und wurde vorzüglich nach dem Abgange der Nachgeburt sehr heftig. Unmittelbar nach der Niederkunft stellten sich Ohnmachten ein, die sogenannte Apoplexia Sydenhami, und vieler Schaum vor dem Munde. Alle nur mögliche Excitantia waren sorgfältigst angewandt, allein die Frau starb *).

Nr. 36.

Von Petit aus Lyon.

Eine vierzigjährige Wittwe, die in sehr dürftigen Umständen lebte, äufserst sensibel war, starb

---

*) Galen. Op. method. lib. 9. l. 4.

plötzlich an einen Anfall der Apoplexia nervosa. Ich erfuhr, als ich leider schon zu spät ankam, daſs die Verstorbene an heftigen Krämpfen in die Weichen gelitten habe, worauf der Tod eintrat. Schon vor mehreren Tagen hatte sie über ähnliche Erscheinungen geklagt *).

Nr. 37.

Im Monat Mai behandelte ich einen Landmann von 75 Jahren, sanguinischen Temperaments, an einer Febris intermittens tertiana. Dieser Greis litt schon 15 Jahre lang an einem Zittern asthenischer Natur, welches so sehr zunahm, daſs er nur mit Mühe gehen und seine Arme nicht mehr gebrauchen konnte. Ich heilte ihn nach 4—5 überstandenen Fieberanfällen von seiner Krankheit, durch gelind abführende Mittel. Die Schwäche nahm aber so zu daſs er sich kaum bewegen konnte; sein Puls war schleichend, die Physionomie schmal, die Stimme schwach und die animalischen Functionen sehr geschwächt. Es stellte sich Schläfrigkeit ein, die bald in Lethargus mit röchelnder Respiration überging. Je mehr die Krankheit zunahm, um so geringer wurde das Zittern. Das Gesicht ward immer mehr verlängert, die Backen fielen ein, die Augenlieder standen hervor, der Mund blieb geöffnet, die Nase wurde spitz, und der Kranke schien an einer nervös-asthenischen Krankheit ohne Materie zu enden. Er trank gewöhnlich eine Abkochung von

*) Annal. de Montp.

Salvei und Orangenblätter, trank alle 4 Stunden eine starke Abkochung aus China, Arnica montana und Radix valerianae. Ich wandte zu öfteren Malen Sinapismen, Rubefacientia an verschiedenen Theilen an, ferner alltägige Frictionen mit aromatischen Mitteln und kalte Umschläge oder heiſse aromatische Weinumschläge längs der Columna vertebralis. Die Diät war nahrhaft und Säfteverbessernd (euchyme). Nach und nach verschwanden jene Symptome, das Zittern stellte sich wieder ein, und nur eine Schwäche blieb noch zurück.

Nr. 38.

Von Tissot.

Ein 20 jähriges schönes Mädchen hatte vor einiger Zeit an Blattern krank gelegen, die aber so gutartig waren, daſs sie, nachdem mehrere Purgantia angewandt waren, bald geheilt wurde. Seit dieser Zeit aber war sie lapterisch, traurig geworden, und klagte über Kopfschmerzen. Ein Empiriker wollte sie mittelst evacuirenden und erfrischenden Mitteln heilen, doch war dieser Versuch übel abgelaufen. Die Kopfschmerzen wurden nämlich sehr heftig, plötzlich blieb die Sprache aus, und Pat. deutete mit dem Finger auf die schmerzhafte Stelle. Ich kam zwei Stunden vor ihrem Tode, fand ihr Gesicht roth, den Puls intermittirend, unregelmäſsig, sehr klein, und endlich eine groſse Beängstigung. Die Kranke starb, und beim Oeffnen des Kopfes fand man auch nicht die geringste Abnormität.

Nr. 39.

In einer kalten Mainacht brachte man einen Bettler ins Hospital. Den Tag vorher hatte ich ihn gesehen, er war gesund und stark gewesen. Die letzte Nacht hatte er im Freien zugebracht; es trat plötzlich ein Nordwind ein, und so fand man diesen Unglücklichen am frühen Morgen blaſs, erstarrt, ohne Bewegung und Besinnung. Als ich ihn sah, konnte ich den Puls nicht mehr fühlen, und bemerkte nur einen leisen Herzschlag. Seine Glieder waren in Contraction, und der ganze Körper kalt. Ich lieſs ihn in warmen Tüchern einwickeln, und warme Brühe mit Wein reichen. Nach 3—4 Stunden kam er zu sich, murmelte einige Worte her, und es stellte sich ein unregelmäſsiger Pulsschlag ein. Durch die Vernachlässigung der Aufseher hatte man verabsäumt, den Kranken die Nacht hindurch zu erwärmen, daher der Pulsschlag wieder aufhörte und Pat. mit Röcheln apoplectisch verschied.

Nr. 40.

Im Jahre 1808, am 15ten Februar kamen zwei Männer, davon der eine robust der andere cacochymisch war, im See de Berre um. Der erstere wollte den Letzteren retten, sprang ins Wasser und eilte sodann sich umzukleiden. Allein bald fiel er apoplectisch um, mit Röthe im Gesicht und starb. Den zweiten fand man asphyctisch am Ufer des Sees, man trug ihn ins Dorf, aber auch er verschied. Hier wirkte die Kälte auf dieselbe Weise wie Majoult von dem Fall spricht, wo die Zunge und die untern Extremitäten gelähmt wurden.

Nr. 41.

Nervös-sympathische Apoplexie mit Materie in den Abdominal-Organen.

Von Foderé.

Eine 34jährige Frau hatte sich mit unverdaulichen Speisen den Magen überladen, man schlug ihr eine Ader; sie erbrach eine Menge unverdaulicher Speisen und Spulwürmer, ward aber an der rechten Seite hemiplectisch. Der Puls war langsam und klein, der Athem beklommen und röchelnd, die Zähne geschlossen und das Schlukken durchaus unmöglich. Die Kranke griff öfters mit der Hand nach dem Hals. Sie war hartleibig. — Foderé verschrieb ein Lavement aus Salzwasser mit Vinum emeticum, liefs ihr am Nabel und an den Schenkeln trockene Schröpfköpfe setzen, wornach sie eine grofse Menge Faeces und Würmer ausleerte. Am 4ten Tage konnte sie den Mund öffnen und schlucken; man gab ihr ein Anthelminticum mit aromatischen und abführenden Mitteln vermischt, allein das Uebel verschlimmerte sich, und sie konnte abermals nicht schlucken. Nun wurden Lavements aus Bouillon und andere Mittel angewendet; allein der Tod trat am 5ten Tage ein. Foderé schrieb die Krankheit einem zu langen Stillen des Kindes, einer Milchmetastase, den Cruditäten und Würmern zu. Nach Foderé sollten hier die Aderlässe den Tod verursacht haben *).

*) Disquisit. de Apopl.

Nr. 42.

Einen jungen 26 jährigen Mann fand man in seinem Bette tod. Den Kopf fand man in Decken eingehüllt, und den einen Fuſs aus dem Bette gestreckt. Den Abend vorher hatte er über nichts geklagt. Ein Arzt erklärte die Ursache für eine heftige Kopfcongestion, weil das Gesicht livid, schwarz und angeschwollen war. Pat. war von einem nervösen Temperament, hatte nie an sanguinischen Krankheiten gelitten. Ich sah den Kranken und fand an ihm alle Symptome eines Erstickten, nämlich: hervorstechende Gesichtszüge, aus der Höhle getriebene glänzende Augen, aufgeworfene Lippen und eine schwarze Gesichtsspur. Zeichen äuſserer Gewaltthätigkeiten fehlten ganz und gar. Kohlen fand ich nicht im Zimmer vor. Ich forschte vergeblich nach den Ursachen, und wollte die Section vornehmen, als ich etwas im rechten Nasenloch sah. Ich zog einen groſsen noch lebenden Spulwurm heraus. Dieser hatte wahrscheinlich auf den Pharinx und die Glottis reitzend eingewirkt, darin einen Krampf verursacht, und so zur Entstehung der Asphyxie Anlaſs gegeben.

Nr. 43.

Sympathisch-nervöse Apoplexien mit Materie im Blutgefäſssystem.

Ich wurde zu dem 12 jährigen Sohn des Bischoffs ven Glocester gerufen, fand denselben bewuſstlos und ohne alles Gefühl liegen. Seine Respiration war röchelnd und die Symptome deuteten auf eine Apoplexie hin. Sogleich öffnete ich die Jugularis, setzte zwischen den Schulterblättern Schröpfköpfe an, verordnete ein das Gehirn stärkende Getränk, reitzende Lavements, Vesicatoria an den Waden und Niesemittel. Der Knabe kam zu sich. Schon den anderen Tag konnte er im Bette sitzen, spielen, war fieberfrei und verlangte zu essen. Am 3ten Tage fand ich ihn aber wiederum wie im ersten Anfall; dieselben Mittel wurden verordnet und dieselben Wirkungen erfolgten. Nun war es mir klar dafs die Apoplexie hier ein Symptom des intermittirenden Fiebers war. Ich verschrieb ihm China in starken Dosen und der Knabe wurde glücklich hergestellt.

Nr. 44.

Im Jahre 1783. ward mein Onkel plötzlich von der Apoplexie getroffen. Er war ein wohlbeleibter Mann, und hatte vor dem Anfall an Stottern und Schläfrigkeit gelitten. Es herrschten damals die intermittirenden Fieber, die gerade an dem Orte wo er sich aufhielt endemisch waren. Sein Arzt gab ihm, nachdem die Schläfrigkeit sich legte, eine Unze China binnen 6 Stunden, er wiederholte diese Arzenei und der Kranke wurde glücklich hergestellt *).

Zum

*) Das Fieber und die Apoplexie haben in diesem Falle eine und dieselbe Ursache, welche auf zwiefache Weise wirkt, nämlich: sie vermehrt das Fieber und führt einen apoplectischen Krampf herbei, indem sie auf die Oberfläche der Gefäfse einen Druck äufsert. Die China

Zum dritten Abschnitt gehörige Beobachtungen.

Nr. 45.

Sanguinisch-active Apoplexien.

Der 70 jährige Villerey zu Nantes, ein Mann von biliös sanguinischem Temperamente, lebhafter Natur bekam bei einer frugalen Mahlzeit Anfälle von Aphonie und ward an der rechten Seite hemiplectisch. Bald darauf fiel er in einen tiefen Schlaf und verlor das Bewufstsein. Der Mund war gegen die rechte Seite verzogen, und die Zunge lag mehr nach dieser Seite hin. In seiner Jugend hatte er an einer sehr bedenklichen Haemoptysis gelitten, und mufste seitdem sich sehr strenge verhalten. Er war ein kräftiger Mann, mit einem frischen, gerötheten Gesicht und schien nicht älter als 60 Jahre zu sein; übrigens führte er eine sitzende Lebensart. Ich fand ihn im Bette, mit geschlossenen Augen, mit einem harten, frequenten aber nicht freien Puls, und mit sehr heifsen Extremitäten. Er lag in einem sehr tiefen Schlaf auf die gelähmte Seite. — Zuerst liefs ich ihm seine Kleidungsstücke lüften, den Kopf und

---

in starken Dosen hält diese Wirkung auf, indem sie die Ursache absorbirt; zu kleinen Dosen gereicht, den Krampf im Gehirn zertheilt. Die China in kleinen Dosen vermindert, als ein tonisches Mittel, die Atonie der Gefäfse, wirkt zugleich als Antispasmodicum, und vertritt hier die Stelle des von Barthez, Stark, Hoffmann und Alibert so sehr empfohlenen Opiums.

den Rücken hoch legen, dieselben unbedeckt, die Füſse dagegen tiefer legen und den übrigen Körper leicht bedecken. Zwei Mal lieſs ich ihm binnen 4 Stunden die Ader schlagen, worauf sein Puls freier ward und sich der tiefe Schlaf minderte. Darauf wurden ihm einige Lavements gegeben und es erfolgten einige Stuhlgänge. Ich verordnete ihm wiederum Fuſsbäder und eine Abkochung von Triticum repens. — In der darauf folgenden Nacht lieſs man ihm am Fuſs zur Ader, und er bekam am gelähmten Fuſs Gefühl, sobald die Fomentationen etwas heiſs applicirt wurden. Hierauf öffnete er die Augen, vergoſs einige Thränen und verfiel von neuem in einen Schlaf. Die Paralyse des linken Fuſses verminderte sich, allein der Puls erforderte noch einen Aderlaſs am Arm. Die Haut wurde feuchte, der Puls ruhiger und die Sinne kamen wieder zu sich. Es blieb noch ein allgemeines Erstarren übrig, vorzüglich des Arms, und die Finger blieben ganz steif. Man wiederholte alle Tage Fuſsbäder und Lavements, der Kopf ward frei, der Fuſs ganz gesund, der Arm erhielt wieder Gefühl, allein der Mund blieb verzerrt und die Aussprache schwer. Pat. empfand eine Stunde das Gefühl als wenn Sandkörner auf der Zunge sich befänden, und die Finger der linken Hand waren zu jeder Arbeit unfähig Da Pat. fernerhin nichts mehr gebrauchen wollte, so lebte er in diesem Zustande noch 9 Jahre und starb alsdann an einen Brustkrebs.

Nr. 46.

Ein junger Mann von 25 Jahren war plötzlich vom Schlage gerührt. Er war von sanguinischem Temperament und litt seit seiner Jugend an eine Atrophia articularis, deren Ursache ich nicht genau anzugeben weiſs. Die Blutgefäſse am Kopfe waren sehr angeschwollen, die Hauttemperatur sehr heiſs, der Puls gespannt und frequent, die Respiration unregelmäſsig, gehemmt, aber nicht röchelnd, die Carotiden pulsirten stark, und Pat. selbst lag in einem tiefen Lethargus ohne Gefühl und Besinnung. Schon zwei Mal war er binnen zwei Stunden zur Ader gelassen, allein sein Zustand besserte sich nicht. Ich verordnete abermals einen Aderlaſs, erweichende Fomentationen an den Unterextremitäten, Lavements und eine Tisane aus Triticum repens mit Nitrum, da aber sein Zustand sich nicht besserte, so zapfte der anwesende Wundarzt eine so groſse Menge Blut ab, daſs ich darüber erstaunte. Der Kranke wurde aber vollkommen wieder hergestellt.

Nr. 47.

Ein Mann von 35 Jahren, eines sanguinisch-nervösen Temperaments, litt an häufigen Schwindel. Bei einem Anfall dieses Uebels fiel er plötzlich um und verletzte sich am rechten Scheitelbein. Die Wunde war bloſs oberflächlich, aber Pat. selbst war betäubt, hatte einen starken, harten Puls, empfand Uebelkeiten, bekam Erbrechen und es zeigten sich apoplectische Symptome. Das sonst häufig erschienene Nasenbluten hatte ganz aufgehört. Ich liefs ihm binnen 6 Tagen 7 Male die Ader schlagen, verordnete ihm Antiphlogistica und lauwarme Fufsbäder. Er kam wieder zu sich, der Puls wurde weich und alle üble Erscheinungen verschwanden nach und nach. Allein jene Uebelkeit, eine Beklommenheit, Schwindel und ein frequenter Puls blieben noch immer übrig. 8 Blutigel an den Schläfen gesetzt halfen gar nichts, wohl aber blutige Schröpfköpfe am Hinterhaupte, wornach Pat. 7—8 Unzen Blut verlor, und völlig hergestellt wurde.

Nr. 48.

Ein 60 jähriger Kapitain von sanguinisch-nervösem Temperament, litt öfters an Schwindel. Im Anfange des Jahres 5. überfiel ihn ein ähnlicher Anfall beim Spazierengehen, so dafs er besinnungslos umfiel. Sein Gesicht war geröthet, der Puls grofs und hart, er empfand Uebelkeiten und hatte ein leichtes Erbrechen. Durch Aderlässe und Fufsbäder brachte man ihn wieder zu sich. Es blieb nur, seiner Aussage nach, ein heftiger Kopfschmerz, eine Geistesschwäche und Uebelkeit übrig. Sein Puls war hart, das Erbrechen dauerte fort, obgleich kein gastrisches Symptom zugegen war. Am andern Tag war derselbe Zustand. — Ich liefs eine Ader öffnen, und erhielt ein Blut mit vielem Cruor; allein der Pat. besserte sich nicht. Der Aderlafs wurde binnen 8 Tagen 5 Male wiederholt, und nun erst wurde der Puls besser, alle Symptome verschwanden und der Kranke gelangte zu seiner vollkommenen Gesundheit. Anderthalb Jahre nach dieser Krankheit trat ein neuer Anfall beim Uriniren ein, der den Kranken sogleich tödtete.

Nr. 49.

Ein Dienstmädchen von 25—30 Jahren, sanguinischen Temperaments, robusten, muskulösen Körperbaues, ward plötzlich in der Nacht apoplectisch. Ich fand sie bleich wie eine Leiche, besinnungslos und ohne Gefühl. Die Respiration war röchelnd, der Puls langsam, schwach, die Temperatur der Haut mehr kalt, die Lippen livide und aufgeschwollen, die Augen gläsern und hervorgetreten, und die Extremitäten kalt. Ich erfuhr über ihren vorherigen Zustand nichts weiter, als dafs sie vor 6 Monaten eine heftige Menstruation gehabt hatte, seitdem aber stets gesund war. — Nach einem Aderlafs befand sie sich etwas wohler, das Gesicht wurde röthlich, die Respiration nicht mehr so röchelnd, und der Puls hob sich. Ich verordnete ein Lavement mit Brechwein, es erfolgte zwar Stuhlgang aber keine Besserung. Nun liefs ich ihr zwei Vesicatoria auf die Waden legen, und da diese heilsam wirkten, so wiederholte ich sie noch an demselben Abend. Die Respiration, die Farbe, die Wärme und der Puls wurden normal. Die animalischen Functionen stellten sich nach einem Fufsaderlafs wieder ein. Jetzt erst erblickte ich, dafs Pat. an der ganzen linken Seite gelähmt war. — Der Puls wurde frequenter und es trat ein Fieber ein, welches mir heilsam zu sein schien. Ich empfahl ein strenges, leichtes Regimen und Lavements, die alle 3 Stunden erneuert wurden. Bis zum 5ten Tage blieb es bei dieser Behandlung, Pat. kam vollkommen zur Besinnung, stotterte aber noch etwas, der gelähmte Arm und das Gedächtnifs der Kranken waren noch schwach. Am 7ten Tage besserte es sich auch mit dem Arm, die animalischen Functionen waren vollkommen hergestellt, allein noch immer bemerkte ich dafs sie einige Substantiva mit andern verwechselte, ohne es gewahr zu werden *). Ich schrieb dies einer Compression der Gehirngefäfse zu, und da Congestionen nach dem Kopfe nicht vorhanden waren, so verschrieb ich ein Decoctum salviae et arnicae, wornach sie völlig hergestellt wurde.

Nr. 50.

Ein Mann von 40 Jahren, biliösen Temperaments, sonst aber vollkommen gesund, der früher an ein thätiges, frohes Leben gewöhnt war, jetzt aber eine sitzende, geschäftslose Lebensart führen mufste, verfiel im vergangenen Herbst in eine Schläfrigkeit, so dafs er kaum hörte was man

*) Ein fast ähnliches Symptom hatte man bei dem ersten Anfall des H. Broussoult bemerkt. Auch er (Journ. de Méd. et Chir. Vol. 14. p. 75.) hatte fast alle Substantiva, vorzüglich die Nomina propria vergessen. Alles was er las verstand er vollkommen, aber er war nicht vermögend jene Namen niederzuschreiben, da er die Buchstaben womit jene Namen geschrieben werden mufsten, vergessen hatte.

sprach, sehr nachlässig antwortete, und von Zeit zu Zeit sinnlose Worte herlallte. Er hatte vor dem Anfall einigen Kummer gehabt, und ich glaube dafs er auch etwas zu stark gegessen haben mochte. Alles, selbst das Leben war ihm lästig. Er sah gelb aus, war mager, schwach, litt an Uebelkeiten und Schwindel. Ich verordnete ihm 1) eine Pflanzendiät, Früchte und vorzüglich Weintrauben, zum Getränk eine Limonade und verbot alle Spirituosa, 2) fleifsige Fufsbäder und 3) ein Getränk aus Triticum repens, Tamarinden und Nitrum, wornach er vollkommen hergestellt wurde.

Nr. 51.

Ein 50 jähriger robuster Kapitain, der fast die ganze Nacht hindurch mit Spielen zubrachte, wurde mit einem Male traurig und hinfällig. Er empfand eine Abwesenheit des Geistes, schlief beim Sitzen, beim Sprechen ja sogar im Gehen ein. Er brachte die Nächte in fürchterlicher Beklemmung zu, vergafs alles was geschehen war und sprach fast gar nicht. Welche Ursache mag hier wohl gewesen sein? War es eine dispositio inflammatoria? Welche Mittel sollten angewandt werden? Ein fremder Arzt hatte Vipernbrühen und Vesicatoria verordnet. Allein ich empfahl einen Aderlafs, 4 Pfund Molken mit 4 Unzen Honig, eine Unze Roob Sambuci und 2 Drachmen Cremor tartari; diese Portion sollte er alle Tage ausbrauchen. Dann durfte die Diät nur eine vegetabilische sein; geistige Getränke aller Art verbot ich ihm streng, verordnete Limonade, Wasser und Most und endlich Fuſsbäder. Von allem dem gebrauchte Pat. aber nur die Fuſsbäder, den Cremor tartari und einen Kräutertrank von Cichorium. Da er übrigens meinen Rath nicht befolgte, seiner alten Lebensart nachging, das Pulvis d'Aillard gebrauchte, so trat eine Gehirnentzündung, der Tod ein, und man fand im Gehirn einen Abſceſs.

Nr. 52—53.

Sanguinisch-passive Apoplexien.

Von Tissot.

Eine wohlbeleibte, 54 Jahr alte Frau, hatte öfters eine Neigung zum Schlaf, und empfand manchmal eine Erstarrung des Fuſses, des Armes, eine Schwere der Zunge, Schwindel und Verdunkelung der Augen. Die Wohlbeleibtheit hatte sich nach dem Gebrauche der venetianischen Seife, des Oxymel scilliticum, und nach einer dünnen Diät etwas vermindert; worauf auch die oben genannten Symptome verschwanden.

Eine andere Frau, die 40 Jahre alt, fast im Fette vergraben und dabei faul war, klagte über Mangel an Gedächtniſs, Neigung zum Schlaf und übler Laune. Zuletzt wurde sie blödsinnig. Da die Hitze zufällig sehr stark war, und bei der Kranken sich eine groſse Beklemmung einstellte, so durfte ich den Gebrauch der Seife nicht gestatten, empfahl ihr aber eine leichte Diät. So lange sie die vorgeschriebenen Mittel gebrauchte, ging es mit ihr gut, da sie aber späterhin solche nicht mehr einnehmen wollte, so verschlimmerte sich ihr Zustand von Tag zu Tag, und sie starb apoplectisch.

Nr. 54.

Eine 75 jährige sehr wohlbeleibte Wittwe, sanguinischen Temperaments und plethorischer Constitution, welche seit vielen Jahren epileptisch war und eine sitzende Lebensart führte, verfiel in einer vollkommenen Aphonie, Geistesverwirrung und war an der rechten Seite gelähmt. Bald darauf verlor sie ihr Bewufstsein, das Gefühl und lag in tiefem Schlaf. Der Puls war stark aber schleichend, und obgleich sie besinnungslos da zu liegen schien, so konnte man durch Zureden verlangen, dafs sie die Zunge, welche nach der gesunden Seite zu lag, herausbrachte. Ihr Gesicht war geröthet, die Augen geschlossen, und die Extremitäten warm. Nach zwei Aderlässen kam sie zu sich, allein sie stotterte noch sehr stark. Am andern Tag wiederholte man den Aderlafs, wornach sich der Puls hob. Am 3ten Tage gab ich ihr ein Laxans aus Senna, Manna und Magnesia sulphurica; am 4ten Pyrethrum, verordnete Fufsbäder mit Senf, und Einreibungen der gelähmten Theile mit der Aqua reginae Hungariae. Am 5ten die Tinctura succini und am 6ten ein Vesicans am Nacken. Vom 8ten Tage ging es immer besser, und am 15ten war sie geheilt. — Da der Anfall eingetreten war, hatte Pat. einen trockenen catarrhalischen Husten, den ich aber durch Brustmittel heilte. — Diese Apoplexie war eine sanguinische, wenn man das sanguinische Temperament, das Regimen und die Plethora annimmt, sie zugleich aber passiv wegen der Schwäche des Gehirns, die Folge des Alters, der Unthätigkeit und der Epilepsie gewesen war. Diefs beweist auch hinlänglich der Erfolg der Behandlung.

Nr. 55.

Von Gagére (Annal. de Montp. T. 26. p. 27).

Eine Dame, 40 Jahre alt, von biliös-sanguinischem Temperamente, bekam in Folge eines Wochenbettes ein adynamisches Fieber, welches 2 Monate fortdauerte, und sie in einen asthenischen Zustand versetzte. Sie bekam späterhin die Bauchwassersucht, und empfand heftigen Durst. Durch Diuretica, als: die Scilla, Digitalis purpurea und durch Abführungsmittel in Verbindung mit tonischen wurde sie davon geheilt. Allein es blieb eine Cephalalgie zurück, die Gagére aus dem Unterleibe herleitete. Zwei Monate nachher verordnete er der Pat. ein Purgans, und seit dieser Zeit bekam sie einen Heifshunger, den ich als Ursache einer 8 Monate später eintretenden Krankheit ansah. Ich empfahl ihr noch fernerhin das Purgans und Blutegel ad anum, allein sie befolgte nicht meinen Rath. Am 12ten November fand ich Pat. apoplectisch. Sie empfand eine heftige Cephalalgie, hatte einen beständigen Hang zum Schlafe, die Respiration war getrübt, röchelnd, sie konnte ihre Glieder nicht bewegen, die Geistesfunctionen waren unterdrückt,. es traten comatöse Zufälle ein, und der Puls war voll. Ich liefs, sagt Gagére, vier Blutegel hinter die Ohren auf die Apophyses mastoidei, viere .an die Iugularvenen und eben so viel ad anum setzen. Den Körper und den Kopf liefs ich hoch legen, und verordnete ein lauwarmes Fufsbad mit Senf vermischt; ferner Frictionen von Alkalien und Mandelöl nebst Tropfbädern an den Unterextremitäten und endlich ein Decoct. arnicae innerlich. — Am 15ten des Morgens hatte das Coma etwas nachgelassen; und ich verschrieb ein Lavement aus Brechwein und ein Vesicans am Nacken. — Am 18ten wurde Pat. ein Laxiermittel gereicht, wornach sie einen schwarz gefärbten und stinkenden Stuhlgang hatte. Die Schläfrigkeit liefs nach; ich verordnete Fufsbäder, des Morgens und Abends, und Blutegel. Der Puls war nicht so voll, der Geschmack bitter und die Zunge mit Schleim belegt. — Am 22sten erneuerte ich den Gebrauch des Purgans; die Cephalalgie hob sich; die Schläfrigkeit blieb noch zurück, und die Geisteskräfte waren noch immerfort getrübt. — Den 30sten wurden die Functionen wieder hergestellt; ich liefs die Arnica fortgebrauchen. Die Zunge deutete auf eine Suburra, daher ich ein mildes Laxans verschrieb. Das Vesicatorium wurde fortgebraucht. Den 6ten December nahmen die Kräfte zu, und die Pat. befand sich im Stadio reconvalescentiae. Sie wurde endlich von zwei gefährlichen Krankheiten glücklich hergestellt, bis auf ein leichtes Kopfweh, das dann immer zunahm, wenn eine plötzliche Veränderung der Atmosphäre vorging.

Nr. 56.

Von Carrette (Journ. de Méd. etc. V. 18. p. 356.)

B., 78 Jahre alt, hagerer aber muskulöser Statur, der früherhin, obgleich er bis zum 74sten Jahre das Leben in allen Massen, sehr genossen und sich immer wohl befunden hatte, bekam mit einem Male eine Art von Betäubung und verlor auf einige Augenblicke die Function der Bewegung und den Gebrauch der Sinne ohne jedoch bewufstlos zu werden. Diesem Anfalle, der mit einer Catalepsie Aehnlichkeit hatte, folgten noch mehrere andere. Man empfahl ihm Bewegung und Blutegel ad anum, indem Haemorrhoidal-Knoten vorhanden waren. Im September bekam er ein intermittirendes unregelmäfsiges Fieber, das nach 21 Tagen mittelst säuerlichen Getränken, Opium und China gehoben wurde. — Am 13ten December fand man den Kranken in seinem Bette bewufstlos und ohne Bewegung. Ich fand ihn besinnungslos, das Gesicht war geröthet, die Augen stier und halb geöffnet, der Athem röchelnd, der Puls febrilisch, aus dem Munde flofs etwas geronnen Blut, weil er sich in die Zunge gebissen hatte. Es war eine Apoplexie die schon einige Stunden gedauert haben mufste. Ich hielt unter die Nase flüchtige Riechmittel, und gebrauchte Niesemittel, allein der Kranke bewegte sich nicht. Zwei Blutegel an den Schläfen gesetzt, ein Aderlafs am Fufse beruhigten blofs den Puls und hoben die Gesichtsröthe. — Da die übrigen Symptome fortdauerten, so vermuthete ich, dafs die Gehirngefäfse bedeutend verstopft sein müfsten, daher ich kalte Kopfumschläge, die ich aus Erfahrung für so nützlich gefunden hatte, machen liefs. Nach einer Stunde öffnete Pat. die Augen und drehte den Kopf um. Die Umschläge wurden fortwährend angewandt, und des Abends um 10 Uhr fing er, obgleich sehr schwer, an zu hören. Nach fortgesetztem Gebrauch dieser Umschläge kam Pat. wieder zu sich, das Sprechen war ihm noch sehr sauer geworden, allein der Puls hob sich. Dabei verordnete ich Vesicantia an den Füfsen. Die Kopfumschläge wurden 60 Stunden fortgesetzt und Pat. hergestellt. Seitdem klagt er nur über Schwindel und versichert sein Gedächtnifs habe sich verbessert.

Nr. 57.

Nervös-idiopathische Apoplexie mit rheumatischer Materie.

Eine Victualienhändlerin, 40 Jahre alt, von nervösem Temperament, die seit längerer Zeit an nervösen und rheumatischen Affecten gelitten, empfand eines Morgens einen heftigen Kopfschmerz, als Folge des Luftzuges. Der Tag verging, ohne dafs sie über etwas klagen konnte, aber am Abend beim Essen bekam sie plötzlich eine heftige Cephalalgie. Der Puls war frequent und klein, und die Kranke wurde von einem allgemeinen Zittern ergriffen. Gegen 8 Uhr des Abends brach sie das Genossene heraus, allein der Schmerz wurde immer heftiger, und die Kranke schrie fürchterlich. Fufsbäder halfen nichts; plötzlich verlor Pat. die Sprache und das Bewufstsein und verfiel in einen tiefen Schlaf. Ich verordnete zwei Aderlässe; das Blut war mit einer Speckhaut bedeckt, die Kranke kam aber für kurze Zeit zu sich, und verfiel alsdann in ihrem vorigen Zustand. Alle 3 Stunden verordnete ich ein Fufsbad, gab ihr ein Diaphoreticum, emovirende Lavements, allein diese waren fruchtlos. Am andern Tag verbreitete sich der Schmerz nach der rechten Seite des Kopfes, und dann des Körpers selbst, er war aber zu ertragen. Aufser den schon erwähnten Mitteln verordnete ich noch das Ammonium aceticum, ein Infus. des papav. rhoeas und kleine Gaben des Stibii oxydulati albi nitrici. Der Puls wurde freier, die Wärme trat wieder ein, der Geschmack war aber bitter und die Zunge mit Schleim belegt. Fünf Unzen Oel die ich eingab um Erbrechen zu verursachen, blieben unwirksam; ich verordnete noch einen Aderlafs, das Blut hatte fortwährend eine Speckhaut, die Schmerzen dauerten fort und der Puls war hart. Ich liefs ihr nochmals eine Ader öffnen, Fufsbäder gebrauchen, und die Diaphoretica fortbrauchen. Am andern Tag fand ich dafs Pat. sich mehr bewegen konnte, allein die Zunge war noch belegt und der Geschmack bitter. Es stellte sich ein Stuhlgang ein. — Am 5ten Tag warf sich der Schmerz aufs os sacrum, war tief und sehr heftig *). Pat. badete sich zwei Mal des Tages sehr warm, die Schmerzen verbreiteten sich nach den Unterextremitäten, verliefen längs den Nervis lumbaribus. Ich verordnete das Vesicatorium Cotunni, liefs es auf diese Stelle legen, und es zog eine grofse Blase. Am 20sten Tage verliefs Pat. das Bette, die Zunge war noch belegt, ich verordnete daher ein Purgans und am 25sten entliefs ich sie ganz hergestellt.

Nr. 68.

Ein 53 jähriges Frauenzimmer, von nervösem Temperamente, von grofser schlanker Gestalt, hatte schon seit 12 Jahren an rheumatische Affecte gelitten, die beim Eintritt der warmen Jahreszeit sie verliefsen. Da sie in einem regnigen Winter beim Ostwinde durchnäfst wurde, sich stark erkältet hatte, so bekam sie noch denselben Tag fürchterliche Rücken- und Seitenschmerzen und am andern Tage verlor sie plötzlich Besinnung und Gefühl. Ich fand sie bleich, unempfindlich, die Augen halb geöffnet, den Mund nach

*) Das rheumatische Princip hatte hier eine besondere Tendenz aufs Gehirn und auf die Nerven. Man sieht dies aus dem Zittern und aus den aufgehobenen animalischen Functionen, aus der Lebhaftigkeit der Schmerzen und aus ihrem Sitz.

der rechten Seite gezogen, ihren Puls selten, grofs und sehr hart, und die Physionomie verlängert. — Schlucken konnte sie. — Ich liefs ihr binnen 4 Stunden zwei Mal zur Ader, das Blut hatte eine Speckhaut; der Puls wurde weicher, das Gesicht röthete sich, und sie besserte sich. Ich verordnete Fufsbäder und ammoniakalische Einreibungen, bis zum anderen Tage blieb sie sich gleich, daher schritt ich zu einem neuen Aderlafs, und verordnete ein Decoct. papaver. rhoead., worauf der Puls noch weicher ward. Ein Vesicans am Nacken, brachte sie vollkommen zu sich; ich fuhr damit 15 Tage fort, dann aber war Pat. zu empfindlich, als dafs ich die Cur fortsetzen durfte. Sie blieb seitdem in demselben Zustande.

Nr. 59.

Nervös-idiopathische Apoplexie mit arthritischer Materie.

Ein 50 Jahre alter Corsar, der gewohnt war stark zu essen und zu trinken, und an heftigen Gichtschmerzen litt, war an den Extremitäten gelähmt. Der Urin und der Koth ging ihm unwillkührlich ab und er war seiner Sinne völlig beraubt. Ich verordnete eine stärkende Diät und verschrieb ihm folgende Arzenei, wovon er zwei Mal des Tages einnehmen mufste:

Rcp. Infus. menth. unc. tres
Syrup. menth. unc. unam.
Laudan. liquid. Sydenh.
Liquor. mineral. anodyn. ana gutt. 24.
m.

Als Getränk gab ich ihm Wein mit Wasser, und eine Abkochung der Species pectoralis mit Honig. Nach 8 Tagen war Pat. so weit hergestellt, dafs er den Nachttopf verlangte, und sich bewegen konnte. Am andern Tage fand sich eine Metastase am linken Arm vor; es war ein flectuirender Tumor, so grofs wie ein Ei, und der Kranke konnte von dieser Zeit an gehen.

Nr. 60.

Eine 55 jährige Dame bekam die Gicht und ein intermittirendes Fieber. Die Paroxysmen beider Krankheiten behielten einen und denselben Typus. Sie bekam an beiden Fersen eine schmerzhafte rothe Geschwulst, welche 5 Tage schmerzhaft blieb. Schon ein Jahr hatte sie diese Anfälle überstanden, als sie plötzlich apoplectisch ward. Man suchte die Gicht wieder hervorzurufen, und Pat. wurde von der Apoplexie geheilt.

Nr. 61.

Nervös-idiopathische Apoplexie mit Materie, wo die Ursache in Hautausschlägen gegeben ist.

Eine Bauersfrau wurde plötzlich apoplectisch. Ich erfuhr sie habe eine Rose am Nacken dadurch heilen wollen, dafs sie eine Münze auf dieselbe festdrückte. Die Rose verschwand, aber eine Apoplexie trat an deren Stelle ein, welche durch das Hervorrufen der Rose, gänzlich gehoben wurde.

Nr. 62.

Eine Köchin, 40 Jahre alt, sanguinischen Temperaments, dem Weine sehr ergeben, und die starke Blutergüsse gehabt hatte, mufste das Bette hüten, weil sie über heftige Kopfschmerzen, Kälte, Zittern und Fieber klagte. Sie hatte sich geärgert und bekam ein Erysipelas faciei, das sehr grofs wurde. Ich verordnete einen Aderlafs, Antiphlogistica und Nitrum. Es trat am 4ten Tage Suppuration ein, der Monatsflufs war bedeutend, das Fieber liefs nach und die Geschwulst minderte sich. Die Menses flossen fortwährend, der Geschmack war bitter und die Zunge belegt. Am Abend stellte sich ein tiefer Lethargus ein, der Puls war voll und hart, daher ich einen Aderlafs vorschrieb; am Nacken legte ich ihr ein Vesicans und verordnete Fufsbäder und Antispasmodica. Am 8ten Tage trat Besserung ein, bis auf das Coma und den Blutflufs. Ich liefs 6 Blutegel an den Schläfen setzen, und 2 Sinapismen auf die Waden legen. Innerlich gab ich ihr, 3 Gran Camphor und Kali nitricum, liefs ihr ein Lavement aus Salzwasser und Oel setzen, und Pat. befand sich des Abends besser. Am 9ten Tage waren noch Spuren der Rose zu bemerken, es traten Schweiſse ein, und am 11ten Tage war sie hergestellt.

Man sehe ein ähnliches Beispiel in den Annal. de Montp. T. 7. Mai 1808.

Nr. 63.

Nervös-idiopathische sthenische Apoplexie ohne Materie.

Odier wurde zu einem Manne von 40 Jahren gerufen, der nur für seine Gesundheit besorgt war. Er hatte einst 20 Pfund Wasser getrunken, empfand aber schon am Nachmittage Schwindel, Geistesverwirrung und Schwierigkeit sich auszudrücken. Odier fand ihn wie betrunken, und bald darauf trat eine Apoplexie, mit einem harten und vollen Puls, rothem Gesicht, aufgetriebenen Halsvenen, röchelnder Respiration und Unempfindlichkeit ein. Alle in der Apoplexie angezeigten Mittel wurden angewendet, aber ohne Erfolg. Am Abende des 3ten Tages wurde ihm ein Trank, worin 6 Gran Moschus waren verordnet, allein Pat. ward darnach so unruhig, daſs man damit inne hielt. Odier gab aber dessen ohngeachtet am 4ten Tage eine ähnliche Mischung worin 9 Gran Moschus waren. Pat. erholte sich und wurde gänzlich hergestellt.

Nr. 64.

Nervös-idiopathische asthenische Apoplexie ohne Materie.

Eine Frau von 42 Jahren, lymphatischen Temperaments, die am Fluor albus und an Mutterblutflüssen gelitten hatte, fand ich besinnungslos, mit geschlossenen Augen, bleichem Gesicht und langsamen Puls liegen. Ich lieſs sie erwärmen, sie blieb aber ungeachtet aller Mittel unempfindlich. Ich lieſs sie mit trockenen warmen Tüchern reiben, Chamillen-Lavements geben und Riechmittel aus asa foetida reichen. Beim 2ten Besuch fand ich die Respiration röchelnd, kalte Schweiſse und einen sehr schwachen Puls. Ich lieſs zwei Sina-

pis-

pismen auf die Waden legen, liefs ihr die Zähne mit Gewalt öffnen, und gab ihr Aqua aurantiorum mit dem Elixir. vitrioli und der Tinctura succini, und liefs die Glieder mit Linimentum ammoniacale einreiben. Da sie sich aber nicht besserte, so verordnete ich:

Rcp. Aquae aurantior. unc. duas.
Tinctur. castorei gutt 15.
Liquor. mineral. anodyn. Hoffmann. gutt. 12.
Tinctur opii vinos. gutt. 10.
d. s. Alle 2 Stunden einen Efslöffel zu nehmen.

Damit verband ich eine Abkochung der Orangenblätter. — Dies Mittel hatte solche Wirkung, dafs Pat. am andern Tage völlig ihrer Sinne mächtig war.

Man vergleiche noch ähnliche Fälle in den Annal. de Montp. T. 9. p, 43, — T 5. p. 260. — T. 9. p. 232. und Kortum Delect. opuscul. Frank vol. 6. p. 14. Foderé l. c. p. 199. p. 201. p. 207. p. 204.

Nr. 65.

Nervös-sympathische Apoplexie mit Materie in den Unterleibs-Organen.

Hippokrates erzählt vom Hermopiles, dafs derselbe ein Fieber hatte, und durchaus nichts geniefsen wollte. Er verfiel in Delirien, verlor seine Sprache, bekam Röcheln und seine Augen verdrehten sich. Man kitzelte den Rachen vermöge eines Federbartes, wornach er brach; man applicirte ihm ein Lavement, und er bekam einen übelriechenden Stuhlgang. (Lib. 50. über die Epidemien. Nr. 40.)

Nr. 66.

(Montègre. (Journ. de méd. et chir. V. 9. p. 267.)

Ein Kabinetscourier, 51 Jahre alt, biliös-sanguinischen Temperaments, ein robuster, starker, sehr thätiger Mann, der oft während einer längern Zeit zu seiner Nahrung nichts als starke Branntweine nahm, hatte die Gewohnheit sich von Zeit zu Zeit eine Ader schlagen zu lassen, das er aber seit einiger Zeit unterliefs. So begab er sich eines Tages gesund zu Bette, als ihm um 3 Uhr des Morgens heftige Convulsionen befielen, wornach ein Coma folgte. Als ich eine Viertel-

Stunde darauf den Kranken sah, fand ich ihn bleich, seine Augen geschlossen, die Respiration ruhig, der Puls gehoben und frequent, und die Pulsation der Carotiden sehr stark. Er hatte etwas röthliches ausgeworfen. — Man rüttelte ihn etwas stark; er erwachte, allein seine Besinnung war noch nicht vollkommen hergestellt. Ich verordnete Fufsbäder, man liefs ihm ungeachtet seines Sträubens zur Ader, erhielt aber nur wenige Efslöffel Blut, indem eine Ohnmacht eintrat. Nun liefs ich 2 Gran. Tartar. stibiat. in einem halben Glase Wasser auflösen, wovon er nur einen geringen Theil nahm, und darnach nicht ein Mal Uebelkeit empfand, und wiederum comatös wurde. Nachdem 8 Blutegel an jeder Seite des Halses gesogen hatten, bekam er einen heftigen epileptischen Anfall; alle Muskeln, vorzüglich die Gesichtsmuskeln waren in steter convulsivischer Bewegung. Nachdem dieser Zustand aufgehört hatte, trat eine grofse Mattigkeit, Blässe im Gesicht und eine so merkliche Veränderung des Gesichts ein, dafs ich glaubte er würde bald dahin scheiden. Ich gab ihm abermals 2 Grane Brechweinstein, er bekam Uebelkeiten und brach gelbe Galle aus. Ich kitzelte den Schlund mit dem Barte einer Feder, und Pat. brach einen Strom von gelber dicker Galle aus. Ich gab ihm nochmals zu verschiedenen Malen und in kleinen Dosen, 2 Gran Tart. stibiat.; er brach recht stark, und bekam darauf heftige Convulsionen, mit einem sehr ungleichen Puls. Bald aber schlief er ein, und erwachte nach einer Stunde mit völligem Bewufstsein. Er klagte über einen Schmerz an der Orbital-Gegend. Ich verordnete ein Seifenlavement, wonach er einen harten und grünlichen Stuhlgang bekam. Nun verordnete ich eine Infusion aus Lindenblüthen und Kalbfleischbrühe, und dazwischen Limonade. — Durch eine leichte Diät, durch den Gebrauch einer Arzenei, aus süfsem Mandelöl, Cassia und Manna bestehend, durch ein Laxans aus Rheum und Magnesia sulphurica und eine Chamillenabkochung stellte ich ihn gänzlich wieder her.

Nr. 67.

Traumatische Apoplexien.

Eine 30 Jahr alte Frau, biliösen Temperaments, bekam beim Winden eines Schiffes aus dem Meere, einen Schlag gegen die rechte Schläfe und fiel besinnungslos zu Boden. Sie lag im tiefen Lethargus, besinnungslos und ohne alle Empfindung als ich sie sah. Es traten Uebelkeiten und Erbrechen ein, und der Puls war langsam und klein. Ich verordnete einen starken Aderlaſs, und lieſs die Wunde einfach verbinden. Am anderen Tage legte man Senfteigflaster an den Waden, welche die comatösen Zufälle milderten. Ich verordnete eine Unze Magnesia sulphurica worauf Pat. einen Stuhlgang bekam. Am 4ten Tage aber wurde sie plötzlich bleich, der Puls wurde accelerirt und hart, es trat Durst, vermehrte Temperatur und Coma ein. Ich lieſs daher die Sinapismen erneuern. Am 5ten Tage untersuchte ich die Wunde und fand eine Fractura ossis temporalis, eine Oeffnung des Schädels und eine Depression vor. Man dilatirte die Wunde, hob den deprimirten Knochen und entfernte den Splitter. Es quoll viel Extravasat heraus, die Pat. besserte sich allmählig und ward glücklich hergestellt.

Nr. 68.

Ein Winzer fiel von einem Hügel herab und lag bereits 24 Stunden besinnungslos da. Als ich ihn sah, hatte er ein Delirium, der Puls war hart und voll, der Körper an vielen Stellen beschädigt, der rechte Arm zerbrochen, und am linken Os temporum fand ich einen Tumor vor, der stark war, und 4 Zoll im Umkreise hatte, sonst aber sich weich anfühlen lieſs. Ich untersuchte diesen Tumor und fand eine Depression des Os bregmatis vor. Pat. wurde trepanirt, die Depression gehoben, ein bedeutender Splitter und einige kleinere herausgenommen und Pat. verbunden. — Nachher verordnete ich eine Venae sectio, Pat. besserte sich, konnte schlucken, und einen Monat nachher befand er sich auſser Gefahr.

Druckfehler.

Seite	7.	Zeile	20.	statt	weii lies weil.
—	18.	—	22.	—	jeues l. jenes.
—	33.	—	30.	—	vorand l. vorfand.
—	54.	—	7.	—	Scurificationen l. Scarificationen.
—	61.	—	19.	—	quotodie l. quotidie.
—	69.	—	28.	—	dar l. der.
—	69.	—	29.	—	versachen l. verursachen.
—	97.	—	30.	—	der l. den.
—	100.	—	2.	—	a) l. §. 22. a).
—	113.	—	23.	—	b) l. §. 23. b).
—	116.	—	10.	—	c) l. §. 24. c).
—	117.	—	20.	—	d) l. §. 25. d).
—	134.	—	30.	—	oben l. aber.
—	136.	—	8.	—	gemäht l. gemacht.
—	141.	—	20.	—	collopam l. collapsam.
—	152.	—	7.	—	wässiger l. wässriger.

Literatur.

Plater, Dissertat. de Apoplex. Basil. 1604.

Hoffmann S. Disquisit. de Apoplex. Basil. 1656.

Sennertus Dn. de Apoplex. Viteb. 1654.

Schneider, de Apoplex. Viteb. 1662.

Derelincourt C. Dissertat. de Apoplex. Leid. 1673.

Schneider, de nova trium gravissor. curatione Apoplexiae etc. Frkft. 1674.

Schneider, Dissertat. contra Chesneau. Frkft. 1676.

Bayle F. Tractat. de Apoplex. Tolos. 1677.

Wepfer J. J. Observat. anatomicae ex cadaverib. eorum, quos sustulit Apoplexia, cum excercitatione de ejus loco affecto. Amstelod. 1681.

Albinus, Dissertat. de Apoplex. Fr. a. V. 1690.

Wedel, G. W. Dissertat. de Apoplex. Jen. 1707.

Rivinus, A. Q. Dissertat. de Apoplex., in collectione Dissertationum. Lips. 1710.

de Berger, J. G. Dissertat. de Apoplex. Viteb. 1717.

Cammerarius, J. Dissertat. de Apoplex. c. febre. Tueb. 1717.

Meibomius, J. B. Dissertat. de Apoplex. ejusque generosioribus remediis. Helmst. 1723.

Schmidt, Dissertat. sistens virum Apoplex. extinctum ab haemorrhoide supress. Alt. 1725.

Wepfer, Observationes medico-practicae de affectib. capitis intern. et extern. Scaph. 1727.

Wepfer, Historiae Apoplecticor. observationib. et scholiis anatomicis et medicis elaboratae. Scaph. 1658. Amstel. 1728.

Hoffmann, F. Dissertat. de Apoplex. Hal. 1728.

Teichmeyer, H. F. Dissertat. de Apoplex. Jen. 1728.

Goelike, A. O. Dissertat. de Apoplex. F. a. V. 1729.

Scholvin, H. A. Dissertat. de Apoplex. Jen. 1739.

Alberti, Dissertat. de majori frequentia Apoplexiae in eruditis. Hal. 1753.

Büchner, A. E. Dissertat. de causs. quibusdam special. Apoplexiae, observationib anatomic. rariorib. confirmatis. Hal. 1764.

Schroeder, de Apoplexiae ex praecord. vitiis origine. Götting. 1767.

Marquet, Traité de l'Apoplexie etc. Par. 1770.

Nonnemann, Dissertat. sistens observat. Apoplexiae ex nimiis animae contentionibus ortae. Argent. 1771.

Niemann, de Apoplexiae Pathologia et Therapia. Hal. 1772.

Pousart, Traité de l'Apoplexie et de ses differentes espèces avec une nouvelle methode curative. Par. 1777.

Moll, J. G. Dissertat de Apoplex. biliosa. Jen. 1781.

Walter, von den Krankheiten des Bauchfells und den Schlagfluſs, mit deutsch. und latein. Text. Berlin, 1783.

Nicolai, E. A. Dissertat. de Apoplex. Gott. 1785.

Kortum, K. G. T. Dissertat. de Apoplex. nervosa. Gott. 1785.

Petzold, Dissertat de Apoplex. ex inanitione vasor. cerebr. Gott. 1785.

Chandler, Bh. an Enquiry the varioses Theories and Methode of cure in Apoplexies etc. Loud. 1785.
Aus dem Englisch. Leipz. 1787. und Stendal 1787.

Steward, Dissertat. de Apoplex. Edinb. 1787.

Selle, C. G. Medicina Clinica. Berol. 1788.

Trautmann, C. W. L. Dissertat. de Apoplex. epidem. Gott. 1790.

Nuernberger, C. F. Progr. I. II. et III. de Apoplex. causar. medicar. criteria illustrant. et confirmant. Villeb. 1790.

Petzold, J. A. Dissertat. sist. Apoplex, Therap. special. Erfurt. 1791.

Zuliani, F. de Apoplex. praesert. nervea commentarius. Bresc. 1787. Frei übersetzt von Domeier. Hannov. 1791.

Ingerhousz, Dissertat. de Apoplex. ejusque variis specieb. Leid. 1793.

Andrews, J. Dissertation on the apoplexie. Philadelph. 1793.

Nuernberger resp. A. K. C. F. Hempel de vulgar. actiologia Apoplexiae, valde ambigua et fallaci. Vitteb. 1794.

Mueller, Dissertat. de prognos. Apoplexiae. Hal. 1793.

Kirkland, Th. a Commentary an apoplectis an paralitical Affections and on Diseases connected with the Subject. London 1792. A. d. Engl. Leipz. 1794.

Alsters, A. J. Dissertat. inaugural. medic. de Apoplex. Duisb. 1794.

Hausleutner, J. F. Dissertat. de locis in Apoplex. affect. etc. praesid. J. C. Reil. Hal. 1795.

Hasler, J. Abhandlung von den verschiedenen Arten und Ursachen des Schlagfl. Landsh. 1787. 1796.

Plouqet, W. G. Dissertat. de vi vitali ejusque mutationib. in Apoplex. Tueb. 1796.

Bethke, K. C. Ueber Schlagflüsse und Lähmungen, oder Geschichte der Apoplexie etc. Leipz. 1797.

Kreysig, F. L. Dissertat. de detractione sanguinis in morbis apoplecticis. Villeb. 1797.

Burdach, K. F. Apoplexiae per epileps. solutae Observatio. Lips. 1798.

Dorel, G. A. Dissertat. de Apoplex. etc. Giefs. 1798.

Scheller, J. L. Dissertat. de Apoplex. nervosa. Gött. 1799.

Alderson's, J. Versuch über den Rhus Toxicodendron; nebst Krankheitsgeschichten, welche die Wirksamkeit dieses Mittels in paralyt. Krankheit beweisen. A. d. Franz. von F. L. Froriep. Jen. 1799.

Hufelands Journal etc. Bd. 11. H. 1. p. 165.

Tissot, Essay des maladies des gens du monde T. II. C. 9.

Perçival, Th. Pract. Bemerkungen über die Schlagflüsse. Aus dessen Essays med. philosoph. etc. in den Sammlungen auserlesener Abhandlungen f. p. A. B. 15.

Portal, in den Sammlungen auserles. Abhandl. f. p. A. B. 10.

Horstius, de morbis capitis.

Mastichellus, Tractat. de Apoplexia.

Lochel, F. J. Dissertat. inaugural. de Apoplex. F. a. V. 1800.

Hecker, A. F. Dissertat. Brownii sentent. de Apoplex. Examen. Erf. 1800.

Ottensee, J. C. von der Erkenntnifs und Heilung der Schlagfl. und der Lähm. Mit einer Vorrede von J. F. Fritze. Berl. 1803.

Burdach, V. F. die Lehre v. Schlagfl. seine Natur, Erkenntn., Verhütung und Heilart. Leipz. 1806.

Dreyfsig, Handwörterbuch der mediz. Klinik. Erf. 1806.

Gay, J. A. Vues sur le caractére et le traitement de l'Apoplexie, dans lesquelles on refute la doctrine du Dr. Portal sur cette maladie. Par. 1807.

Foderé, de Apoplexia disquisitio theoretico-practica. Aven 1808.

Sprengel, Handb. der Pathologie. Bd. 3. Leipz. 1810.

Montain, Fréderic et Claudius, traité de l'Apoplexie. Par. 1811.

Portal Observation sur la nature et le traitement de l'Apoplexie. Par. 1811.

Dictionnaire des sciences medicales etc. Article Apoplexie. Par. 1812.

Riobé, Observations propres à resoudre cette question: l'apoplexie dans laquelle il se fait un épanchement de sang dans le cerveau est elle susceptible de guerison? Par. 1814.

Rochoux, Recherches sur l'Apoplexie. Par. 1815.

Hohnbaum Ueber den Lungenschlagfl., nebst einer Einleit. über Schlagflüsse überhaupt. 1817.

Haase, W. A. Ueber die Erkenntnifs und Cur der chronischen Krankheiten etc. B. 2. Lpz. 1817.

Recepte und Curarten der besten Aerzte aller Zeiten. B. 3. Leipz. 1817.

Consbruch, G. W. Klinisches Taschenbuch etc. Lpz. 1817.

Zeune, J. C. F. de Apoplexia. Lips. 1817.

Hecker, Kunst die Krankheiten des Menschen zu heilen.

Bricheteau, im Journal complémentair du Dict. des sciences medic. Tr. Par. 1818.

Cook's J. Treatise on nervons Diseases. V. 1. On Apoplexy including Apoplexia hydrocephalica etc. Lond. 1820.

Moulin, E. Traité de l'Apoplexie ou hemorrhagie cérébrale etc. Par. 1820.

Richter specielle Therapie. B. 8. Berl. 1821.

Kolibri 360 GmbH
Ferdinand-Jühlke-Straße 7
99095 Erfurt, Deutschland
produktsicherheit@kolibri360.de